Peter F. Svider | Anna A. Pashkova | Andrew P. Johnson

Perioperative Pain Control: Tools for Surgeons
A Practical, Evidence-Based Pocket Guide

外科围术期疼痛管理
循证实践指南

彼得·F. 斯维德

主　编　〔美〕安娜·A. 帕什科娃

安德鲁·P. 约翰逊

主　审　姚尚龙　江志伟

主　译　王婷婷　余剑波

天津出版传媒集团

天津科技翻译出版有限公司

著作权合同登记号：图字:02-2021-225

图书在版编目（CIP）数据

外科围术期疼痛管理：循证实践指南 /（美）彼得
·F.斯维德（Peter F. Svider），（美）安娜·A.帕什科
娃（Anna A. Pashkova），（美）安德鲁·P.约翰逊
（Andrew P. Johnson）主编；王婷婷，余剑波主译. —
天津：天津科技翻译出版有限公司，2023.12
　　书名原文：Perioperative Pain Control：Tools
for Surgeons—A Practical, Evidence-Based Pocket
Guide
　　ISBN 978-7-5433-4383-2

　　Ⅰ.①外…　Ⅱ.①彼…　②安…　③安…　④王…　⑤余
…　Ⅲ.①围手术期—疼痛　Ⅳ.① R619

中国国家版本馆 CIP 数据核字 (2023) 第 148568 号

Perioperative Pain Control : Tools for Surgeons—A Practical,
Evidence-Based Pocket Guide
Edited by Peter F. Svider, Anna A. Pashkova and Andrew P. Johnson
Copyright © Springer Nature Switzerland AG, 2021
This edition has bccn translatcd and published under licence from
Springer Nature Switzerland AG.

授权单位：Springer Nature Switzerland AG.
出　　　版：天津科技翻译出版有限公司
出　版　人：刘子媛
地　　　址：天津市南开区白堤路 244 号
邮政编码：300192
电　　　话：022-87894896
传　　　真：022-87893237
网　　　址：www.tsttpc.com
印　　　刷：天津新华印务有限公司
发　　　行：全国新华书店
版本记录：787mm×1092mm　16 开本　12 印张　300 千字
　　　　　　2023 年 12 月第 1 版　2023 年 12 月第 1 次印刷
定　　　价：98.00 元

译者名单

主　审　姚尚龙　江志伟

主　译　王婷婷　余剑波

译　者　（按姓氏汉语拼音排序）

陈　林　陈　敏　董树安　董嗣炜　冯颖露

宫丽荣　李　波　李　翠　李海波　李香云

穆　蕊　史　佳　宋丽敏　唐　旻　王婷婷

吴晓炀　夏海发　余剑波　张　圆

［译者单位：华中科技大学同济医学院附属协和医院、
天津市中西医结合医院（天津市南开医院）］

编者名单

Meredith Allen, BS Oakland University William Beaumont School of Medicine, Rochester, MI, USA

Khashayar Arianpour, MD Head and Neck Institute, Cleveland Clinic, Cleveland, OH, USA

Peter Ashman, MD Rutgers New Jersey Medical School Department of Otolaryngology, Newark, NJ, USA

Gregory L. Barinsky, PharmD Department of Otolaryngology – Head and Neck Surgery, Rutgers New Jersey Medical

School, Newark, NJ, USA

Shaw Benotakeia, BS Hackensack Meridian School of Medicine at Seton Hall University, Nutley, NJ, USA

Elizabeth Boscoe, MD Department of Otolaryngology – Head and Neck Surgery, University of Colorado School of Medicine, Aurora, CO, USA

Cynthia Cervoni, PhD Department of Psychiatry and Behavioral Health, Stony Brook Medicine, Stony Brook, NY, USA

Kimberly K. Coca, BS Department of Otolaryngology – Head and Neck Surgery, University of Tennessee Health Science Center, Memphis, TN, USA

Adam J. Folbe, MD Oakland University William Beaumont School of Medicine, Rochester, MI, USA

Javier Gonzalez, MD Department of Obstetrics and Gynecology, University of Colorado School of Medicine, Aurora, CO, USA

Abhishek Gupta, DO Department of Anesthesiology, Stony Brook Medicine Pain Division, Stony Brook, NY, USA

Jessica Hanley, MD Department of Orthopaedic Surgery, Medical College of Wisconsin, Milwaukee, WI, USA

Emma Hassell, BS Hackensack Meridian School of Medicine, Nutley, NJ, USA

Timothy A. Head, DO Department of Pediatric Anesthesiology, Le Bonheur Children's Hospital, Memphis, TN, USA

Andrew P. Johnson, MD Department of Otolaryngology – Head and Neck Surgery, University of Colorado School of Medicine, Aurora, CO, USA

Erin Maggie Jones, PharmD, CSP Summit Medical Group, Pharmacy Services, Berkeley Heights, NJ, USA

Aron Kandinov, MD Department of Otolaryngology – Head and Neck Surgery, Rutgers New Jersey Medical School, Newark, NJ, USA

Anthony LoGiudice, MS Department of Orthopaedic Surgery, Medical College of Wisconsin, Milwaukee, WI, USA

Jay Majmundar, MD Hackensack Meridian School of Medicine at Seton Hall University, Nutley, NJ, USA

Andrew J. Maroda, MD Department of Otolaryngology – Head and Neck Surgery, University of Tennessee Health Science Center, Memphis, TN, USA

Nicole Matar, MD Department of Anesthesiology, Columbia University Medical Center, New York, NY, USA

Tyler Muffly, MD Denver Health and Hospital Authority, Denver, CO, USA

Department of Obstetrics and Gynecology, University of Colorado School of Medicine, Aurora, CO, USA

Ravi Munver, MD, FACS Department of Urology, Hackensack University Medical Center Hackensack, Hackensack, NJ, USA

Hackensack Meridian School of Medicine at Seton Hall University, Nutley, NJ, USA

Brandon K. Nguyen, MD Department of Otolaryngology – Head and Neck Surgery, Rutgers New Jersey Medical School, Newark, NJ, USA

Raquel Cancho Otero, MS Hackensack Meridian School of Medicine, Nutley, NJ, USA

Christopher Page, MD Department of Anesthesiology, Stony Brook Medicine Pain Division, Stony Brook, NY, USA

Boris Paskhover, MD Department of Otolaryngology – Head and Neck Surgery, Rutgers New Jersey Medical School, Newark, NJ, USA

Anna A. Pashkova, MD Department of Anesthesiology, Division of Pain Medicine, Columbia University Irving Medical Center, New York, NY, USA

Kenny D. Rodriguez, MD Department of Otolaryngology – Head and Neck Surgery, University of Colorado School of Medicine, Aurora, CO, USA

Adam S. Rosenstock, MD, FACS Hackensack University Medical Center, Hackensack, NJ, USA

Hope Schneider, BS Hackensack Meridian School of Medicine, Nutley, NJ, USA

Fahad Sheckley, MD Department of Urology, Hackensack University Medical Center Hackensack, Hackensack, NJ, USA

Anthony M. Sheyn, MD Department of Otolaryngology – Head and Neck Surgery, University of Tennessee Health Science Center, Memphis, TN, USA

Department of Pediatric Otolaryngology, St. Jude Children's Research Hospital, Memphis, TN, USA

Department of Pediatric Otolaryngology, Le Bonheur Children's Hospital, Memphis, TN, USA

Adam P. Smith, MD, MBA Hackensack University Medical Center, Hackensack, NJ, USA

Nomita Sonty, MPhil, PhD Departments of Anesthesiology and Psychiatry, Columbia University Irving Medical Center, Columbia University College of Physicians and Surgeons, New York, NY, USA

Peter F. Svider, MD Bergen Medical Associates, Emerson, NJ, USA

Hackensack Meridian Health, Hackensack University Medical Center, Hackensack, NJ, USA

Carolyn P. Thai, DO Department of Anesthesiology, Division of Regional Anesthesiology, Columbia University Irving Medical Center, New York, NY, USA

Jacob I. Tower, MD Department of Surgery, Division of Otolaryngology, Yale School of Medicine, New Haven, CT, USA

Patricia Tsui, PhD Department of Anesthesiology, Stony Brook Medicine Pain Division, Stony Brook, NY, USA

Regan F. Williams, MD Division of Pediatric Surgery, University of Tennessee Health Science Center, Memphis, TN, USA

Department of Pediatric Surgery, Le Bonheur Children's Hospital, Memphis, TN, USA

Brian T. Yuhan, MD Department of Otolaryngology – Head and Neck Surgery, Loyola University Medical Center, Maywood, IL, USA

George Zhou, MS Hackensack Meridian School of Medicine at Seton Hall University, Nutley, NJ, USA

中文版序言

外科手术围术期镇痛至关重要，不仅能够为患者带来舒适的体验，更重要的是可减轻围术期应激反应，推进快速康复外科。目前围术期疼痛的管理存在诸多不足，包括处方药滥用增加了阿片类药物不良事件发生率、不同类型手术的镇痛缺乏个体化方案等，导致镇痛治疗不足和治疗过度。围术期疼痛管理关系到外科学、麻醉学、心理学、药理学及护理学等多学科之间的协作管理。为了进一步规范外科围术期疼痛管理，本书从多学科合作的角度出发，基于循证医学证据，由麻醉和疼痛介入治疗专家Pashkova博士、耳鼻喉头颈外科医生Johnson博士，以及耳鼻喉科/内镜颅底外科医生Svider博士联合编写而成，是一本围术期镇痛管理的经典之作。

本书介绍了阿片类药物的合理使用及围术期疼痛管理的规范化实施，以临床路径的形式展示了不同手术的围术期疼痛管理建议，内容深入浅出，兼具指导性和启发性，不但有助于增进专业理论知识，促进学科之间交叉融合，而且有利于提高围术期医疗质量与水平，促进患者术后快速康复。本书为相关学科的围术期医护人员提供了临床疼痛管理规范，旨在推动围术期多学科疼痛管理核心理念发展。

本书的翻译由华中科技大学同济医学院附属协和医院王婷婷博士和天津市南开医院余剑波博士带领的团队合作进行，他们在围术期疼痛管理方面有着扎实的理论基础及丰富的临床实践经验，并具备较强的英语翻译能力，出色地完成了本书的翻译工作。本书是一本不可多得的兼具科学性及实用性的高级参考教材，相信本书的出版能够进一步提高我国的围术期患者疼痛管理水平。

中文版前言

　　围术期疼痛治疗不足和过度治疗都会给患者造成不必要的痛苦。术后疼痛和应激所造成的一系列病理生理改变会影响手术的治疗效果及患者的转归。因此，如何选择适宜的镇痛治疗方法来缓解和消除患者疼痛至关重要。

　　本书的翻译团队由华中科技大学同济医学院附属协和医院麻醉科及天津市南开医院麻醉与重症医学科的博士组成。本书是一本针对外科医生、麻醉科医生及疼痛科医生的围术期镇痛手册。本书内容主要分为两部分：第1部分介绍了围术期疼痛管理的基本知识，包括外科医师在阿片类药物滥用中的作用、镇痛药处方法、外科培训中阿片类药物处方教育、术前疼痛优化、慢性疼痛患者的术后镇痛、疼痛心理学和围术期疼痛管理等内容；第2部分介绍了不同类型手术的围术期疼痛管理，涉及普通外科、血管外科、胸外科、耳鼻咽喉科、骨科、泌尿外科、妇产科、小儿外科、整形外科等。本书为围术期疼痛管理提供了参考，以循证医学的方式改进围术期镇痛的管理，并为当代围术期疼痛管理循证实践奠定了基础。此外，本书采用多学科合作的方式，各章编者包括麻醉医生和疼痛介入治疗专家、耳鼻喉头颈外科医生，以及耳鼻喉科/内镜颅底外科医生。本书为提高外科、麻醉科、疼痛科医生对围术期患者的疼痛管理及诊疗水平奠定了坚实的基础。

　　最后，感谢主审姚尚龙教授及江志伟教授对本书翻译工作的精心指导。在此向全体翻译人员致以崇高的敬意，感谢他们为本书的出版做出的巨大贡献。

前　言

　　为外科医生编写围术期镇痛手册的原因有很多，希望本书能为读者提供一些参考，也希望本书能成为以循证方法改善镇痛的教科书。我们三人都目睹了外科培训中因缺乏专门的镇痛处方教育的后果，其会导致疼痛治疗不足或过度治疗。

　　无论是在社会层面还是个人层面，疼痛治疗不足或过度治疗都会引发不必要的痛苦。我们希望本书可以作为一本参考手册，为读者理解围术期疼痛管理的当代循证实践提供依据。我们以跨学科的方式编写了本书，主编包括一名麻醉和疼痛介入治疗专家（Pashkova博士），一名耳鼻喉头颈外科医生（Johnson博士），以及一名耳鼻喉科/内镜颅底外科医生（Svider博士）。其他编者为具有不同专业知识的外科医生、麻醉医生和疼痛医生，以及实习生、经验丰富的主治医生等相关领域人员。

Peter F. Svider

Anna A. Pashkova

Andrew P. Johnson

致　谢

感谢我的妻子Anna，感谢她在我面临挑战时给予我支持。没有她的鼓励，本书是不可能完成的。我还要感谢Melissa Johnson支持她的丈夫Andrew参与此次工作。

— Peter Svider

感谢我的丈夫Peter，感谢他对我的鼓励和支持。

— Anna Pashkova

感谢Bella给我的启发和鼓励。

— Andrew Johnson

感谢我们在美国韦恩州立大学耳鼻喉头颈外科住院医师培训期间的所有住院医师、主治医生和工作人员对我们的支持。这5年的经历为我们成为合格的外科医生和临床医生奠定了基础，也教会了我们重要的人生课程。

— Andrew Johnson，Peter Svider

最后，我们还要感谢Abha Krishnan、Samantha Lonuzzi和Springer出版社的所有工作人员，感谢他们的鼓励和工作。没有他们的帮助，本书是不可能完成的。

目　录

第 1 部分　概述

第 2 部分　不同外科手术应用

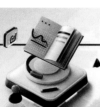

第 1 部分
概述

第 1 章

围术期疼痛控制：外科医师的实用工具

Peter F. Svider, Anna A. Pashkova, Andrew P. Johnson

围术期镇痛概述

在过去20年里，处方药滥用是阿片类药物流行的关键驱动因素[1-4]。正如本文所述，造成该现象的主要原因之一是美国疼痛协会提出了疼痛是对患者状况进行健康评估的第五"生命体征"[5-7]。因此，医疗保健提供者和医护人员更加注重如何选择适宜的镇痛方法来缓解和消除疼痛。

仅在最近5年中，处方药滥用造成的阿片类药物使用过量和相关死亡例数已经超过了非法阿片类药物。仅2017年，就有超过4万名美国人死于阿片类药物过量[8]。因此，在大家对现状有了更清晰的认识后，对于阿片类药物，已经从治疗性使用转向限制使用。虽然已有学者提出相应方案用于解决阿片类药物滥用的问题，但实际效果并不理想。事实上，明确如何最大限度地降低非法药物使用率才是避免处方药物滥用以及降低因其导致的死亡率的关键所在。

除了上述问题外，接触此类药物的医护人员也极少接受正式的阿片类药物处方教育（OPE）培训[9,10]。而实习医师在发放阿片类药物上发挥着重要作用，近年来已有大量研究探讨了OPE的作用。研究发现外科实习医师在分配处方阿片类药上发挥着极为重要的作用，因为每年与阿片类药物有关的33 000例死亡中，有一半被归因于处方阿片类药物[11]。此外，也有不少研究表明，本科医师、住院医师和专科医师都缺乏正规的处方教育培训，然而这些人往往是负责患者服用处方阿片类药物的核心医务人员。因此，在我们当代的医疗环境中，进一步了解OPE的特殊作用就显得更加重要。

恰当的OPE最重要的组成部分之一是了解阿片类药物替代品的必要性。虽然有正确的方法来开具阿片类药物，但其发放有可能不恰当。尽管如此，近几十年已经见证了阿片类药物替代品的出现和普及，这些替代品对减轻疼痛同样有效，但是没有阿片类药物的成瘾性、不良反应和其他潜在不良反应。例如，非甾体抗炎药（NSAID）和对乙酰氨基酚可以通过不同的机制发挥等效镇痛作用，减少了患者对处方阿片类药物的需求，并能有效缓解术后的轻中度疼痛。本文将详细讨论一篇关于阿片类药物替代品有效性的文献，其中包括了阿片类药物的另一种替代品——加巴喷丁类药物。

除"药片类"替代品外，还有其他途径可以取代处方阿片类药物在镇痛治疗中发挥重要作用。其中局部阻滞技术发挥着巨大的作用，特别是在检查腹部和泌尿生殖系统时，我们将在后面几章对其进行详细讨论。此外，还有各种作用于脊柱和身体其他部位的阻滞剂可用于替代处方阿片类药物。

循证医学对照研究分析发现，上文讨论的处方阿片类药物替代品可以同时被应用于临床患者。过去30年，我们逐渐意识到了循证医学研究（EBM）的重要性，EBM的兴起减少了不必要的处方阿片类药物的使用，从而减轻了该药物对医疗保健系统以及社会秩序的不良影响。除在循证医学兴起的背景下支持上述药物作为单一疗法使用外，其中许多药物也可以与处方阿片类药物联合使用，而该策略在近年来也得到了普及。

随着与阿片类药物有关的不良事件逐渐进入公众视野，以及越来越多的药物滥用事件被报道，制定相关法律变得越发重要。尽管有些立法只在相关州内起效，但外科医师也应当熟悉这些法律的基本内容，因为不论在个人层面还是社会层面，都会受到相关法律的约束。因此，后面有一章专门论述了一些与此类立法相关的特殊工作。不同地区制定的相关法律的最大共同点是都限制了缓解术后急性疼痛的阿片类药物用量，尽管所有这些法律几乎都有例外。因此，医师应当了解当地相关法律的具体执行方案，从而确保患者不滥用药物，避免出现不必要的问题。

了解围术期镇痛的术前优化作用对于防止滥用药物和促进术后护理非常重要。其中一部分涉及规范的术前评估，其主要目的是确定患者的用药范围和用药禁忌。例如，术前了解患者对NSAID、对乙酰氨基酚、加巴喷丁或阿片类药物是否有禁忌证，对于制订适合患者的围术期用药方案

十分关键。此外，还应该询问患者是否患有肾脏或肝脏疾病，是否患有阻塞性睡眠呼吸暂停或其他呼吸系统疾病，是否同时使用镇静剂，以及了解患者长期服用的药物。术前优化还包括对肾功能不全的患者进行评估，以便量化相关药物的使用。虽然术前优化任重道远，但掌握基本的围术期知识对外科实习生和外科医师都至关重要。

除了制订特殊化方案优化患者的治疗，我们还需要解决正在接受慢性疼痛治疗的患者所出现的各种问题。而其中非常重要的一点是，制订慢性疼痛药物治疗方案的医师应当积极参与围术期镇痛计划的制订，以便最大限度地减少患者在围术期的药物使用。此外，因为手术治疗会加剧慢性疼痛，我们必须对患者术后疼痛等级做出评估，且在此基础上对其慢性疼痛治疗方案进行相应增补，并且能够在适当的时候尽快撤回这些调整。未接受围术期镇痛咨询的慢性疼痛患者可能会在围术期的镇痛治疗，尤其是在阿片类药物的使用过程中受到不利影响。

除常见的生理表现外，疼痛的心理状态在个人对疼痛的反应中也起着重要的作用，特别是对于接受手术的高危患者，我们更应该考虑到其心理影响。重要的是，合并精神疾病的患者或者正在接受慢性疼痛药物治疗的患者在术后可能需要疼痛心理学家参与的多学科护理。比如，最常见的心理疗法之一——认知行为疗法（CBT）就能够改善患者对疼痛的反应。因此，了解CBT的作用是至关重要的。

特殊人群

不同的人群，其疼痛的表达方式也大不相同。存在慢性疼痛并接受相应治疗的

患者，其疼痛感受往往与老年人或儿童不同。而在老年人中，多种药物联合使用也可能出现各种问题，医师应该尽可能避免对老年患者使用阿片类药物、呼吸抑制剂和镇静剂，并熟练使用有循证医学证据的替代药物[12]。在美国，老年人是外科手术增长率最快的人群之一，采用保守的治疗方案管理老年患者的围术期疼痛能够降低其不良并发症发生率，因此，在管理老年患者时应多做考虑。

除了老年人群，儿童和青少年的疼痛治疗也有其特殊要点，我们将在专门的章节中展开讨论。简而言之，儿童难以准确表达其疼痛程度，医师需要花更多的精力关注其潜在疼痛，并设定相对较低的疼痛阈值来管理儿童疼痛。随着儿童年龄增长，他们能够更好地表达自身的疼痛程度，此时医师就需要遵循止痛药物使用准则对其进行适宜的药物治疗。在一般情况下，阿片类药物可被用于儿童的镇痛治疗，但前提是医师熟悉并遵循指导用药准则。例如，可待因的使用在某些情况下是存有争议的，因为儿童的代谢速度存在较大的个体差异[13]。总而言之，当对儿童和青少年人群进行镇痛治疗时，了解阿片类药物和阿片类药物替代品的适用原则是最为重要的。

全身疼痛

身体的不同部位或同一部位的不同位置的疼痛感知有巨大差异。对外科实习生和外科医师来说，了解患者对身体不同部位的疼痛反应是很重要的。例如，我们的身体对胃肠道疼痛、泌尿生殖系统疼痛和头颈部疼痛感知存在显著差异。本书各章将分别讨论不同部位的感知差异。当需要对患者进行围术期镇痛时，本书可作为制订治疗方案时的参考。

除了全身的具体位置外，医师还必须了解将要实施的手术类型，因为不同的手术方式对围术期的镇痛治疗有较大影响。例如，从循证医学研究来看，接受整形修复手术的患者情况各不相同，其中一部分患者仅接受了整容手术或者一些有选择性的小手术，而另一部分患者则需要通过较大型的手术来重建和恢复影响生活质量的问题。

结论

过去20年间，很多因素导致了阿片类药物在美国滥用。阿片类药物被过量使用很大程度要归因于"将疼痛作为第五生命体征"这一原则。与此同时，阿片类药物处方教育（OPE）培训的缺乏导致外科实习生和外科医师不熟悉相应的循证替代方案。近年来，随着人们越来越了解处方阿片类药物过量使用所带来的危害，以及制定相关法律惩处开具过量阿片类药物处方的相关人员，相信阿片类药物滥用的情况将会极大改善。

（王婷婷 译   陈林 校）

参考文献

1. Katz NP, Birnbaum HG, Castor A. Volume of prescription opioids used nonmedically in the United States. J Pain Palliat Care Pharmacother. 2010;24:141–4.
2. Meyer A, LeClair C, McDonald JV. Prescription opioid prescribing in Western Europe and the United States. R I Med J. 2020;103:45–8.
3. Skolnick P. The opioid epidemic: crisis and solutions. Annu Rev Pharmacol Toxicol. 2018;58:143–59.
4. Wright ER, Kooreman HE, Greene MS, Chambers RA, Banerjee A, Wilson J. The iatrogenic epidemic

of prescription drug abuse: countylevel determinants of opioid availability and abuse. Drug Alcohol Depend. 2014;138:209–15.

5. Mandell BF. The fifth vital sign: a complex story of politics and patient care. Cleve Clin J Med. 2016;83:400–1.

6. Scher C, Meador L, Van Cleave JH, Reid MC. Moving beyond pain as the fifth vital sign and patient satisfaction scores to improve pain care in the 21st century. Pain Manag Nurs. 2018;19:125–9.

7. Tompkins DA, Hobelmann JG, Compton P. Providing chronic pain management in the "fifth vital sign" era: historical and treatment perspectives on a modern-day medical dilemma. Drug Alcohol Depend. 2017;173(Suppl 1):S11–21.

8. Shadbolt C, Abbott JH, Camacho X, et al. The surgeon's role in the opioid crisis: a narrative review and call to action. Front Surg. 2020;7:4.

9. Olsen KR, Hall DJ, Mira JC, et al. Postoperative surgical trainee opioid prescribing practices (POST OPP): an institutional study. J Surg Res. 2018;229:58–65.

10. Sceats LA, Ayakta N, Merrell SB, Kin C. Drivers, beliefs, and barriers surrounding surgical opioid prescribing: a qualitative study of surgeons' opioid prescribing habits. J Surg Res. 2020;247:86–94.

11. Soelberg CD, Brown RE Jr, Du Vivier D, Meyer JE, Ramachandran BK. The US opioid crisis: current federal and state legal issues. Anesth Analg. 2017;125:1675–81.

12. Gerlach LB, Olfson M, Kales HC, Maust DT. Opioids and other central nervous system-active polypharmacy in older adults in the United States. J Am Geriatr Soc. 2017;65:2052–6.

13. Chidambaran V, Sadhasivam S, Mahmoud M. Codeine and opioid metabolism: implications and alternatives for pediatric pain management. Curr Opin Anaesthesiol. 2017;30:349–56.

第 2 章

外科医师在阿片类药物滥用中的作用

Hope Schneider, Emma Hassell, Peter F. Svider

2017年10月，美国政府宣布将阿片类药物滥用作为公共卫生紧急事件[1]，同年有近43 000人因阿片类药物过量死亡[2]。这之前的20年，联邦机构将疼痛列为"第五生命体征"，使得人们更多地关注疼痛治疗问题。在某些情况下，将患者满意度与医疗保险报销相关联，促进了麻醉药物处方的开具，阿片类药物的使用逐年增加，并成为一种社会危机，形成目前难以控制的局面。

导致阿片类药物滥用的因素很多。其中需要关注的一个重要因素是外科医师。对许多患者而言，他们是在手术后，或者被朋友或家人给予过量药物后才开始接触到处方阿片类药物[3]。这些处方大多是由外科医师开具的，研究表明这些处方阿片类药物在数量和效力上都有过度用药的倾向。这导致这些在本来可以使用替代药品的患者接触到阿片类药物。

作为过度用药的一个例子，一项涉及2392例手术患者的研究表明，患者实际服用的阿片类药物仅占处方量的27%。当患者将更多的处方药带回家时，他们更有可能服用更多的药物，每多开具10片处方药，患者就会多服用5片药物[4]。据报道，在包括全髋关节置换术、膝关节置换术、腕管松解术、肩袖修复术和腰椎减压术等的1199例骨科手术的另一个示例中，61%的患者主诉术后未服用完阿片类药物[5]。

有人认为矫形外科医师是阿片类药物过量处方的主要来源，这可能是因为这一问题在该专业得到了充分的研究，其实处方过量在所有外科专业中都很常见。例如，耳鼻喉科的多项研究已经提及阿片类药物处方过量[6,7]。无论是在医学院还是医院，都缺乏正规的阿片类药物处方教育（OPE），这被认为是这种药物滥用发生如此频繁的原因之一。在许多医疗机构，主要由外科实习生或助理医师开具术后处方，这也是他们第一次接触阿片类药物处方。有一项调查指出，只有少数想成为外科住院医师的学生认为自己已经对术后阿片类药物处方开具进行了充分的学习[8]。阿片类药物处方教育缺乏将在本书的专门章节中进一步讨论。

推荐的处方开具实践概述

不到50%的手术患者认为疼痛可以耐受，因此美国疼痛学会总结了一套包括32条相关建议的术后疼痛管理指南。研究发现，有效的患者宣教可减少术后阿片类药物的使用并减轻术后焦虑[9]。因此，第一条指南就是鼓励医师在手术前与患者讨论术后疼痛及其管理方法。在了解患者的病史之后，医师应与患者一起制订治疗计划，同时考虑其精神状况、慢性疼痛史和既往药物滥用等因素[9]。美国疼痛学会建议以治疗计划作为依据，如果疼痛控制不充分，应根据诊疗计划进行适当调整。

强烈推荐使用多模式镇痛，即将不同作用机制和靶点的药物和技术相结合，以提供更强的镇痛效果[9]。多模式治疗计划还可以整合多种医学技术，例如，针灸、穴位按压和经皮神经电刺激等。非阿片类药物和理疗也应互相整合，因为有学者认为术后阿片类药物的使用与阿片类药物长期滥用有关。在手术后7天内接受阿片类药物处方的患者长期使用阿片类药物的可能性高达44%[10]。

矫形外科医师是过量阿片类药物处方的主要来源之一[11,12]，因此开发了一种循证方法来改善矫形外科医师对阿片类药物的使用。经美国疼痛学会批准，建议先进行术前咨询来确定哪些患者有滥用阿片类药物的风险，同时制订术后多模式疼痛管理计划[11]。由于医学院没有提供有关该主题或疼痛管理的教育，建议医师完成有关循证阿片类药物处方的培训计划或继续医学教育[11]。如果需要使用阿片类药物来治疗严重的急性术后疼痛，居家使用的初始处方药物剂量不应超过2周[13]。

潜在的解决方案

在过去的5年中，美国越来越多的州政府通过了旨在减轻阿片类药物滥用的立法。一些州已通过法律限制医师在紧急情况下可以开具的阿片类药物数量。一些法律规定阿片类药物的供应量限制在5~7天。早期的结果表明，这些规定减少了不必要的阿片类药物使用；还需要进行更长期的分析来衡量这些措施的有效性。重要的是，这些规定表明，各州首次共同承认并致力于解决阿片类药物滥用的危机。有关遏制阿片类药物滥用危机的立法的更多详细信息，请参见第3章。

除了尝试对阿片类药物处方实践进行立法，对患者的教育也发挥着越来越重要的作用[14]。前文提及的OPE对受训者和执业医师的重要性将在第4章详述；然而长期以来，患者教育一直未被重视。特别是对于未使用过阿片类药物的患者，需要教育患者遵循有关阿片类药物的使用说明、适当丢弃未使用完的阿片类药物，以及避免过度使用。手术后患者经常在没有接受任何指导的情况下被开具这些药物，这些都需要积极采取措施来进一步规范[15,16]。

虽然对未用过阿片类药物的患者进行教育是减少社会阿片类药物滥用的重要方法，但是对于慢性疼痛的患者来说，确诊慢性疼痛并定期服用止痛药也很重要。对于任何拟进行手术的患者，都应该在术前为其制订一个治疗计划，该计划应以不增加长期麻醉药品使用的方式来引导患者度过术前、术中和术后阶段。这里再次强调，如果只对患者进行手术干预并给予阿片类药物是十分危险的。优化术前管理的重要性在第5章进一步论述。

优化术前管理对所有患者都很重要，无论是慢性病患者、未使用阿片类药物的患者，还是其他接受手术治疗的患者。所有患者都需要与他们的外科医师和麻醉医师共同制订一个最佳计划，包括术前、术中和术后的多模式镇痛（MMA）。每例患者的计划不尽相同；如上所述，不同的患者群体有不同的需求。相对健康的未使用阿片类药物的患者与慢性疼痛患者、儿童或青少年、老年人或已知滥用阿片类药物的人群相比，具有不同的需求。因此，不仅要熟悉阿片类药物，还需要熟悉其循证替代品，这对于避免阿片类药物滥用至关重要。

外科医师在阿片类药物的处方过量和阿片类药物滥用中发挥了重要作用。了解现有的循证替代品（包括NSAID、对乙酰氨基酚、加巴喷丁、局部阻滞剂等），对于当今的临床实践很重要。在开具阿片类药物处方的情况下，必须加强对患者的教育，以减少阿片类药物的滥用。了解了外科医师在阿片类药物滥用中的作用，通过改变外科医师的工作方法，可以改善患者的治疗效果。

结论

在过去的20年里，阿片类药物的滥用影响了成千上万的人。每年有数千人死亡，越来越多的死亡病例与阿片类处方药物有关。有多种基于循证的阿片类药物替代品可供使用，包括NSAID、对乙酰氨基酚和加巴喷丁类药物（加巴喷丁、普瑞巴林）。外科医师在术后过度开具阿片类处方药物在阿片类药物滥用中起着重要作用，因为患者经常滥用处方阿片类药物，或者将额外的阿片类药物转交给朋友、家人和其他人。患者和医师的教育实践一直未被重视，近年来着重加强对患者和医师的教育，以更好地避免阿片类药物过度处方和滥用的问题。此外，近年来，各州通过了立法，对阿片类药物的处方进行控制。通过采用教育举措和循证替代方案，外科医师可以成为减轻阿片类药物滥用的引领者。

（陈林 译　王婷婷 校）

参考文献

1. Affairs (ASPA) AS of P. What is the U.S. opioid epidemic? HHS.gov. http://www.hhs.gov/opioids/about-the-epidemic/index.html. Published December 4, 2017. Accessed 12 Aug 2019.
2. Shadbolt C, Abbott JH, Camacho X, et al. The surgeon's role in the opioid crisis: a narrative review and call to action. Front Surg. 2020;7:4.
3. Tu HK. The surgeon's role in stemming the prescription opioid abuse epidemic. J Oral Maxillofac Surg. 2016;74:2112.
4. Howard R, Fry B, Gunaseelan V, et al. Association of opioid prescribing with opioid consumption after surgery in Michigan. JAMA Surg. 2019;154:e184234.
5. Sabatino MJ, Kunkel ST, Ramkumar DB, Keeney BJ, Jevsevar DS. Excess opioid medication and variation in prescribing patterns following common orthopaedic procedures. J Bone Joint Surg Am. 2018;100:180–8.
6. Patel S, Sturm A, Bobian M, Svider PF, Zuliani G, Kridel R. Opioid use by patients after rhinoplasty. JAMA Facial Plast Surg. 2018;20:24–30.
7. Sclafani AP, Kim M, Kjaer K, Kacker A, Tabaee A. Postoperative pain and analgesic requirements after septoplasty and rhinoplasty. Laryngoscope. 2019;129:2020–5.
8. Di Chiaro B, Sweigert PJ, Patel PP, Kabaker AS. Many medical students applying for surgical residency feel inadequately prepared to prescribe post-operative opioids. Am J Surg. 2020;219:411–4.
9. Chou R, Gordon DB, de Leon-Casasola OA, et al. Management of postoperative pain: a clinical practice guideline from the American Pain Society, the American Society of Regional Anesthesia and Pain Medicine, and the American Society of Anesthesiologists' Committee on Regional Anesthesia, Executive Committee, and Administrative Council. J Pain. 2016;17:131–57.
10. Alam A, Gomes T, Zheng H, Mamdani MM, Juurlink DN, Bell CM. Long-term analgesic use after low-risk surgery: a retrospective cohort study. Arch Intern Med. 2012;172:425–30.
11. Soffin EM, Waldman SA, Stack RJ, Liguori GA. An evidence-based approach to the prescription opioid epidemic in orthopedic surgery. Anesth Analg. 2017;125:1704–13.
12. Koehler RM, Okoroafor UC, Cannada LK. A systematic review of opioid use after extremity trauma in orthopedic surgery. Injury. 2018;49:1003–7.
13. Prescribing opioids for postoperative pain – supplemental guidance. July 2018. http://www.

agencymeddirectors.wa.gov/Files/FinalSupBree AMDGPostopPain091318wcover.pdf

14. Cauley CE. The surgical care providers' role in the opioid epidemic. Ann Surg. 2020;271:e11.

15. Egan KG, De Souza M, Muenks E, Nazir N, Korentager R. Opioid consumption following breast surgery decreases with a brief educational intervention: a randomized, controlled trial. Ann Surg Oncol. 2020;27:3156–62.

16. Sheldon RR, Weiss JB, Do WS a. Stemming the tide of opioid addiction-dramatic reductions in postoperative opioid requirements through preoperative education and a standardized analgesic regimen. Mil Med. 2020;185:436–43.

第 3 章

镇痛药处方法：外科医师须知

Jay Majmundar, George Zhou,Peter F. Svider

引言

纵观历史，人们曾使用各种物品来缓解疼痛，但关于镇痛药及其处方的法律法规是一个相对较新的现象。整个19世纪，麻醉药品一直在市场上销售，并被用来治疗各种病痛，从腹泻到牙痛，再到痛经。第一部开始管制麻醉药品的联邦法律是1906年颁布的《纯净食品和药品法》，该法案要求对含有"成瘾"物质的产品进行标识，包括吗啡和其他阿片类药物。随后在1914年出台了《哈里森麻醉品税法》，以应对日益增多的街头海洛因滥用现象。这项立法的目的是不鼓励医师开具阿片类药物处方、不鼓励患者使用阿片类药物[1]。

美国《管制物质法》

美国《管制物质法》根据潜在的医疗用途、滥用可能性、安全性和依赖性将物质分类列入5个附表中（表3.1）。附表Ⅰ中的物质不能被用于医疗且具有很高的滥用可能性，如海洛因、麦角酸二乙基酰胺、大麻、甲喹酮和佩奥特。附表Ⅱ中的物质的滥用可能性很高，其使用可能导致严重的心理或躯体依赖。然而，这些物质确实具有医疗益处，如氢可酮、甲基苯丙胺、美沙酮、氢吗啡酮、羟考酮和芬太尼。附表Ⅲ中的物质被定义为具有中至低度躯体和心理潜在依赖性的药物，其滥用可能性低于附表Ⅰ和Ⅱ中的药物，但仍高于附表Ⅳ中的物质，如含有可待因的泰诺、氯胺酮、合成代谢类固醇和睾酮。附表Ⅳ中是滥用和依赖可能性低的物质，如阿普唑仑、地西泮、劳拉西泮、安必恩和曲马多。附表Ⅴ中的物质滥用可能性比附表Ⅳ更低，由含麻药量有限的药物制剂组成，如惠菲宁、普瑞巴林或复方地芬诺酯。本质上来

表3.1 药物分类表[2]

药物表	接受医疗用途	滥用/依赖可能性	举例
附表Ⅰ	否	高	海洛因、麦角酸二乙基酰胺（LSD）、大麻、摇头丸、甲喹酮、佩奥特碱
附表Ⅱ	是	高	氢可酮、甲基苯丙胺、美沙酮、氢吗啡酮、羟考酮
附表Ⅲ	是	中/低	含可待因的泰诺、氯胺酮、合成代谢类固醇、睾酮
附表Ⅳ	是	低	阿普唑仑、地西泮、劳拉西泮、安必恩、曲马多
附表Ⅴ	是	低	惠菲宁、普瑞巴林、复方地芬诺酯

说，附表的数字越大，滥用和依赖的可能性就越低。美国关于管制物品的规章制度由联邦缉毒署执行[2]。

州法律

截至2018年底，美国至少有27个州出台了限制门诊使用阿片类药物的法律，因为人们日益认识到其使用带来的负面影响。最早的法律是1989年在密苏里州制定的。然而，各州法律的特点存在很大差异，对急性疼痛患者使用阿片类药物的量和时间有不同的规定。在阿拉斯加州、夏威夷、科罗拉多州、犹他州、俄克拉荷马州、路易斯安那州、密苏里州、印第安纳州、西弗吉尼亚州、南卡罗来纳州、宾夕法尼亚州、纽约州、缅因州、康涅狄格州和马萨诸塞州，阿片类药物的首次处方时限为7天。在亚利桑那州，治疗急性疼痛的首次处方时限为5天。然而，在亚利桑那州和北卡罗来纳州，术后处方时限分别为14天和7天。肯塔基州、田纳西州和佛罗里达州对阿片类药物的处方时间有最严格的限制，为3~4天。而夏威夷、伊利诺伊州、密苏里州和田纳西州则规定了30天的时限。南卡罗来纳州将附表Ⅱ中药物的处方时间限制在31天内。此外，马里兰州对阿片类药物的首次处方时间没有限制[3]。

阿片类药物的使用总量也存在很大差异。由于有几种不同强度的阿片类药物，大多数法定指南在讨论阿片类药物的剂量时以吗啡毫克当量（MME）为单位。1MME被定义为当与其他阿片类药物的处方量提供相当的阿片样强度时的吗啡用量，以毫克为单位。俄亥俄州和罗得岛州将每日剂量限制在30MME，并进一步限制使用天数。而缅因州的每日限量为100MME，

最多可开7天。在佛蒙特州，药物限量根据患者疼痛程度而异，中度疼痛为24MME，极度疼痛为50MME。新泽西州将阿片类药物处方量限制在"最低有效剂量"，且仅限使用5天。还有些法律描述比较模糊，如新罕布什尔州阿片类药物处方限量为"限定时间内的最低有效剂量"，但并没有明确规定时间。马里兰州法律限制处方者使用"最低有效剂量"，除非是基于适合患者的"循证临床指南"，否则没有任何时间限制[4]。当外科医师和临床医师在管理患者时，这些法律的非同质性充满挑战。

各州法律的药物覆盖范围也各不相同。超过半数的州的阿片类药物处方法只适用于阿片类药物，有些州还包括附表Ⅱ中的所有药物，甚至可能是附表Ⅲ或附表Ⅳ中的药物。医师应该查看自己所在州的法律，了解处方法所覆盖药品的具体细节。

上面所列规则也有很多例外，因州而异。有些州对于未成年人的阿片药物处方有进一步的限制，需要限制药物用量，或需要经过父母同意。在其他州，根据患者的治疗需要，医师可能会摆脱这些限制，这通常需要记录在案。

此外，针对管制药物处方，每个州都有各自的从业者教育指南。各州在法规、条例或委员会指南中都要求从业人员在开具管制药物处方、疼痛管理和物质使用障碍识别等方面进行继续教育。一些州通过法规强制培训，而另一些州则允许医学委员会决定哪些是必需的[5]。有的即使在一个州内，根据处方医师是对抗疗法医师还是整骨医师可能会有不同的要求，与内华达州和俄克拉荷马州的情况一样，每个委员会都有自己的要求[6]。因此，从业人员必须了解其执业地区的管制药品规定，这些信息可以在各州的法律法规中找到。对

各州具体需求的概述可以通过多种资源获得，如联邦医学委员会继续医学教育概述[6]。

其他倡议，如处方药监管程序（PDMP），这是一个全州范围的数据库，包含了该州分发的管制药物信息[3]。供应者可以使用PDMP获取患者以往填写的药物剂量、供应和处方者信息[7]。这些程序在除密苏里州以外的所有50个州和哥伦比亚特区都可以使用，密苏里州只有圣路易斯县可以使用PDMP。PDMP被视为识别和解决处方药滥用和成瘾问题的工具。

对外科医师来说，这个数据库可以用来识别可能从多个供应者那里寻求阿片类药物处方的患者，或用于早期发现那些无意中长期使用阿片类药的患者，以帮助医师识别术后阿片类药物滥用高风险患者。截至2019年，已有40个州制定法律或规章要求阿片类药的处方者使用PDMP，但关于何时使用PDMP的规定，各州法律有所不同[9]。一些州只在怀疑患者滥用阿片类药物时才强制使用PDMP，这可能与外科医师无关。其他州则要求在开具任何列表中药物的处方前使用PDMP，或者当处方超过一定天数时使用[7]。

联邦法律

2016年，美国疾病控制与预防中心（CDC）为初级保健医师制订了指南和建议，这些医师在积极的癌症治疗、姑息治疗和临终关怀之外，也用阿片类药物治疗慢性疼痛[10]。这些指南侧重于确定何时开始或继续使用阿片类药物治疗慢性疼痛，阿片类药物的选择、剂量、持续时间、随访和停用时间，以及阿片类药物使用的风险评估和危害处理。然而，需要注意的是，指南也指出术后患者不适用于该指南[11]。CDC尚未发布关于围术期患者急性疼痛管理的具体指南。

此外，医疗补助和医疗保险服务中心已经推出了许多举措，重点限制阿片类药物处方，如给医师发信件，提醒其处方量高于同行[12]。此外，美国食品药品监督管理局（FDA）还启动了针对长效阿片类药物的风险评估与减轻策略方案，重点教育所有参与疼痛患者管理的医务人员，包括护士和药剂师[13]。

《促进患者和社区阿片类药物恢复与治疗的物质使用障碍预防法案》（SUPPORT）作为联邦法律于2018年通过，其中包括许多与阿片类药物处方及成瘾治疗有关的新法律[14]。下面将讨论一些与外科医师密切相关的法律。

《反院内滥用阿片类药物治疗法案》（COACH）就是这样一项法律。该法案的总体目标是减少因院内治疗所致的阿片类药物滥用。这包括一些与外科医师有关的规定。作为这项法律的一部分，健康与公众服务部将发布关于疼痛管理和预防阿片类药物滥用策略的医院指南。未来，这可能会影响院内外科医师必须遵循的镇痛处方政策。此外，该法案要求成立一个技术专家小组，以收集围术期阿片类药物的使用数据。该小组的目标是制订建议和指南，以减少围术期和出院后阿片类药物的使用。虽然这个委员会没有对相关法律做出修订，但在该小组的结果公布之前，未来可能进行关于镇痛药处方的立法。

《扩大监督阿片类药物处方和支付法案》与《托德·格雷厄姆医师疼痛管理、治疗和康复法案》涉及医疗保险对阿片类药物和非阿片类药物支付的审查，其目标是从经济层面鼓励多数临床环境下的非阿片疼痛治疗，包括围术期治疗。这些法案可能会影响未来的医保赔付。

管制药物联邦处方条例

在开具管制药物前，从业者必须在缉毒署注册，并在处方上写明缉毒署编号。对于附表Ⅱ中的药物，患者必须向药房出示书面处方，且不允许重新配药。因此，每当患者需要更多药物时，就需要新的处方。在紧急情况下，医师可能会打电话开处方，但仅限于紧急治疗时所需的药物量。在使用口头处方后，必须在7天内向药房提交手写并签字的处方，处方上写明"紧急配药授权"字样。如果这些后续工作没有完成，药剂师有义务向缉毒署报告该事件。

对于附表Ⅲ、Ⅳ中的药物，可采用书面或口头处方。在处方上所列日期之后的6个月内最多可以重新配药5次。对于附表Ⅴ中药物，可以用同样的方式开处方，除非管制药物外，对重新配药没有具体的限制。

从2010年开始，对管制药物允许使用电子处方，前提是使用的电子处方应用程序符合缉毒署要求[15,16]。该合规性由应用程序供应商的第三方审核员确定，并且应用程序供应商应向医疗从业人员提供审核报告的副本。在过去的几年里，许多州已经开始强制使用电子处方。在联邦层面，2018年的SUPPORT法案第2003章规定"处方药计划中涵盖的D部分药物处方……附表Ⅱ~Ⅴ中管制药物处方应当由医务人员以电子方式传送"[14]。这项法律也有一些例外。对于因经济或技术原因不能使用电子处方的医师有一项豁免制度，但这些豁免每次只能持续1年。电子处方导致患者不合理地延迟获得药物属于例外情况。本法适用于2021年以后的处方[14]。

结论

关于管制药物的立法在不断变化。目前在美国，阿片类药物的滥用非常常见，其致死人数已经达到惊人的数量。为了应对这场危机，政府监管机构和医师执照委员会多年来发布了许多声明和建议，表明了不同的立场。医师、立法者、国家机构和公众之间需要齐心协力，以确保从业者的执业透明化和患者的安全性。

（夏海发 译 唐旻 校）

参考文献

1. Jones MR, Viswanath O, Peck J, Kaye AD, Gill JS, Simopoulos TT. A brief history of the opioid epidemic and strategies for pain medicine. Pain Ther. 2018;7(1):13–21. https://doi.org/10.1007/s40122-018-0097-6.
2. DEA. Drug scheduling. https://www.dea.gov/drug-scheduling. Accessed 22 Dec 2019.
3. National Conference of State Legislatures. Prescribing policies: states. Published June 30, 2019. http://www.ncsl.org/research/health/prescribing-policies-states-confront-opioid-overdose-epidemic.aspx
4. Davis CS, Lieberman AJ, Hernandez-Delgado H, Suba C. Laws limiting the prescribing or dispensing of opioids for acute pain in the United States: a national systematic legal review. Drug Alcohol Depend. 2019;194:166–72. https://doi.org/10.1016/j.drugalcdep.2018.09.022.
5. Gray H. Overview of state pain management and prescribing policies. Published online January 2016. https://namsdl.org/wp-content/uploads/Overview-of-State-Pain-Management-and-Prescribing-Policies-1.pdf. Accessed 23 Dec 2019.
6. Federation of State Medical Boards. Continuing medical education: board-by-board overview. Published online November 20, 2019. http://www.fsmb.org/siteassets/advocacy/key-issues/continuing-medical-education-by-state.pdf. Accessed 23 Dec 2019.
7. Haffajee RL, Jena AB, Weiner SG. Mandatory use of prescription drug monitoring programs. JAMA. 2015;313(9):891. https://doi.org/10.1001/

jama.2014.18514.

8. Green S. Established and operational prescription drug monitoring programs – map. Published online July 21, 2017. https://namsdl. org/wpcontent/uploads/Established-and-Operational-Prescription-Drug-Monitoring-Programs-PMPs-%E2%80%93-Map.pdf

9. Zazadril C. Prescriber mandated use of prescription drug monitoring programs – map. Published online January 2, 2019. https://namsdl.org/wpcontent/uploads/Prescriber-Mandated-Use-of-PDMPs-Map.pdf.Accessed 23 Dec 2019.

10. Dowell D, Haegerich TM, Chou RCDC. Guideline for prescribing opioids for chronic pain – United States, 2016. MMWR Recomm Rep. 2016;65(1):1–49. https://doi.org/10.15585/mmwr. rr6501e1.

11. Kroenke K, Alford DP, Argoff C, et al. Challenges with implementing the centers for disease control and prevention opioid guideline: a consensus panel report. Pain Med. 2019;20(4):724–35. https:// doi.org/10.1093/pm/pny307.

12. Neuman MD, Bateman BT, Wunsch H. Inappropriate opioid prescription after surgery. Lancet. 2019;393(10180):1547–57. https://doi. org/10.1016/S0140-6736(19)30428-3.

13. US Food & Drug Administration. Opioid analgesic REMS program. Published online September 2018. https://www.accessdata.fda.gov/drugsatfda_docs/rems/Opioid_Analgesic_2019_11_14_REMS_Full.pdf. Accessed 23 Dec 2019.

14. 115th Congress. Substance use-disorder prevention that promotes opioid recovery and treatment for patients and communities act. Published online October 24, 2018. https://www.congress.gov/115/plaws/publ271/PLAW-115publ271.pdf. Accessed 22 Dec 2019.

15. Gabay M. Federal controlled substances act: dispensing requirements, electronic prescriptions, and fraudulent prescriptions. Hosp Pharm. 2014;49(3):244–6. https://doi.org/10.1310/hpj4903-244.

16. US Department of Justice. Electronic prescriptions for controlled substances; final rule. Published online March 31, 2010. https://www.govinfo.gov/content/pkg/FR-2010-03-31/pdf/2010-6687.pdf. Accessed 22 Dec 2019.

第 4 章

外科培训中阿片类药物处方教育

Elizabeth Boscoe, Kenny D. Rodriguez, Andrew P.Johnson

引言

几十年来，医师和政策制订者都在努力遏制阿片类药物的泛滥。2006年，美国阿片类药物处方率开始上升，并在2012年达到峰值，每100人有81.3张阿片类药物处方。2012年以来，阿片类药物处方量开始呈下降趋势；然而，这一数值仍然非常高，平均每100人有58.7张处方，在一些州，这一比例更高达7倍[1]。

住院医师是主要的开具阿片类药物处方者（住院医师在开具阿片类药物处方中作用重大）。这些医师代表了医学领域的未来，在减少不必要的阿片类药物处方方面发挥重要作用。就外科住院医师而言，阿片类药物通常被用于治疗术后急性疼痛。在一项对315个医疗中心近80万例患者的研究中，97%的患者在手术后接受了阿片类药物治疗[2]。据估计，在美国，外科医师开具了36%的阿片类药物处方[3]。患者经常会得到多于他们所需的药片，而他们通常不会恰当处理，反而会保留多余的药片，这就增加了滥用的风险。此外，给从未使用阿片类药物的患者开具阿片类药物处方，会使慢性阿片类药物的滥用风险增加44%[4]。因此，外科医师与阿片类药物滥用密切相关，这也解释了为什么要努力提高住院医师在阿片类药物处方方面的教育。

此外，外科住院医师在教学医院和外科中心的患者护理中扮演着重要的角色。比较教学医院与非教学医院的处方率的研究表明，教学医院患者的平均口服吗啡当量较大[5]。

出院医嘱等术后任务通常被分配给住院医师及新入职的实习生。然而，对于正确的阿片类药物处方或手术后适当的减量策略，仍然没有全面的指南或被广泛接受的指导意见。住院医师只能通过效仿更高等级的医师的方法来自主学习，这就导致处方实践的差异很大[6,7]。此外，对于住院医师的处方趋势，仍然需要进行大量的研究。本章将阐述阿片类药物处方趋势，讨论其在住院医师之间的差异，并进一步论证在住院医师中进行合理阿片类药物教育的必要性。

外科培训项目中的阿片类药物处方

Bhashyam等人进行了一项研究，调查了来自同一个州4个骨科住院医师项目中的83名骨科住院医师，研究了他们在实施桡骨远端骨折切开复位和内固定后的术后镇痛处方模式。37%的研究对象已经完成了某种形式的阿片类药物培训。高年资住院医师比低年资住院医师更有可能给年轻患者开具更多的阿片类药物。19%的住院医师在手术后开出超过7天的阿片类药物处方。有意思的是，这些住院医师培训项目所在的州通过了一项法律，限制了首次使用阿片类药物不能超过7天的数量[8]。这进一步强调了结构化阿片类药物处方教育的必要性。

在另一项针对美国和加拿大整形外科住院医师的研究中，Grant等人发现，53.4%的加拿大住院医师接受过某种形式的阿片类药物处方培训，而只有25%的美国住院医师接受过培训。根据住院医师在美国接受培训的地理区域不同，这种情况也有很大差异。采用了口服吗啡当量这一衡量指标来比较不同阿片类药物量。研究人员对8种不同的整形手术进行了研究，其中7种手术中，美国住院医师开具的口服吗啡当量明显高于加拿大住院医师。在研究影响其处方模式的因素中，主治医师和高年资住院医师的偏好对大多数住院医师（72%的加拿大住院医师和68%的美国住院医师）的处方模式起着很大的作用，表明阿片类药物处方模式在很大程度上是一种学习行为。对于是否会存在潜在的阿片类药物滥用，70%的加拿大住院医师认为这是他们开具处方时会考虑的一个因素，相比之下，只有49%的美国住院医师认同该观点。更令人担忧的是，接受调查的24%的美国住院医师和14%的加拿大住院医师指出，处方中阿片类药物的剂量没有根据不同的手术而变化，这表明缺乏对镇痛必要性的考虑，可能导致过量的阿片类药物处方[9]。

Chiu等人的另一项研究只对单一机构的普通外科住院医师进行了调查，结果显示，影响住院医师处方模式的因素与Grant等人的研究结果相似。95%的研究对象指出，他们的处方模式受到主治医师或高年资住院医师偏好的影响，而84%的研究对象指出，无论其他因素如何，他们对某种类型手术都有固定的处方模式。同样，少数人参加过关于阿片类药物处方的正式培训（6%）。对5种不同的普通外科手术进行的研究表明，除床旁切开引流外，97%~100%的住院医师在其他手术后均开具了阿片类药物处方。对于床旁切开引流，76%的住院医师术后会开具阿片类药物处方。此外，当住院医师被问及在腹腔镜胆囊切除术后平均使用的羟考酮（5mg）剂量时，住院医师表示为15片。然而，分析表明，住院医师在腹腔镜胆囊切除术后平均开具22片羟考酮（5mg）[10]。这表明住院医师存在过量开具阿片类药物的情况，而且这些模式在很大程度上是从他们的上级医师那里习得的。更令人担忧的是，Grant和Chiu等人的研究表明，住院医师会制订阿片类药物处方的固定模式，但往往不考虑患者年龄、并发症或阿片类药物的滥用风险等其他风险因素。

更能说明问题的是，医师认知中的阿片类药物处方数量和实际开具的阿片类药物处方之间可能存在脱节。一项单一机构的研究观察了普通外科住院医师和主治医师的阿片类药物处方模式。结果表明，在某些外科手术后，普通外科主治医师和住院医师报告所开具的阿片类药物均比实际开具的要少。此外，住院医师和主治医师开具的药量都差不多，但在调查中，住院医师报告称其开具"过多"药量的情况占70%，而主治医师报告称其开具"刚好够用"的药量的情况也占70%[11]。另一项关于处方数量认知的多中心随机试验研究结果显示，73%的急诊科主治医师和高年资住院医师低估了自己的处方数量，而27%的住院医师低估了自己的处方数量[6]。在阿片类药物处方的认知和实际的阿片类药物处方模式之间存在明显的脱节。

上述研究强调了对住院医师进行阿片类药物处方、疼痛管理和术后麻醉正规教育的重要性和迫切性。遗憾的是，这种教育目前十分缺乏。

改善阿片类药物处方教育的实施步骤

在疼痛管理方面的正式教育仅以有限的方式实施。2001年，在密歇根州接受调查的所有专业医师中，只有10%的研究对象表示在医学院、住院医师培训或继续医学教育期间接受过有关这方面的教育。值得注意的是，年轻医师接受过这种教育的比例更高[13]。住院医师培训阶段是培养其临床实践技能的重要时期。外科住院医师实施全面的术后疼痛管理策略被视为遏制阿片类药物滥用的重要组成部分。由此制订了一系列针对多个机构外科住院医师的教育举措，为他们提供关于阿片类药物流行、非阿片类镇痛药和阿片类镇痛药的信息。这些教育举措已被证明可以显著减少住院医师合理开具阿片类药物处方的数量[16]和总数量[12,14-17]。在一项研究中，在普通外科实习生开始临床工作前的培训期间，对他们进行了住院医师引导教育。在接下来的两个月里，他们的处方模式被监测，并与前一年的实习生进行比较。研究表明，每次术后处方平均减少80个口服吗啡当量[16]。

教育宣讲是增加住院医师阿片类处方教育的措施之一。一项关于手外科医师处方模式的研究采用了一种不同方式。研究分析了4种常见手部手术的阿片类药物处方模式。整形科及手外科随后为这4种手术制订了多模式疼痛管理的指导建议。这些信息被发给住院医师、研究员、主治医师和护理人员。此外，还提供了一种卡片式的教育辅助装置作为记忆辅助。结果显示，在实施3个月后，4种手术中有2种手术的阿片类药物处方显著减少。在干预1年后，阿片类药物处方数量仍呈持续下降趋势，表明随着时间增加，改善效果仍持续存在[18]。

减少术后处方量的一个主要问题是，患者可能感到镇痛效果不足，导致加药需求增多。然而，多项研究表明，实施术后较低剂量阿片类药物处方后，加药需求并未明显增多[17-19]。这一发现是基于确定特定手术中合理的阿片类药物用量。研究对象集中在接受特定手术且从未使用阿片类药物患者，关于减少阿片类药物用量的措施如何普遍应用于所有术后患者的信息有限。此外，尽管住院医师的自我认知和研究报告均表明，阿片类药物处方教育存在好处，但最近一项对美国外科住院医师项目负责人的调查表明，只有20%的项目认为在住院医师培训期间需要开展阿片类药物教育[20]。

住院医师培训在阿片类药物处方教育方面的显著局限性之一是住院医师缺乏自主性。对住院医师处方实践的调查发现，来自患者和（或）外科主治医师开具大量阿片类药物的压力是他们处方模式的重要驱动力[17,21,22]。自主性的缺乏带来了三大挑战。首先，因为培训项目未实际实施而限制了住院医师接受阿片类处方教育而产生的影响。其次，限制了对教育方案效果的恰当分析，因为结果是基于主治医师的偏见。最后，持续的外界压力可能会推迟阿片类药物处方模式和临床判断的改变。同时针对住院医师和主治医师的教育举措可以在规范处方实践和更快地减少术后阿片类药物处方方面实现统一的目标。针对住院医师和主治医师的教育举措已被证实可显著减少术后阿片类药物的平均处方量[17,18]。

还有其他一些概念可能有助于改变术后阿片类药物处方模式。外科住院医师和主治医师都清楚地意识到有必要对外科手术的风险和益处进行充分讨论。然而，关于阿片类药物处方风险的讨论和教育往往缺乏[23]。在围术期之前进行这些讨论有助于设定现实的期望。许多州已经开始实施处方监控项目，允许处方者检查最近给患者开具的阿片类药物处方。同样，这也是正规住院医师教育中所欠缺的，进一步指导将帮助住院医师优化每位患者的术后镇痛方案，并形成一个模式，这将有助于住院医师未来的独立实践。

医学院阿片类药物教育

住院医师教育并不是唯一缺乏疼痛管理教育的领域。医学院教育也存在不足之处。2009年8月至2010年2月，对北美医学院的一项调查表明，在104所美国医学院中，只有3.8%开设了必要的疼痛课程，另有16.3%开设了指定的选修课程[24]。随着人们对阿片类药物滥用的认识的提高，美国各医学院实施镇痛教育的情况有所改善[7]。然而，在美国医学院中仍缺乏一个广泛使用的课程或关于疼痛管理能力的共识[24]。几个州的立法者已经与医学院合作，要求将阿片类药物教育和实践能力纳入课程并作为标准化必修课程[23,24]。然而，由于医学院教育和学生成为处方开具者之间存在时间跨度，关于这些教育方案效果的信息很少。在全国范围内分散进行住院医师培训后，追踪学生也很困难。然

而，正如针对住院医师和主治医师的教育举措已经被证明可以减少阿片类药物处方，针对医学院学生的教育将有助于让他们产生一种阿片类药物处方以及其他潜在术后镇痛方法的意识概念。

结论

改变阿片类药物处方模式的道路是漫长的。值得注意的是，有多种因素在起作用。多年来，药品制造商通过营销活动鼓励人们使用阿片类药物来止痛，却淡化了这些药物的相关风险。近年来，已对这些不恰当的营销活动提出刑事指控并处以超过10亿美元的罚款[24]。这些行为表明了今后遏制阿片类药物滥用的艰难。对外科住院医师的阿片类药物处方教育，不仅要带来新的医疗信息，而且必须侧重于消除虚假营销信息造成的损害。关于阿片类药物处方模式的住院医师教育还有很大的改进空间。未来的研究需要调查这些教育举措在长期内的变化和潜在益处，以及在美国创建标准化阿片类药物教育方案的可能性。

（唐旻　译　夏海发　校）

参考文献

1. U.S. opioid prescribing rate maps. https://www.cdc.gov/drugoverdose/maps/rxrate-maps.html. Accessed 21 Nov 2019.
2. Ladha KS, Patorno EF, Huybrechts KP, Liu JT, Rathmell J, Bateman B. Variations in the use of perioperative multimodal analgesic therapy. Anesthesiology. 2016;124(4):837–45. https://doi.org/10.1097/ALN.0000000000001034.
3. Levy B, Paulozzi L, Mack KA, Jones CM. Trends in opioid analgesic–prescribing rates by specialty, U.S., 2007–2012. Am J Prev Med. 2015;49(3):409–13. https://doi.org/10.1016/j.amepre.2015.02.020.
4. Hah JM, Bateman BT, Ratliff J, Curtin C, Sun E.

Chronic opioid use after surgery: implications for perioperative management in the face of the opioid epidemic. Anesth Analg. 2017;125(5):1733–40. https://doi.org/10.1213/ANE.0000000000002458.

5. Cron DC, Hwang C, Hu HM, Lee JS, Dupree JM, Syrhamaki JD, et al. A statewide comparison of opioid prescribing in teaching versus nonteaching hospitals. Surgery. 2019;165:825–31. https://doi.org/10.1016/j.surg.2019.10.005.

6. Michael SS, Babu KM, Androski C, Reznek MA. Effect of a data-driven intervention on opioid prescribing intensity among emergency department providers: a randomized controlled trial. Acad Emerg Med. 2018;25(5):482–93. https://doi.org/10.1111/acem.13400.

7. Barth KS, Guille C, McCauley J, Brady KT. Targeting practitioners: a review of guidelines, training, and policy in pain management. Drug Alcohol Depend. 2017;173:S22–30. https://doi.org/10.1016/j.drugalcdep.2016.08.641.

8. Bhashyam AR, Young J, Qudsi RA, Parisien RL, Dyer GS. Opioid prescribing patterns of orthopedic surgery residents after open reduction internal fixation of distal radius fractures. J Hand Surg. 2019;44(3):201–207.e2. https://doi.org/10.1016/j.jhsa.2018.11.003.

9. Grant DW, Power HA, Vuong LN, et al. Differences in opioid prescribing practices among plastic surgery trainees in the United States and Canada. Plast Reconstr Surg. 2019;144(1):126e–36e. https://doi.org/10.1097/PRS.0000000000005780.

10. Chiu AS, Healy JM, Dewane MP, Longo WE, Yoo PS. Trainees as agents of change in the opioid epidemic: optimizing the opioid prescription practices of surgical residents. J Surg Educ. 2018;75(1):65–71. https://doi.org/10.1016/j.jsurg.2017.06.020.

11. Chancellor WZ, Krebs ED, Beller JP, Hedrick TL, Williams MD. Differences between perceived and actual opioid prescription patterns among general surgery residents and attendings. J Am Coll Surg. 2018;227(4):S216. https://doi.org/10.1016/j.jamcollsurg.2018.07.473.

12. Nooromid MJ, Mansukhani NA, Deschner BW, Moradian S, Issa N, Ho K, et al. Surgical interns: preparedness for opioid prescribing before and after training interventions. Am J Surg. 2019;215:238–42. https://doi.org/10.1016/j.amjsurg.2017.11.017.

13. Green CR, Wheeler JRC, Marchant B, LaPorte F, Guerrero E. Analysis of the physician variable in pain management. Pain Med. 2001;2:317–27. https://doi.org/10.1046/j.1526-4637.2001.01045.

14. Lancaster E, Bongiovanni T, Lin J, Croci R, Wick E, Hirose K. Residents as key effectors of change in improving opioid prescribing behavior. J Surg Educ. 2019;76:e167–72. https://doi.org/10.1016/j.jsurg.2019.05.016.

15. Chiu AS, Ahle SL, Freedman-Weiss MR, Yoo PS, Pei KY. The impact of a curriculum on postoperative opioid prescribing for novice surgical trainees. Am J Surg. 2019;217:228–32. https://doi.org/10.1016/j.amjsurg.2018.08.007.

16. Hill MV, Stucke RS, McMahon ML, Beeman JL, Barth RJ. An educational intervention decreased opioid prescribing after general surgical operations. Ann Surg. 2018;267:468–72. https://doi.org/10.1097/SLA.0000000000002198.

17. Stanek JJ, Renslow MA, Kalliainen LK. The effect of an educations program on opioid prescription patterns in hand surgery: a quality improvement program. J Hand Surg Am. 2015;40:341–6. https://doi.org/10.1016/j.jhsa.2014010.054.

18. Sekhri S, Arora N, Cottrell H, Baerg T, Duncan A, Hu H, et al. Probability of opioid prescription refilling after surgery: does initial prescription dose matter? Ann Surg. 2018;268:271–6. https://doi.org/10.1097/SLA.0000000000002308.

19. Yorkgitis BK, Bryant E, Raygor D, Brat G, Smink DS, Crandall M. Opioid prescribing education in surgical residencies: a program director survey. J Surg Educ. 2017;75:552–6. https://doi.org/10.1016/j.jsurg.2017.08.023.

20. Arnautovic A, Hafiz S, Holliday T, De La Rosa A, Handy KG, Fitzgibbons SC. Reducing opioid over-prescribing: the impact of an education initiative within a general surgery residency program. J Am Coll Surg. 2018;227:e210. https://doi.org/10.1016/j.jamcollsurg.2018.08.568.

21. Baruch AD, Morgan DM, Dalton VK, Swenson C. Opioid prescribing patterns by obstetrics and gynecology residents in the United States. Subst Use Misuse. 2018;53:70–6. https://doi.org/10.1080/10826084.2017.1323928.

22. Cron DC, Howard RA. Developing safe opioid prescribing practices through medical student education. Ann Surg. 2018;268:932–3. https://doi.org/10.1097/SLA.0000000000002798.

23. Mezei L. Murinson BB, the Jogns Hopkins pain curriculum development team. Pain education in north american medical schools. J Pain. 2011;12:1199–208. https://doi.org/10.1016/j.jpain.2011.06.006.

24. Davis CS, Carr D. Physician continuing education to reduce opioid misuse, abuse, and overdose: many opportunities, few requirements. Drug Alcohol Depend. 2016;163:100–7. https://doi.org/10.1016/j.drugalcdep.2016.04.002.

第 5 章

术前优化

Nicole Matar, Peter F. Svider, Anna A. Pashkova

引言

　　疼痛治疗是所有手术治疗患者关注的重要内容[1]。不到50%的术后患者得到了良好的镇痛[2]。疼痛控制不佳有多方面的原因，主要包括患者满意度低，生活质量下降，功能恢复不佳，术后并发症的发生风险增加，慢性疼痛发生率升高[3]。手术前就需要考虑到术后镇痛的需求，这样患者才能得到准确的筛查及相对个体化的处理。外科医师需要与麻醉医师、门诊阿片类药物提供者（门诊药师）、疼痛医师，以及其他相关专家或者疼痛心理医师协作，选择适合的疼痛处理方案。

疼痛研究历史

　　2016年，美国疼痛学会、美国区域麻醉和疼痛医学学会、美国麻醉医师协会区域麻醉委员会联合发布了术后镇痛的临床指南，该指南指出，合适的疼痛治疗应在术前就已经开始[2]。外科医师需要进行关于疼痛史的调查（表5.1）。通过表格对患者的慢性疼痛情况和对疼痛的理解进行筛查。筛查的重要性体现在，了解患者的慢性疼痛史，是否与手术部位有关，因为这些都会影响术后疼痛管理。患者的疼痛评分表有助于对术后疼痛治疗的相对预期进行评估。止痛药服用史也需要详细地列出，包括特殊药物、药物剂量、是否正在服用。例如，对根据需要（PRN）使用药物的需求史、患者每天实际使用的剂量都需要详细的说明。

　　这可以被理解成为药物管理系统，并对门诊患者进行预处理的步骤。如果患者使用的是NSAID，要确定这些药物是否在围术期内继续使用。抗焦虑类药物的使用也是很重要的，必须询问相关病史。因为苯二氮䓬类药物和阿片类药物同时使用会增加呼吸抑制和死亡的发生率[3,4]。使用前述药物时，发生过任何副反应都需要详细说明。还需要说明的是，患者如果有使用其他非药物处理疼痛的历史，也需要说明，例如，经皮电神经刺激（TENS）、热疗/冷疗、运动疗法、按摩、认知行为疗法，以便了解这些治疗是否可以在术后继续进行。近期的社交活动也需要被提及，外科医师需要了解患者是否有毒品的滥用史（药物使用障碍史）；近期毒品的滥用史（药物使用障碍史）会增加术后镇痛的难度。对于正在进行药物辅助治疗（MAT）的患者，需要进一步的计划。无论是针对慢性疼痛还是药物使用障碍开具处方，外科医师都需要注意美沙酮和丁丙诺菲的使用。下文将对这些进行详细讨论。

表5.1 疼痛病史的调查

疼痛史	是否有慢性疼痛病史？
	疼痛的具体部位？
	基线疼痛评分是多少？
医疗史	慢性疼痛情况
	病史情况（见表5.2）
	如要采用区域阻滞技术，禁忌证见表5.4
外科手术史	术后疼痛的历史
药物治疗史	疼痛药物服用史
	抗焦虑药物使用史
	药物使用的剂量
	每日服用药物的数量
	哪种药物的效果明显？
	哪种非药物处理的效果明显？
	是否在使用布洛芬（丁丙诺啡）或者美沙酮治疗疼痛？
	谁是疼痛药物的提供者？
过敏史	疼痛治疗药物的过敏史和副反应病史
社交史	吸烟史
	饮酒史
	非法药物使用史
	药物使用障碍史
	哪种或哪些药物？
	最近一次使用时间？
	是否在进行药物辅助治疗，其中是否在使用美沙酮、丁丙诺啡或纳曲酮
	谁是药物戒瘾专家？
精神病学方面	抑郁症
	焦虑症
其他	对术后疼痛管理的期望

外科医师还需要注意的是患者的慢性疼痛是否会影响对术后疼痛治疗的选择（表5.2）。经肾脏代谢的药物包括喷丁类药物（加巴喷丁、普加巴林）和曲马多。对于肾功能损害、胃肠炎症和胃溃疡患者，应避免使用NSAID。阿司匹林不应在未咨

询医师的情况下停用，因其通常是作为抗血小板药物开具的。选择性COX-2抑制剂，如塞来昔布，比非选择性COX-1和COX-2抑制剂[5]表现出更少的胃肠道副作用。除阿司匹林外的NSAID是血栓前药物，有增加急性冠状动脉综合征和脑卒中的风险[5,6]。对严重肾功能不全患者应避免使用吗啡。对肾功能不全的患者应谨慎使用，因为术后肌酐清除率可能恶化。对于肝功能稳定的患者，所有来源的对乙酰氨基酚的最大推荐剂量为2000mg。考虑患者可能服用的

表5.2 影响止痛剂选择的慢性疾病

病情	考虑
肾功能不全	NSAID 禁忌证[a]
	加巴喷丁类药物的肾脏剂量[b]
	对严重肾功能不全者应避免使用度洛西汀
	曲马多的肾脏剂量
	严重肾功能不全时避免使用吗啡
	避免哌嗪：增加毒性风险
肝功能不全	对乙酰氨基酚：如果肝功能障碍稳定，每日总剂量限制在2000mg
	曲马多：严重功能障碍的肝脏剂量
胃炎或胃溃疡	避免 NSAID 类
	选择性COX-2抑制剂比非选择性COX-1、COX-2类安全
心脏疾病	NSAID 增加血栓风险，阿司匹林除外
脑血管疾病	NSAID 增加卒中风险
凝血疾病	同时使用抗凝剂和NSAID有出血的风险
	区域麻醉可能是禁忌证

[a] 在没有咨询处方提供者的情况下，不要停止服用阿司匹林。

[b] 包括加巴喷丁和普瑞巴林。

所有对乙酰氨基酚来源；含对乙酰氨基酚类阿片类药物的常见配方包括氢可酮–对乙酰氨基酚（品牌包括Norco、Vicodin）、羟考酮–对乙酰氨基酚（品牌包括Percocet）、可待因–对乙酰氨基酚（品牌包括Tylenol 3）。如果患者正在接受抗凝治疗或有凝血病病史，应加以注意。如果考虑行区域麻醉，应注意禁忌证。

术后呼吸抑制

术后呼吸抑制（OIRD）可能导致极高的发病率和死亡率。外科医师应了解任何可能增加术后呼吸抑制风险的因素（表5.3）。阿片类药物是一个促成因素，据估计阿片类药物诱导的呼吸抑制发生率为5/1000例[3]。OIRD的病理生理表现为呼吸驱动抑制、意识水平下降、声门上肌张力下降，这可能是导致缺氧和高碳酸血症的原因。大多数OIRD发生在手术后24h内，因此，对术后麻醉苏醒的患者应密切监测，否则会有风险[3,8]。然而，15%的OIRD发生在术后最初24h之后。心脏病和肺部疾病是OIRD的危险因素[3]。同时服用其他镇静药物，包括苯二氮䓬类和加巴喷丁类，会增加OIRD的风险[3]。Gupta等人的荟萃分析和系统综述显示，尽管OIRD组24h内口服吗啡当量平均为24.7mg，而对照组为18.9mg，但OIRD组阿片类药物剂量高于对照组。相比之下，口服吗啡25mg大约相当于24h内使用5剂5mg氢可酮，或24h内使用少于4剂5mg羟考酮。

已确诊的阻塞性睡眠呼吸暂停（OSA）和高危OSA也是危险因素[3,8]。OSA患者对缺氧的唤醒反应降低，气道阻塞延长[3]。STOP-Bang问卷是一种有效的OSA筛查工具，评分≥3分的患者术后并发症风险较

表5.3 术后呼吸抑制的危险因素

诊断为阻塞性睡眠呼吸暂停

疑似阻塞性睡眠呼吸暂停

阿片类药物

同时使用镇静剂–阿片类、苯二氮䓬类或加巴喷丁类

心脏疾病

呼吸道疾病

主要器官衰竭

吸烟

剩余的麻醉（残余麻醉药物）

剩余的肌肉麻痹（肌肉松弛剂残余）

疼痛继发夹板

连续输注阿片类药物（作为 IV-PCA 的一部分）

IV-PCA，静脉患者自控镇痛。

高[9]。早期的术前筛查可以让外科医师在必要时将患者转诊给睡眠专家。使用持续气道正压通气（CPAP）装置的患者应被告知术后使用CPAP的重要性（如果没有禁忌证），并根据医院规定将其带回家。诉讼中也提及术后缺乏适当的监护[8,10]。监护的考虑因素包括适当的护理环境和持续时间。连续脉搏血氧测定仪已被证明能比间歇脉搏血氧测定仪[11]更好地识别去饱和事件。镇静应该被认为是呼吸抑制[8]的主要预测因素。

手术团队应该意识到使患者术后呼吸抑制风险增加的危险因素。高危患者的缓解策略可能包括减少阿片类药物使用模式，包括区域麻醉和多模式镇痛[12]。应采用适当的监测级别和监测持续时间。

慢性阿片类药物治疗患者

对于长期使用阿片类药物的患者，需要特别关注，因为他们可能会经历更大的疼痛强度和术后减缓的疼痛消退[13]。术

前阿片类药物使用与术后较高的镇痛需求相关[2]。反复使用阿片类药物的患者可产生阿片类药物耐受。当相同的阿片类药物剂量导致较低的镇痛效果，或需要较高的阿片类药物剂量才能达到相同的治疗效果时[14]，就会产生耐受。突然停用阿片类药物会导致戒断，戒断是身体依赖的一种迹象，可能与物质使用障碍或滥用没有任何关系。患者可能会经历阿片类药物诱发的痛觉过敏，这是一种由阿片类药物暴露引起的神经药理学现象，导致患者对疼痛刺激更加敏感[13]。在这类患者中可以看到较低的疼痛耐受性[15]。

术前使用慢性阿片类药物的患者术后发生并发症的风险更高，住院时间更长，再次住院、急诊、额外的外科手术的概率更大，结局更差[13,15]。一些研究表明，这些患者感染、肠梗阻、肺炎和伤口愈合减慢的风险也较高[15]。2016年，美国疼痛学会、美国区域麻醉和疼痛医学学会、美国麻醉医师协会区域麻醉委员会的临床实践指南得出结论，没有足够的证据常规建议术前减少剂量或停用阿片类药物[2]。外科医师可以与处方医师讨论术前减少阿片类药物是否对特定患者有帮助。继续检查术前阿片类药物减少情况。Nguyen等人对全关节置换术患者进行的一项回顾性队列研究发现，与阿片类药物不耐受患者相比[13]，在术前成功减少阿片类药物剂量（定义为减少50%剂量）的患者，其活动和功能评分均有改善。该研究表明，慢性阿片类药物使用可以被视为一个可改变的风险因素。

阿片类药物戒断的一个潜在原因是阿片类药物诱导的呼吸抑制，特别是当术后阿片类药物剂量增加时。长期服用阿片类药物的患者对呼吸抑制的耐受性低于阿片类药物的镇痛作用[16]。因此，长期使用阿片类药物患者术后存在呼吸抑制的风险，特别是当增加阿片类药物剂量用于镇痛时[16]。根据美国疾病控制与预防中心（CDC）的数据，口服≥50MME的患者，服药过量的风险会增加1倍，对于每日≥100MME的患者，风险最高可达9倍[17]。大量研究支持在慢性非癌痛患者中逐渐减少阿片类药物，可导致疼痛评分降低或功能改善[18-20]。减量的障碍包括时间和患者的意见[21]。对于长期使用阿片类药物者，建议每1~4周减少5%~20%的剂量[22]。如果决定逐渐减少，应该在处方提供者的指导下逐步进行。

在围术期，对慢性阿片类药物治疗患者应采用多模式镇痛，适当时可实施区域麻醉[2]。术后应避免突然停用基线阿片类药物使用量，因为有戒断和疼痛加剧的风险。考虑患者阿片类药物剂量的一种标准化方法是计算患者在24h内使用的口服MME。表5.4可以用来计算近似的MME，虽然在文献中存在转换因子的差异，也存在个体间的差异。术后，患者可能至少需要基线MME。对于预期疼痛少或无疼痛的手术，以及可采用区域麻醉的手术，可对患者采用基线MME加多模式镇痛。对于预计有中度至重度疼痛的手术，当辅助药物和（或）区域麻醉不能提供足够的镇痛时，患者可能需要基线MME加上额外的阿片类药物，以及多模式镇痛。术前必须识别并计算患者阿片类药物基线使用量，以确定术后阿片类药物使用量。在临床实践中，术后疼痛控制有时很差，因为患者在术后立即接受的阿片类药物少于术前基线值。例如，一例患者在家每4h服用30mg吗啡，那么每4h服用5mg氢可酮对该患者来说，镇痛效果不足。在这个例子中，阐明患者在

表5.4　常用口服阿片类药物等镇痛表

药物	口服等效剂量[a, b, c]	转换因子
吗啡	30mg	1
氢吗啡酮（商品名为双劳地德）	7.5mg	4
氢可酮（与对乙酰氨基酚合用时，商品名为 Norco 或 Vicodin ）	30mg	1
羟考酮（商品名为 Roxicodone; 当与对乙酰氨基酚合用时，商品名为 percocet ）	20mg	1.5
曲马多	3mg	0.1

[a] 芬太尼贴剂以μg/h为单位，每72h更换1次。用μg/h×2.4，以计算24h内口服吗啡毫克当量。例如，患者每小时服用12μg芬太尼贴剂，在24h内接受大约相当于28.8mg口服吗啡。

[b] 涉及阿片类药物转换，减少阿片类药物剂量25%~50%。

[c] 所述剂量仅用于转换目的，而不是推荐剂量。(https://www.cms.gov/Medicare/Prescription-Drug-Coverage/PrescritionDrugCovContra /Downloads/Opioid-Morphine-EQ-Conversion-Factors-March-2015.pdf)

家实际服用吗啡的次数是很重要的，特别是因为许多止痛药是"根据需要"开具的，所以实际使用可能会有很大的不同。

如果术后实行阿片类药物转换，意味着患者接受的阿片类药物与术前慢性阿片类药物不同，提供者应考虑不完全交叉耐受[23]。这一现象表明，如果患者长期服用一种阿片类药物（如吗啡），他们对所有阿片类药物都有耐受性，但对吗啡的耐受性最高，对其他阿片类药物（如羟考酮）的耐受性较低。使用换算表，30mg吗啡大约相当于20mg氢可酮。然而，由于交叉耐受性不完全，需要减少25%~50%的剂量，因此，患者实际应服用10~15mg羟考酮以达到相同的镇痛效果。这将解释患者对阿片类药物的基线需求，术后可能需要补充阿片类药物。不能解释不完全的交叉耐受性可能导致过量。阿片类药物转换是一门艺术，也是一门科学，这些药物属于高危药物，需要进行临床判断，可能需要进行疼痛服务咨询，以确保使用高剂量阿片类药物患者的安全。

患者应被告知术后阿片类药物逐渐减少的计划。在与患者慢性疼痛无关的手术后，最终目标应该是逐渐减少到患者的术前基线水平。门诊医师应该提前了解患者的手术情况，并协助制订术后计划。应安排门诊医师进行适当的随访。

术前药物

应指导患者在术前继续使用哪些家庭药物（表5.5）。由于非甾体抗炎药和阿司匹林有潜在的出血风险，外科医师应该权衡出血的后果（如果出血发生）与药物治疗的好处。如果有必要停用阿司匹林，患者应获得医疗证明，因为处方通常被用于心脏病或卒中等合并症。对乙酰氨基酚通常在围术期继续使用。如果可以肠内给药，术前和术后应继续使用加巴喷丁或普瑞巴林。在加巴喷丁家族中，应避免同时使用两种药物（例如，在家使用加巴喷丁的患者，术后使用加巴喷丁加普瑞巴林）。除丁丙诺啡外，应指导患者服用常规的阿片类药物剂量，丁丙诺啡需要特别考虑，下文将对此进行讨论。突然停用慢性阿片类药物可能会诱发戒断症状。如果加热，芬太尼贴片会导致血液浓度增加，例如，使

表5.5 家庭用药——术前管理

非甾体抗炎药	根据预期出血风险的风险–收益分析，保持或继续[a]
对乙酰氨基	继续服用
	监测所有来源的总剂量
加巴喷丁类（加巴喷丁、普加巴林）	继续服用
	如果患者在家服用加巴喷丁，避免添加第二种加巴喷丁
抗抑郁药（SNRI，TCA）	继续服用
阿片类药物	通常继续服用[b]

SNRI，5-羟色胺去甲肾上腺素再摄取抑制剂；TCA，三环抗抑郁药。

[a] 在未与处方提供者讨论之前不要停止服用阿司匹林。

[b] 阅读芬太尼贴剂和丁丙诺啡的单独讨论内容。

用强制空气加热设备，一些提供者会在术前将其移除[24]。如果术前取出芬太尼贴片，患者应通过不同的方式给予基线阿片类药物需求。其他人主张继续使用芬太尼贴剂，这种情况下应该远离任何热源[25]。

术前可开始多模式镇痛。除非有禁忌证，通常在术前给予一定剂量的非甾体抗炎药和（或）对乙酰氨基酚。根据美国疼痛学会、美国区域麻醉和疼痛医学学会、美国麻醉医师协会区域麻醉委员会建议，如果没有禁忌证[2]，术前考虑对大手术患者使用单剂量塞来昔布（选择性COX-2抑制剂）。塞来昔布的常用剂量包括术前0.5~1h给予200~400mg。非甾体抗炎药与对乙酰氨基酚联合使用的镇痛效果优于单用[2]。该指南还建议将加巴喷丁或普瑞巴林作为手术患者多模式镇痛的一部分，因为它们与大手术或小手术后阿片类药物需求的减少和疼痛评分的降低有关[2]。应考虑术前剂量，特别是在进行重大手术，手术导致预期的剧烈疼痛或作为高度阿片类药物耐受患者多模式镇痛的一部分时。术前加巴喷丁常用剂量为600mg或1200mg，普瑞巴林常用剂量为150mg或300mg，术前1~2h给予[2]。虽然高剂量可能更有效，但过度镇静的风险也更高。提供者应小心过度镇静，特别是对于脆弱人群，如老年人。对于肾功能不全的患者，加巴喷丁和普瑞巴林的推荐剂量较低。

美沙酮、丁丙诺啡和纳曲酮

美沙酮和丁丙诺啡是独特的阿片类药物，可作为MAT的一部分，用于治疗慢性疼痛或物质使用障碍。阐明药物的适应证很重要。使用这些药物的患者具有阿片类药物耐受性，在围术期需要特别注意。纳曲酮是一种阿片类拮抗剂。这些药物的门诊医师应该了解手术情况，并帮助制订围术期镇痛计划。

美沙酮是μ阿片受体激动剂，NMDA拮抗剂，也具有血清素和去甲肾上腺素再摄取抑制剂性质[26]。术前应指导患者按预定剂量服用美沙酮。当用于治疗成瘾时，患者通常每天从美沙酮诊所接受一次剂量。当用于治疗慢性疼痛时，通常每隔8h服用1次美沙酮。美沙酮是一种具有较长血浆半衰期的强效高风险药物[26]。从美沙酮诊所获得的美沙酮可能不会出现在处方药物监测程序中，患者的美沙酮剂量应在术前与美沙酮诊所进行验证。值得注意的是，许多诊所只在早上开放很短的一段时间。如果患者报告的剂量高于处方，他们就有过量的风险。相反，如果患者报告的剂量低于处方，由于阿片类药物剂量不足，术后疼痛可能难以控制。美沙酮可导致QT延长，因此，应谨慎使用其他QT延长药物，如围术期使用的大量止吐剂[26]。美沙酮转化为吗啡的速率因剂量而异。剂量调整或阿片类药物轮换应仅由经过专门培训的从业人员进行。术后，如果可能，通常继续使用美沙酮，对于预期中度至重度疼痛的手术患者，可能需要补充短效阿片类药物[26]。应考虑多模式镇痛和区域麻醉。当用于物质使用障碍时，美沙酮处方需要DEA-X许可证，建议随访门诊提供者。

丁丙诺啡是一种部分μ受体激动剂和κ受体拮抗剂[27]。丁丙诺啡对μ受体具有高亲和力并紧密结合，取代并阻止其他阿片类药物的结合[28]。它通常与纳洛酮（商品名：Suboxone或Zubsolv）一起配制，尽管纳洛酮口服吸收较差，并且只有在注射时才有效，以防止滥用[28]。其他常见制剂包括口腔薄膜（商品名：Belbuca）、透皮制剂（商品名：Butrans）和舌下制剂（商品名：Subutex）[28]。外科医师应与丁丙诺啡处方提供者讨论即将进行的手术计划，以便在手术安排好后尽早制订最佳计划[28]。围术期管理丁丙诺啡的选择包括在手术前停用丁丙诺啡一定时间，或在整个围术期继续使用丁丙诺啡[28]。由于停用用于药物滥用障碍的丁丙诺啡可能会使患者在术前处于复发风险中，因此，有学者主张在整个围术期继续使用丁丙诺啡，并且已经报道了这种策略成功镇痛的案例[29]。停用用于治疗慢性疼痛的丁丙诺啡可能会导致患者在手术前感到不适。因此，对于停用丁

丙诺啡的决策，应与处方提供者一起做出。相反，在整个围术期继续使用丁丙诺啡可能会使术后疼痛管理具有挑战性，因为丁丙诺啡的高亲和力使其他阿片类药物的效果降低[28]。对于预期疼痛很小或没有疼痛的手术，可以继续使用丁丙诺啡，可以用非阿片类药物控制疼痛，包括多模态镇痛和区域麻醉[30]。例如，这种策略可被用于结肠镜检查。对于预期有中度至重度疼痛和可能需要阿片类药物的手术，可以考虑停用丁丙诺啡。有学者主张术前72h保留丁丙诺啡，而另有学者主张以剂量为基础定时停用丁丙诺啡（表5.6）[28,30]。如果丁丙诺啡在建议的手术时间外被停用，预计会有中度至重度疼痛，则预期需要高剂量阿片类药物，可能需要在重症监护病房监测[30]。当丁丙诺啡从μ受体分离并允许其他阿片类药物结合时，患者就会有呼吸抑制的风险。丁丙诺啡透皮贴剂的血药浓度低于舌下贴剂，因此，可以在术前12h停止使用或完全不使用[30]。无论是否继续使用丁丙诺啡，均应采用多模式镇痛和区域麻醉技术[28,30]。如果围术期停用丁丙诺啡，外科医师应与处方提供者协调计划，重新进行这种治疗。当用于物质使用障碍时，丁丙诺啡处方需要DEA-X许可证，并建议随访门诊提供者。

纳曲酮是μ受体阿片类拮抗剂，用于

表5.6　定时停用丁丙诺啡

每日总剂量	术前停药时间*
0~4mg	24h
4~8mg	48h
8~12mg或以上	72h

* 关于丁丙诺啡围术期的最佳管理策略尚未达成共识。有些人主张在围术期继续使用丁丙诺啡。有些人主张在手术前72h停止所有剂量的丁丙诺啡。

治疗物质使用障碍。为择期手术做准备时，应在术前2~3天停用口服纳曲酮[27]。长效剂型纳曲酮（商品名：Vivitrol）每4周注射一次。如果术后预期行阿片类药物治疗，应在术前30天与处方提供者协调是否停用长效纳曲酮注射液，因为停用可能会使患者有复发的风险[27]。患者可能有很高的阿片类药物需求，必须在术后进行适当的监测。在治疗的前2周内没有止痛。然而，对阿片类药物的敏感性增加和降低已被描述，因此，如果患者接受阿片类药物治疗，必须密切监测[27]。停用纳曲酮后，由于中枢神经系统阿片类受体上调，患者对阿片类药物的敏感性增加[26]。重新启动纳曲酮的决定应在患者停用阿片类药物7~10天后与处方提供者联合做出，以避免停药[27]。

对于有多物质滥用史的患者，提供者应考虑术前行尿液药物筛查、全血计数、肝功能检查、肾功能检查和心电图[26]。

患者教育

对于术后疼痛管理，应设定明确的期望和目标。患者应该接受有针对性的关于疼痛控制治疗方案的教育。这已被证明可以减少术后阿片类药物剂量，减轻术前焦虑，缩短患者的术后住院时间[2]。加速康复外科（ERAS）有助于指导术后疼痛控制。除亲自授课外，其他教育方式包括书面材料、视频和网络教育。对于病情复杂的患者，多学科的方法可能是有帮助的，外科医师可以咨询麻醉师、疼痛专家、疼痛心理学家或戒瘾专家，视情况而定。鼓励行多模式镇痛方法[2]。儿童是一个特殊群体，除了向其父母提供教育外，还应接受与发展水平相适应的教育和咨询。

随着门诊手术数量的增加，术后药物使用的教育变得越来越重要。应指导患者安全用药，并注意潜在的副作用。如果将乙醇和非法药物与镇静药物结合使用，应告知患者意外过量使用和死亡的风险。应建议患者适当减少阿片类药物用量。大量研究发现，患者术后通常会剩余阿片类药物，因此，应指导患者安全处置阿片类药物[31-33]。

特殊注意事项

区域麻醉的注意事项

现在许多手术都是在局部麻醉下进行的，有或无全身麻醉或镇静。外周神经阻滞，单针或经导管持续输注，以及脊髓和硬膜外麻醉等椎管内阻滞均可提供术后镇痛。最佳麻醉方式最终将由麻醉医师决定；然而，外科医师和麻醉医师间的讨论有助于达成共识。表5.7详细讨论了区域麻醉的注意事项。患者拒绝是手术的绝对禁忌证。患者的配合也可能限制麻醉师执行局部麻醉。凝血病，无论是术前存在还是术后预期发生，都应考虑。对于接受抗凝治疗的患者，区域麻醉通常遵循美国区域麻醉学和疼痛医学学会指南[34]。如果计划进

表5.7 区域麻醉的注意事项

患者是否同意与配合
凝血障碍
预计术后凝血障碍
围术期抗凝剂使用
感染
周围神经病变
中枢神经病变
脊柱外科史
术中神经检查要求
术后神经系统检查要求
术后能否活动

行区域麻醉，应与处方提供者讨论抗凝方案。如果知道清除率，如有必要，抗凝可以保持适当的时间。外科医师应与麻醉医师讨论围术期抗凝方案。皮肤切口部位的感染是绝对禁忌证，对任何系统性感染患者进行局部麻醉都应该进行风险与获益分析。周围神经或中枢神经病变可能是相对的禁忌证，因其可能增加局部麻醉所致神经损伤的风险[35]。脊柱手术史可能无法排除椎管内麻醉，但既往存在的神经功能缺陷应予以考虑[36]。由于区域麻醉通常影响感觉和运动功能，术后需要进行神经检查可能是一个禁忌。此外，应考虑任何对术后下床活动的影响，尽管许多区域技术可以在保持下床活动的同时安全地使用。例如，可以采用胸椎硬膜外镇痛，步行活动可以改善疼痛评分[37]。

植入设备

用于慢性疼痛的常用植入装置包括鞘内泵、脊髓刺激器和周围神经刺激器。提供者应联系门诊管理提供者；确定特定设备的类型和位置很重要。这些设备有多个组成部分，可能包括导线、导管、泵、储液器和（或）位于不同位置的内部脉冲发生器，因此，应该知道设备的整个使用流程，以避免手术或局部麻醉相关创伤[25]。麻醉医师应该了解所有植入装置，因为这可能会影响进行椎管内麻醉或其他区域麻醉的决定。如果预期进行MRI，医师应注意制造商关于兼容性的建议，因为对每种设备的建议是不同的。

鞘内泵通常将阿片类药物、局部麻醉药、齐考诺肽、巴氯芬或其他药物送入鞘内腔。一般情况下，围术期应尽可能继续鞘内输注[25]。医师应知道最后一次检查泵的时间以及下一次泵储液器补充的时

间，以确保药物不会用完，并且重新补充也不会因手术而延误[25,38]。巴氯芬的戒断可危及生命，必须避免。巴氯芬可能与阿片类药物产生协同效应，导致大于预期的效应[38]。鞘内停用阿片类药物可导致阿片类药物戒断。术前和术后应检查泵，以确保其正常工作。镇痛时可能需要静脉或口服阿片类药物。如果需要补充阿片类药物，由于呼吸抑制的可能性，持续脉搏血氧测量可能是合理的。可采用电灼术和CT扫描[38]。

脊髓刺激器应重新编程到最低振幅，并在麻醉诱导前关闭[39]。制造商建议避免单极电烧灼，尽管Harned等人指出单极电烧灼经常被使用。如果需要电烧灼，推荐双极烧灼。如果需要进行单极烧灼，应在术前对设备进行检查，以确保设备的绝缘护套功能良好。然后在有效的最低设置的基础上使用单极烧灼。接地垫应放置在内部脉冲发生器的对侧，并尽可能远离脊髓刺激器。脊髓刺激器会干扰植入心血管的电子设备，如起搏器和除颤器。不同设备的MRI兼容性不同。CT通常是首选的成像方式，虽然有报道称患者主诉有震颤感，但其风险被认为是极低的。然而，建议在扫描时关闭脊髓刺激器，并使用所需的最低剂量来获得CT图像[39]。尽管不需要在术后立即进行检查，但应该在术后对该装置进行检查。

总结

应在术前早期开始制订术后镇痛计划。这应该从有针对性的疼痛史开始，以筛选那些需要更复杂计划的患者。医师应了解患者的慢性疼痛史、慢性阿片类药物使用史、物质使用障碍史，以及可能使患者容

易发生术后呼吸抑制的情况。疼痛门诊医师应该了解即将进行的手术，并帮助制订最佳的镇痛计划。对于病情复杂的患者，咨询疼痛管理、疼痛心理学和（或）戒瘾专家可能会有帮助。应采用多模式镇痛，可能时行区域麻醉。

（李波 译 宋丽敏 校）

参考文献

1. Fernandez Lobato RC, Soria-Aledo V, Jover Navalon JM, Calvo Vecino JM, Grupo de trabajo de la Asociacion Espanola de C. National survey on patient's fears before a general surgery procedure. Cirugia espanola. 2015;93:643–50.

2. Chou R, Gordon DB, de Leon-Casasola OA, et al. Management of postoperative pain: a clinical practice guideline from the American Pain Society, the American Society of Regional Anesthesia and Pain Medicine, and the American Society of Anesthesiologists' Committee on Regional Anesthesia, Executive Committee, and Administrative Council. J Pain. 2016;17:131–57.

3. Gupta K, Nagappa M, Prasad A, et al. Risk factors for opioid-induced respiratory depression in surgical patients: a systematic review and meta-analyses. BMJ Open. 2018;8:e024086.

4. Park TW, Saitz R, Ganoczy D, Ilgen MA, Bohnert AS. Benzodiazepine prescribing patterns and deaths from drug overdose among US veterans receiving opioid analgesics: case-cohort study. BMJ. 2015;350:h2698.

5. Nissen SE, Yeomans ND, Solomon DH, et al. Cardiovascular safety of celecoxib, naproxen, or ibuprofen for arthritis. N Engl J Med. 2016;375:2519–29.

6. Haag MD, Bos MJ, Hofman A, Koudstaal PJ, Breteler MM, Stricker BH. Cyclooxygenase selectivity of nonsteroidal anti-inflammatory drugs and risk of stroke. Arch Intern Med. 2008;168:1219–24.

7. Ayad S, Khanna AK, Iqbal SU, Singla N. Characterisation and monitoring of postoperative respiratory depression: current approaches and future considerations. Br J Anaesth. 2019;123:378–91.

8. Lee LA, Caplan RA, Stephens LS, et al. Postoperative opioid-induced respiratory depression: a closed claims analysis. Anesthesiology. 2015;122:659–65.

9. Nagappa M, Liao P, Wong J, et al. Validation of the STOP-bang questionnaire as a screening tool for obstructive sleep apnea among different populations: a systematic review and meta-analysis. PloS one. 2015;10:e0143697.

10. Svider PF, Pashkova AA, Folbe AJ, et al. Obstructive sleep apnea: strategies for minimizing liability and enhancing patient safety. Otolaryngol Head Neck Surg. 2013;149:947–53.

11. Lam T, Nagappa M, Wong J, Singh M, Wong D, Chung F. Continuous pulse oximetry and capnography monitoring for postoperative respiratory depression and adverse events: a systematic review and meta-analysis. Anesth Analg. 2017;125:2019–29.

12. Nagappa M, Subramani Y, Chung F. Best perioperative practice in management of ambulatory patients with obstructive sleep apnea. Curr Opin Anaesthesiol. 2018;31:700–6.

13. Nguyen LC, Sing DC, Bozic KJ. Preoperative reduction of opioid use before Total joint arthroplasty. J Arthroplast. 2016;31:282–7.

14. Chang G, Chen L, Mao J. Opioid tolerance and hyperalgesia. Med Clin North Am. 2007;91:199–211.

15. Gulur P, Nelli AH. The opioid-tolerant patient: opioid optimization. J Arthroplasty. 2020.

16. Vetter TR, Kain ZN. Role of the perioperative surgical home in optimizing the perioperative use of opioids. Anesth Analg. 2017;125:1653–7.

17. Ong KL, Stoner KE, Yun BM, Lau E, Edidin AA. Baseline and postfusion opioid burden for patients with low back pain. Am J Manag Care. 2018;24:e234–40.

18. Berna C, Kulich RJ, Rathmell JP. Tapering long-term opioid therapy in chronic noncancer pain: evidence and recommendations for everyday practice. Mayo Clin Proc. 2015;90:828–42.

19. Fishbain DA, Pulikal A. Does opioid tapering in chronic pain patients result in improved pain or same pain vs increased pain at taper completion? A structured evidence-based systematic review. Pain Med. 2019;20:2179–97.

20. Sullivan MD, Turner JA, DiLodovico C, D'Appollonio A, Stephens K, Chan YF. Prescription opioid taper support for outpatients with chronic pain: a randomized controlled trial. J Pain. 2017;18:308–18.

21. Blum JM, Biel SS, Hilliard PE, Jutkiewicz EM. Preoperative ultra-rapid opiate detoxification for the treatment of post-operative surgical pain. Med Hypotheses. 2015;84:529–31.

22. Rosenberg JM, Bilka BM, Wilson SM, Spevak C. Opioid therapy for chronic pain: overview of the 2017 US Department of veterans affairs and US Department of Defense clinical practice guideline. Pain Med. 2018;19:928–41.

23. Smith HS, Peppin JF. Toward a systematic approach to opioid rotation. J Pain Res. 2014;7:589–608.

24. Kaye AD, Menard BL, Ehrhardt KP, et al. Consensus perioperative management best practices for patients on transdermal fentanyl patches undergoing surgery. Curr Pain And Headache Rep. 2019;23:50.

25. Grider JS, Brown RE, Colclough GW. Perioperative management of patients with an intrathecal drug delivery system for chronic pain. Anesth Analg. 2008;107:1393–6.

26. Cornett EM, Kline RJ, Robichaux SL, et al. Comprehensive perioperative management considerations in patients taking methadone. Cur Pain Headache Rep. 2019;23:49.

27. Harrison TK, Kornfeld H, Aggarwal AK, Lembke A. Perioperative considerations for the patient with opioid use disorder on buprenorphine, methadone, or naltrexone maintenance therapy. Anesthesiol Clin. 2018;36:345–59.

28. Jonan AB, Kaye AD, Urman RD. Buprenorphine formulations: clinical best practice strategies recommendations for perioperative management of patients undergoing surgical or interventional pain procedures. Pain Physician. 2018;21:E1–E12.

29. Goel A, Azargive S, Lamba W, et al. The perioperative patient on buprenorphine: a systematic review of perioperative management strategies and patient outcomes. Can J Anaesth = Journal canadien d'anesthesie. 2019;66:201–17.

30. Anderson TA, Quaye ANA, Ward EN, Wilens TE, Hilliard PE, Brummett CM. To Stop or not, that is the question: acute pain management for the patient on chronic buprenorphine. Anesthesiology. 2017;126:1180–6.

31. Hart AM, Broecker JS, Kao L, Losken A. Opioid use following outpatient breast surgery: are physicians part of the problem? Plast Reconstr Surg. 2018;142:611–20.

32. Riley CA, Kim M, Sclafani AP, et al. Opioid analgesic use and patient-reported pain outcomes after rhinologic surgery. Int Forum Allergy Rhinol. 2019;9:339–44.

33. Sclafani AP, Kim M, Kjaer K, Kacker A, Tabaee A. Postoperative pain and analgesic requirements after septoplasty and rhinoplasty. Laryngoscope. 2019;129:2020–5.

34. Horlocker TT, Vandermeuelen E, Kopp SL, Gogarten W, Leffert LR, Benzon HT. Regional anesthesia in the patient receiving antithrombotic or thrombolytic therapy: American Society of Regional Anesthesia and Pain Medicine evidence-based guidelines (fourth edition). Reg Anesth Pain Med. 2018;43:263–309.

35. Kopp SL, Jacob AK, Hebl JR. Regional anesthesia in patients with preexisting neurologic disease. Reg Anesth Pain Med. 2015;40:467–78.

36. Hebl JR, Horlocker TT, Kopp SL, Schroeder DR. Neuraxial blockade in patients with preexisting spinal stenosis, lumbar disk disease, or prior spine surgery: efficacy and neurologic complications. Anesth Analg. 2010;111:1511–9.

37. Perivoliotis K, Sarakatsianou C, Georgopoulou S, Tzovaras G, Baloyiannis I. Thoracic epidural analgesia (TEA) versus patient-controlled analgesia (PCA) in laparoscopic colectomy: a systematic review and meta-analysis. Int J Color Dis. 2019;34:27–38.

38. Nadherny W, Anderson B, Abd-Elsayed A. Perioperative and periprocedural care of patients with intrathecal pump therapy. Neuromodulation. 2019;22:775–80.

39. Harned ME, Gish B, Zuelzer A, Grider JS. Anesthetic considerations and perioperative management of spinal cord stimulators: literature review and initial recommendations. Pain Physician. 2017;20:319 29.

第6章

非阿片类药物和替代品

Erin Maggie Jones, Gregory L. Barinsky, Anna A. Pashkova, Peter F. Svider

引言

恰当的疼痛管理是围术期手术计划的一个重要方面。对于每年进行的约 7000 万例外科手术中使用的疼痛控制，美国医疗保健系统专注于相关成本的控制[1]。改善镇痛通过缩短术后住院时间、减少并发症和加快康复时间来节约成本[1]，这也是卫生系统认证机构的一项必要工作内容[2]。然而，依赖阿片类镇痛药进行疼痛管理会增加患者发病率和死亡率[2]。此外，医疗保健提供者面临着减少阿片类药物处方以应对持续的阿片类药物危机的压力。多模式镇痛（MMA）因其改善患者预后的能力而受到推荐，是围术期单模式阿片类药物全身用药的替代方案[1]。

多模式镇痛

20多年前，文献中首次出现了通过使用一种以上的镇痛药物来靶向疼痛通路多种受体的想法[3]。平衡镇痛，或现在的MMA，实施个体化的疼痛管理并减少对阿片类药物的依赖[4]。MMA的目标是改善疼痛缓解的同时尽量减少单独药物的副作用[3]。MMA被推荐用于许多临床场景下的术后疼痛管理，美国疼痛学会、美国麻醉医师学会和美国区域麻醉和疼痛医学学会联合制订了支持MMA的临床实践指南[5]。强烈建议进行术前评估，以指导围术期的疼痛管理[5]。上述指南指出，MMA方案的确切组成将根据患者因素、护理环境和外科手术类型而有所不同[5]。

根据外科手术的不同，围术期存在多种疼痛亚型，包括伤害性疼痛、神经性疼痛、精神性疼痛、特发性疼痛和混合性疼痛[6]。个体化MMA方案通过结合多种药物作用机制来提供广泛的镇痛作用，从而针对多种疼痛亚型。MMA方案中镇痛药的选择取决于患者因素，如年龄、并发症、过敏史、伴随用药、慢性疼痛史、药物滥用可能性和既往术后治疗方案[5]。本章将讨论全身性非阿片类辅助药物和替代性镇痛药物在围术期疼痛管理中的应用。

全身性镇痛药

制订一个成功的围术期MMA方案应从非阿片类镇痛药开始（表6.1）。已证实许多全身性药物可以显著减轻术后疼痛，并通过改善患者活动情况和达到愈合来帮助恢复。多种药物形式允许MMA根据给药途径和围术期进行个体化治疗选择。常见的给药方案见表6.2。

表6.1　非阿片类辅助药和替代药物

分类和药物举例	常用给药途径	围术期使用阶段	不良反应/因素
对乙酰氨基酚	口服，静脉，灌肠	术前、术中、术后	肝毒性、费用（静脉使用时）
非甾体抗炎药 布洛芬 酮咯酸 塞来昔布	口服，静脉，灌肠	术前、术中、术后	肾毒性、心血管血栓事件、卒中风险、胃肠道出血/溃疡、血小板功能障碍 老年人出现不良反应的风险可能会增加；可能需要减小剂量
加巴喷丁 加巴喷丁 普瑞巴林	口服	术前、术后	镇静、眩晕、呼吸抑制、自杀意念、外周水肿
NMDA受体拮抗剂 氯胺酮	口服，静脉	术前、术后	幻觉、分离性精神状态、唾液分泌、心脏效应（拟交感效应但可能导致心肌抑制）
α-2肾上腺素能受体激动剂 可乐定 右美托咪定	口服，静脉，经皮	术前、术中、术后	心动过缓、低血压、中枢神经系统抑制

表6.2　成人围术期全身使用非阿片类药物的常用剂量

类别	镇痛药	术前或术后阶段	方案示例
镇痛药	对乙酰氨基酚	术前	325~1000mg 口服或静脉
		术后	每8h 1000mg 口服或静脉[a]
非甾体抗炎药	塞来昔布	术前	术前0.5~1h 200~400mg
		术后	每12h 200mg
	布洛芬	术前	600~800mg 口服或静脉
		术后	每6h 600mg 口服或静脉
	酮咯酸	术后	每6h 30mg，最多5天；如年龄>65岁，减少剂量为每6h 15mg，最多5天
加巴喷丁类	加巴喷丁[b]	术前	术前1~2h，300~1200mg
		术后	住院患者的常见起始剂量范围从每天或每8h 100mg（年老体弱者）到每8h 300mg（年轻警觉者）；在耐受的情况下，可以每几天加量一次
	普瑞巴林[b]	术前	术前1~2h，75~300mg
		术后	住院患者的常见起始剂量范围从每天或每12h 25mg（年老体弱者）到每12h 50mg（年轻警觉者）；在耐受的情况下，可以每几天加量1次
表面麻醉药	利多卡因乳膏（4%，5%）[c]	术后	每天3次涂抹患处；仅在完整皮肤上使用
	利多卡因贴片（4%，5%）[c]	术后	在疼痛部位最多贴3片；仅用于完整的皮肤。在24h内使用12h和不使用12h

[a] 适用于肝功能正常的患者。所有来源的对乙酰氨基酚在24h内不得超过4000mg。

[b] 肾功能不全的剂量调整。

[c] 保险通常不覆盖5%的处方制剂；4%的非处方制剂可用作替代品。

对乙酰氨基酚

凭借数十年的安全性和有效性数据，对乙酰氨基酚是许多临床疼痛管理方案中包含的标志性MMA药物之一[7-9]。高质量的证据支持共识指南强烈推荐在术后MMA方案中使用对乙酰氨基酚，尽管其常被用于围术期[5]。虽然有人担心其有相关的肝损伤，但适当剂量的对乙酰氨基酚表现出成本效益、阿片类药物的节约效应。无肝病患者的最大推荐剂量通常为每天4g，尽管有报道称该剂量具有肝毒性，因此，一些专家建议每天最大剂量为3g[10]。对于稳定性肝病患者，建议每天最多使用2g。处方提供者应注意就肝脏损伤的可能性向患者提供咨询，并协调当前药物以考虑对乙酰氨基酚的所有来源，因其是处方药和非处方药的常见成分。尽管单独使用对乙酰氨基酚足以治疗某些手术的术后疼痛[11]，但其仍可作为围术期的辅助药物，以减少阿片类药物的总体消耗，或在无阿片类的MMA方案中与其他非阿片类药物联合使用。一些荟萃分析描述了对乙酰氨基酚与阿片类镇痛药联合使用对阿片类药物的节约效应，但未能确定阿片类药物副作用减少[2,8,12,13]。对乙酰氨基酚静脉给药并不优于口服给药，但适用于特定情况，例如，患者无法口服或直肠给药，或处于长时间的手术过程中[14-16]。通常成人剂量为每4h静脉注射650mg，或每6~8h静脉注射1000mg，所有来源24h内不得超过4000mg。当作为ERAS方案的一部分使用时，静脉注射对乙酰氨基酚可减少结直肠手术术后阿片类药物的使用量[17]。此外，包括静脉注射对乙酰氨基酚在内的术后疼痛管理被证明可以缩短子宫切除术后的住院时间，并降低住院费用[18]。

非甾体抗炎药

另一类在处理围术期疼痛方面非常有效的镇痛药是NSAID。这些药物抑制环氧合酶（COX），导致前列腺素前体合成减少。NSAID治疗可能会增加术后出血和肾毒性的风险，并且存在心血管血栓事件和胃肠道事件的黑框警告[7]。Gobble等人的荟萃分析得出结论，酮咯酸不会增加某些外科手术的围术期出血风险[19]。作者指出，在解读来自其他外科专业的数据时应谨慎，并应考虑出血风险和出血后果。虽然样本量为2314例患者，但该研究可能不足以检测酮咯酸在出血方面的差异。对于具有胃肠道溃疡风险的患者，作为选择性COX-2抑制剂的NSAID（如塞来昔布）比非选择性NSAID更安全[19-21]。最近的研究表明，塞来昔布与非选择性NASID具有相似的心血管风险[22,23]。一种常见的误解是，COX-2选择性抑制剂比非选择性NSAID更能增加心血管风险，这很可能是因为罗非昔布（2004年退出市场的一种药物）显著增加了心肌缺血和卒中的风险。

如果没有禁忌证，共识指南强烈建议在所有术后MMA方案中使用NASID，联用或不联用对乙酰氨基酚[5]。一项研究的结果表明，布洛芬和对乙酰氨基酚单剂量联合使用可改善50%的患者术后疼痛缓解，其中需要治疗的患者仅有1例[24]。NSAID，包括选择性COX-2抑制剂，在与基于阿片类药物的MMA方案联合使用时可增强镇痛效果，并减少阿片类药物的剂量和副作用[8,25,26]。NSAID也可以作为非阿片类药物MMA方案的主要成分。数据表明，非阿片类药物MMA方案中联合使用NSAID与对乙酰氨基酚具有镇痛作用[27-30]。在基于NASID的MMA方案中添加局部麻醉药，可导致在通常需要阿片类药物治疗的手术中避免使用或减少阿片类药物，并且有大量数据表明其镇痛效果良好[31-33]。例如，整形外科医师建议采用以下方案：无论患者术前是否口服普瑞巴林150mg，都口服塞来昔布400mg和对乙酰氨基酚1000mg，以增加镇痛需求或进行大手术；术中局部麻醉，根据所需的麻醉时间选择药物；术后每12h口服塞来昔布200mg，每6h口服对乙酰氨基酚1000mg，均按需要服用48~72h，并加用加巴喷丁类药物2~5天，或仅根据需要服用短效阿片类药物[34]。

加巴喷丁

MMA方案通常包括加巴喷丁类药物，如加巴喷丁和普瑞巴林，用于预防和治疗围术期神经性疼痛，以及超适应证用药，以减少阿片类药物的需求。这些药物与中枢神经系统中电压门控钙离子通道上的受体结合，抑制参与癫痫发生和伤害感受的神经递质的释放[35]。两项荟萃分析表明，当加巴喷丁[36]或普瑞巴林[37]作为MMA方案的一部分时，术后疼痛有所改善。虽然一些研究报道称普瑞巴林能更好地控制疼痛和减少术后阿片类药物的使用，但是关于一种加巴喷丁类药物优于另一种的文献结果不一[38,39]。加巴喷丁通常在术前1~2h口服，剂量为300~1200mg，并可在术后继续服用[36]。同样，普瑞巴林也在术前1~2h给予，但口服剂量为75~300mg[37]。Dirks等人提出，术前使用加巴喷丁可显著降低术后镇痛需求，且不会增加副作用的发生率，但并未显示围术期服用加巴喷丁可降低乳腺癌根治术后慢性疼痛的总体发生率[40]。一般来说，加巴喷丁类药物从低剂量开始使用，以避免副作用，并在耐受时逐渐增加至目标浓度。与使用加巴喷丁类药物相关的一个风险是镇静作用，特

别是在已经面临这种副作用风险的人群中，如老年人。值得注意的是，FDA发出警告称，加巴喷丁类药物可能会导致合并呼吸系统疾病（如慢性阻塞性肺疾病）、同时接受阿片类药物治疗（慢性或术中）的患者及老年患者出现严重的呼吸抑制[41]。因此，开具处方者应谨慎使用并从较低剂量开始治疗，如根据耐受性滴定加巴喷丁100mg或普瑞巴林25~50mg，考虑在上述易感患者群体中完全避免使用此类药物。应权衡加巴喷丁类药物与阿片类药物的风险，阿片类药物也可引起镇静和呼吸抑制。应停用剂量高于起始剂量的加巴喷丁类药物，而不是突然停药。加巴喷丁类药物经肾脏清除，因此，必须对肾功能不全或透析患者调整剂量。一种罕见的不良反应包括自杀倾向[42]。普瑞巴林是一种受管制药品，加巴喷丁在某些州被重新归为受管制药品。与所有镇静药物一样，应指导患者在了解药物的影响之前避免驾驶。证据支持在MMA方案中使用加巴喷丁，但不足以推荐给所有患者。

NMDA受体拮抗剂

MMA方案可能考虑使用的其他药物包括N-甲基-D-天冬氨酸（NMDA）拮抗剂，其阻断谷氨酸与NMDA受体的结合，并阻止疼痛信号在中枢神经系统中的神经元之间传递。小剂量辅助静脉注射氯胺酮似乎可起到阿片类药物的节约效应，并降低阿片类药物不良事件的发生率。最近的一项系统性综述发现，围术期使用氯胺酮可以减少术后疼痛和阿片类药物的使用[43,44]。然而，其有一个显著的副作用，提示在MMA方案中要谨慎使用[45]。尽管证实术后疼痛减轻，但在含氯胺酮和吗啡的MMA方案中，副作用（如清晰的梦境）增加的

证据需要额外监测[46]。出于这些原因，氯胺酮通常只用于导致明显术后疼痛的手术或对阿片类药物耐受的患者。麻醉医师可在术中静脉注射氯胺酮。例如，当对阿片类药物依赖的患者进行脊柱融合术时，术中输注氯胺酮与术后24h内阿片类药物使用量明显减少有关[47]。小剂量输注氯胺酮也可用于术后改善镇痛或减少对阿片类药物的需求。术后氯胺酮输注可能需要特殊监测、人员培训和专家咨询（如疼痛服务）；应遵循机构准则。

α-2肾上腺素能受体激动剂

通过加入α-2肾上腺素能激动剂（如可乐定、右美托咪定），也可以减少围术期疼痛管理中阿片类药物的使用。该类药物通过刺激激活抑制通路的α-2肾上腺素能受体来阻止疼痛信号的传递。一项研究发现，MMA方案中包含术前口服和经皮应用可乐定，术后患者自控镇痛需求减少了50%[48]。右美托咪定是一种静脉药物，可由麻醉医师在围术期给药，以改善镇痛效果并减少术后阿片类药物的使用[49-51]，术前用药也有减少术中阿片类药物需求的效果[52]。右美托咪定的另一个好处是可以预防儿童[53]和成人[54]术后谵妄。

这类药物的副作用是有限的。不良反应包括镇静、心动过缓、低血压和口干[50]。接受右美托咪定输注患者在高级护理环境中接受监测，如麻醉后恢复室或在麻醉医师监护下的手术室。这些药物除可减轻术后疼痛和减少阿片类药物使用外，还有一些积极的效果。使用α-2肾上腺素能激动剂的益处为减少术后恶心和呕吐[48,55]、减少术中失血[51]、增强血糖控制[56]，以及减少术后心肌缺血[57]。

抗抑郁药

抗抑郁药通常被用于治疗神经性疼痛的慢性疼痛管理中[58,59]。具有镇痛作用的常见抗抑郁药包括5-羟色胺-去甲肾上腺素再摄取抑制剂（SNRI）和三环抗抑郁药（TCA）。关于SNRI度洛西汀对术后疼痛影响的数据不一[58,59]。Zorrilla-Vaca等人的荟萃分析发现，度洛西汀与术后疼痛评分降低、术后阿片类药物使用减少，以及术后恶心呕吐减少有关，尽管作者指出阿片类药物使用的减少具有统计学意义而非临床意义[59]。医疗提供者应了解药物的相互作用，包括患者正在服用的其他5-羟色胺能药物，如选择性5-羟色胺再摄取抑制剂或其他抗抑郁药。关于TCA围术期镇痛作用的数据好坏参半[58,60]。药物相互作用和副作用，如镇静、直立性低血压、口干和QT间期延长，使TCA类药物的使用更加复杂。

其他非阿片类药物

其他特殊的非阿片类药物（如镁、新斯的明、腺苷）可在围术期用作传统的基于阿片类药物的疼痛管理方案的辅助手段。这些药物的镇痛作用尚未得到广泛研究，但初步研究结果为其在临床实践中的应用提供了一些见解。二价阳离子镁在连续输注和推注给药时显示出阿片类药物的节约效应[61,62]。与基于阿片类药物的MMA方案相比，含镁的非阿片类MMA方案可产生类似的术后疼痛管理效果和较少的副作用[63]。据报道，胆碱酯酶抑制剂——新斯的明可通过鞘内给药增强阿片类药物和非阿片类药物的镇痛效果，但未获得FDA批准[64-66]。与输注阿片类药物替代品相比，输注抗心律失常药物——腺苷显示出显著的阿片类药物节约效应，并改善了术后疼痛评分[67]。其他几类药物在MMA方案中用作辅助镇痛药的数据有限，包括但不限于糖皮质激素、抗精神病药物和β受体阻滞剂[45]。

总结

许多药物可在围术期辅助或替代阿片类药物镇痛。在门诊环境中进行的扩展外科手术越来越多，这些患者的围术期疼痛管理至关重要[45]。使用非阿片类药物辅助和替代镇痛疗法作为MMA方案的一部分可能会继续增加，因为其有助于缩短恢复时间、减少对阿片类药物的依赖并最大限度地降低成本。MMA方案的优化应基于患者的个体因素，针对不同手术的药物选择会有所不同。关于MMA方案中使用的其他疗法的讨论，如局部和区域麻醉药，将在本书的后续章节中介绍。

（宋丽敏 译　李波 校）

参考文献

1. Brennan F, Carr DB, Cousins M. Pain management: a fundamental human right. Anesth Analg. 2007;105:205–21.
2. White PF, Kehlet H, Neal JM, et al. The role of the anesthesiologist in fast-track surgery: from multimodal analgesia to perioperative medical care. Anesth Analg. 2007;104:1380–96, table of contents.
3. Kehlet H, Dahl JB. The value of "multimodal" or "balanced analgesia" in postoperative pain treatment. Anesth Analg. 1993;77:1048–56.
4. Schwenk ES, Mariano ER. Designing the ideal perioperative pain management plan starts with multimodal analgesia. Korean J Anesthesiol. 2018;71:345–52.
5. Chou R, Gordon DB, de Leon-Casasola OA, et al. Management of postoperative pain: a clinical practice guideline from the American Pain Society, the American Society of Regional Anesthesia and Pain Medicine, and the American Society of Anesthesiologists' Committee on Regional Anesthesia, Executive Committee, and Administrative Council. J Pain. 2016;17:131–57.
6. Welchek CM, Mastrangelo L, Sinatra RS, Martinez R, McQuay H. Qualitative and Quantitative Assessment of Pain. In: Sinatra RS, de Leon-Cassasola OA, Viscusi ER, Ginsberg B, eds. Acute Pain Management. Cambridge: Cambridge University Press; 2009:147–71.
7. Wick EC, Grant MC, Wu CL. Postoperative multimodal analgesia pain management with nonopioid analgesics and techniques: a review. JAMA Surg. 2017;152:691–7.
8. Elia N, Lysakowski C, Tramer MR. Does multimodal analgesia with acetaminophen, nonsteroidal antiinflammatory drugs, or selective cyclooxygenase-2 inhibitors and patient-controlled analgesia morphine offer advantages over morphine alone? Meta-analyses of randomized trials. Anesthesiology. 2005;103:1296–304.
9. Hebl JR, Dilger JA, Byer DE, et al. A pre-emptive multimodal pathway featuring peripheral nerve block improves perioperative outcomes after major orthopedic surgery. Reg Anesth Pain Med. 2008;33:510–7.
10. Amar PJ, Schiff ER. Acetaminophen safety and hepatotoxicity – where do we go from here? Expert Opin Drug Saf. 2007;6:341–55.
11. Nguyen BK, Yuhan BT, Folbe E, et al. Perioperative analgesia for patients undergoing septoplasty and rhinoplasty: an evidence-based review. Laryngoscope. 2019;129:E200–12.
12. Curatolo M, Sveticic G. Drug combinations in pain treatment: a review of the published evidence and a method for finding the optimal combination. Best Pract Res Clin Anaesthesiol. 2002;16:507–19.
13. Edwards JE, McQuay HJ, Moore RA. Combination analgesic efficacy: individual patient data meta-analysis of single-dose oral tramadol plus acetaminophen in acute postoperative pain. J Pain Symptom Manag. 2002;23:121–30.
14. Jibril F, Sharaby S, Mohamed A, Wilby KJ. Intravenous versus oral acetaminophen for pain: systematic review of current evidence to support clinical decision-making. Can J Hosp Pharm. 2015;68:238–47.
15. Patel A, Pai BHP, Diskina D, Reardon B, Lai YH. Comparison of clinical outcomes of acetaminophen IV vs PO in the peri-operative setting for laparoscopic inguinal hernia repair surgeries: a triple-blinded, randomized controlled trial. J Clin

Anesth. 2020;61:109628.

16. Johnson RJ, Nguyen DK, Acosta JM, O'Brien AL, Doyle PD, Medina-Rivera G. Intravenous versus oral acetaminophen in ambulatory surgical center laparoscopic cholecystectomies: a retrospective analysis. P T. 2019;44:359–63.

17. Marcotte JH, Patel KM, Gaughan JP, et al. Oral versus intravenous acetaminophen within an enhanced recovery after surgery protocol in colorectal surgery. Pain Physician. 2020;23:57–64.

18. Hansen RN, Pham AT, Boing EA, Lovelace B, Wan GJ, Urman RD. Reduced length of stay and hospitalization costs among inpatient hysterectomy patients with postoperative pain management including IV versus oral acetaminophen. PLoS One. 2018;13:e0203746.

19. Gobble RM, Hoang HL, Kachniarz B, Orgill DP. Ketorolac does not increase perioperative bleeding: a meta-analysis of randomized controlled trials. Plast Reconstr Surg. 2014;133:741–55.

20. Rostom A, Muir K, Dube C, et al. Gastrointestinal safety of cyclooxygenase-2 inhibitors: a Cochrane collaboration systematic review. Clin Gastroenterol Hepatol. 2007;5:818–828 e811–815; quiz 768.

21. Simon LS, Weaver AL, Graham DY, et al. Anti-inflammatory and upper gastrointestinal effects of celecoxib in rheumatoid arthritis: a randomized controlled trial. JAMA. 1999;282:1921–8.

22. Sondergaard KB, Weeke P, Wissenberg M, et al. Non-steroidal anti-inflammatory drug use is associated with increased risk of out-of-hospital cardiac arrest: a nationwide case-time-control study. Eur Heart J Cardiovasc Pharmacother. 2017;3:100–7.

23. Nissen SE, Yeomans ND, Solomon DH, et al. Cardiovascular safety of celecoxib, naproxen, or ibuprofen for arthritis. N Engl J Med. 2016;375:2519–29.

24. Derry CJ, Derry S, Moore RA. Single dose oral ibuprofen plus paracetamol (acetaminophen) for acute postoperative pain. Cochrane Database Syst Rev. 2013;2013(6):CD010210.

25. Cepeda MS, Carr DB, Miranda N, Diaz A, Silva C, Morales O. Comparison of morphine, ketorolac, and their combination for postoperative pain: results from a large, randomized, double-blind trial. Anesthesiology. 2005;103:1225–32.

26. Marret E, Kurdi O, Zufferey P, Bonnet F. Effects of nonsteroidal antiinflammatory drugs on patient-controlled analgesia morphine side effects: meta-analysis of randomized controlled trials. Anesthesiology. 2005;102:1249–60.

27. Hyllested M, Jones S, Pedersen JL, Kehlet H. Comparative effect of paracetamol, NSAIDs or their combination in postoperative pain management: a qualitative review. Br J Anaesth. 2002;88:199–214.

28. Issioui T, Klein KW, White PF, et al. The efficacy of premedication with celecoxib and acetaminophen in preventing pain after otolaryngologic surgery. Anesth Analg. 2002;94:1188–93, table of contents.

29. Issioui T, Klein KW, White PF, et al. Cost-efficacy of rofecoxib versus acetaminophen for preventing pain after ambulatory surgery. Anesthesiology. 2002;97:931–7.

30. Watcha MF, Issioui T, Klein KW, White PF. Costs and effectiveness of rofecoxib, celecoxib, and acetaminophen for preventing pain after ambulatory otolaryngologic surgery. Anesth Analg. 2003;96:987–94, table of contents.

31. American Society of Anesthesiologists Task Force on Acute Pain M. Practice guidelines for acute pain management in the perioperative setting: an updated report by the American Society of Anesthesiologists Task Force on acute pain management. Anesthesiology. 2012;116:248–73.

32. Coloma M, White PF, Huber PJ Jr, Tongier WK, Dullye KK, Duffy LL. The effect of ketorolac on recovery after anorectal surgery: intravenous versus local administration. Anesth Analg. 2000;90:1107–10.

33. Ma H, Tang J, White PF, et al. Perioperative rofecoxib improves early recovery after outpatient herniorrhaphy. Anesth Analg. 2004;98:970–5, table of contents.

34. Murphy AM, Haykal S, Lalonde DH, Zhong T. Contemporary approaches to postoperative pain management. Plast Reconstr Surg. 2019;144:1080e–94e.

35. Tiippana EM, Hamunen K, Kontinen VK, Kalso E. Do surgical patients benefit from perioperative gabapentin/pregabalin? A systematic review of efficacy and safety. Anesth Analg. 2007;104:1545–56, table of contents.

36. Hurley RW, Cohen SP, Williams KA, Rowlingson AJ, Wu CL. The analgesic effects of perioperative gabapentin on postoperative pain: a meta-analysis. Reg Anesth Pain Med. 2006;31:237–47.

37. Dong J, Li W, Wang Y. The effect of pregabalin on acute postoperative pain in patients undergoing total knee arthroplasty: a meta-analysis. Int J Surg. 2016;34:148–60.

38. Mishra R, Tripathi M, Chandola HC. Comparative clinical study of gabapentin and pregabalin for postoperative analgesia in laparoscopic cholecystectomy. Anesth Essays Res. 2016;10:201–6.

39. Routray SS, Pani N, Mishra D, Nayak S. Compar-

ison of pregabalin with gabapentin as preemptive analgesic in lumbar spine surgery. J Anaesthesiol Clin Pharmacol. 2018;34:232–6.

40. Dirks J, Fredensborg BB, Christensen D, Fomsgaard JS, Flyger H, Dahl JB. A randomized study of the effects of single-dose gabapentin versus placebo on postoperative pain and morphine consumption after mastectomy. Anesthesiology. 2002;97:560–4.

41. Cavalcante AN, Sprung J, Schroeder DR, Weingarten TN. Multimodal analgesic therapy with gabapentin and its association with postoperative respiratory depression. Anesth Analg. 2017;125:141–6.

42. Tracy DK. Gabapentinoids linked to new risks, including suicidal behaviour. BMJ. 2019;365:l4021.

43. Kohrs R, Durieux ME. Ketamine: teaching an old drug new tricks. Anesth Analg. 1998;87:1186–93.

44. Brinck EC, Tiippana E, Heesen M, et al. Perioperative intravenous ketamine for acute postoperative pain in adults. Cochrane Database Syst Rev. 2018;12:CD012033.

45. White PF. The changing role of non-opioid analgesic techniques in the management of postoperative pain. Anesth Analg. 2005;101:S5–22.

46. Reeves M, Lindholm DE, Myles PS, Fletcher H, Hunt JO. Adding ketamine to morphine for patient-controlled analgesia after major abdominal surgery: a double-blinded, randomized controlled trial. Anesth Analg. 2001;93:116–20.

47. Nielsen RV, Fomsgaard JS, Siegel H, et al. Intraoperative ketamine reduces immediate postoperative opioid consumption after spinal fusion surgery in chronic pain patients with opioid dependency: a randomized, blinded trial. Pain. 2017;158:463–70.

48. Segal IS, Jarvis DJ, Duncan SR, White PF, Maze M. Clinical efficacy of oral-transdermal clonidine combinations during the perioperative period. Anesthesiology. 1991;74:220–5.

49. Arain SR, Ebert TJ. The efficacy, side effects, and recovery characteristics of dexmedetomidine versus propofol when used for intraoperative sedation. Anesth Analg. 2002;95:461–6, table of contents.

50. Aho MS, Erkola OA, Scheinin H, Lehtinen AM, Korttila KT. Effect of intravenously administered dexmedetomidine on pain after laparoscopic tubal ligation. Anesth Analg. 1991;73:112–8.

51. Okuyama K, Inomata S, Toyooka H. The effects of prostaglandin E1 or oral clonidine premedication on blood loss during paranasal sinus surgery. Can J Anaesth. 2005;52:546–7.

52. Jaakola ML. Dexmedetomidine premedication before intravenous regional anesthesia in minor out-patient hand surgery. J Clin Anesth. 1994;6:204–11.

53. Sharma K, Kumar M, Gandhi R. Effect of single-dose dexmedetomidine on intraoperative hemodynamics and postoperative recovery during pediatric adenotonsillectomy. Anesth Essays Res. 2019;13:63–7.

54. Zeng H, Li Z, He J, Fu W. Dexmedetomidine for the prevention of postoperative delirium in elderly patients undergoing noncardiac surgery: a meta-analysis of randomized controlled trials. PLoS One. 2019;14:e0218088.

55. Arain SR, Ruehlow RM, Uhrich TD, Ebert TJ. The efficacy of dexmedetomidine versus morphine for postoperative analgesia after major inpatient surgery. Anesth Analg. 2004;98:153–8, table of contents.

56. Belhoula M, Ciebiera JP, De La Chapelle A, Boisseau N, Coeurveille D, Raucoules-Aime M. Clonidine premedication improves metabolic control in type 2 diabetic patients during ophthalmic surgery. Br J Anaesth. 2003;90:434–9.

57. Wallace AW, Galindez D, Salahieh A, et al. Effect of clonidine on cardiovascular morbidity and mortality after noncardiac surgery. Anesthesiology. 2004;101:284–93.

58. Gilron I. Antidepressant drugs for postsurgical pain: current status and future directions. Drugs. 2016;76:159–67.

59. Zorrilla-Vaca A, Stone A, Caballero-Lozada AF, Paredes S, Grant MC. Perioperative duloxetine for acute postoperative analgesia: a meta-analysis of randomized trials. Reg Anesth Pain Med. 2019;44:959–65.

60. Bayoumi AB, Ikizgul O, Karaali CN, Bozkurt S, Konya D, Toktas ZO. Antidepressants in spine surgery: a systematic review to determine benefits and risks. Asian Spine J. 2019;13:1036–46.

61. Kara H, Sahin N, Ulusan V, Aydogdu T. Magnesium infusion reduces perioperative pain. Eur J Anaesthesiol. 2002;19:52–6.

62. Levaux C, Bonhomme V, Dewandre PY, Brichant JF, Hans P. Effect of intra-operative magnesium sulphate on pain relief and patient comfort after major lumbar orthopaedic surgery. Anaesthesia. 2003;58:131–5.

63. Feld JM, Laurito CE, Beckerman M, Vincent J, Hoffman WE. Non-opioid analgesia improves pain relief and decreases sedation after gastric bypass surgery. Can J Anaesth. 2003;50:336–41.

64. Nakayama M, Ichinose H, Nakabayashi K, Satoh O, Yamamoto S, Namiki A. Analgesic effect of epidural neostigmine after abdominal hysterectomy. J Clin Anesth. 2001;13:86–9.

65. Omais M, Lauretti GR, Paccola CA. Epidural morphine and neostigmine for postoperative analgesia after orthopedic surgery. Anesth Analg. 2002;95:1698–701, table of contents.

66. Almeida RA, Lauretti GR, Mattos AL. Antinociceptive effect of low-dose intrathecal neostigmine combined with intrathecal morphine following gynecologic surgery. Anesthesiology. 2003;98:495–8.

67. Zarate E, Sa Rego MM, White PF, et al. Comparison of adenosine and remifentanil infusions as adjuvants to desflurane anesthesia. Anesthesiology. 1999;90:956–63.

第 7 章

慢性疼痛患者的术后镇痛

Gregory L. Barinsky, Erin Maggie Jones, Anna A. Pashkova, Carolyn P. Thai

引言

对于长期使用阿片类药物的患者，术后疼痛的管理可能相当具有挑战性。因此，要想对此类患者进行充分的疼痛管理，需要麻醉医师、外科医师以及其他参与治疗的专业医疗人员全都意识到，患者的生理变化可能导致其镇痛需求的增加。同时，与没有慢性疼痛的患者相比，此类患者的疼痛感知发生了改变，并且术后疼痛评分也更高[13]。目前，术前已知的疼痛和镇痛药物的使用作为患者术后疼痛控制不佳的危险因素均已得到确认[1]。本章将深入探讨对长期使用阿片类药物的患者进行疼痛管理时所面临的困难，并将为医疗专业人员优化其治疗方案提供帮助。

长期使用阿片类药物的生理学变化

长期使用阿片类药物后，患者机体会发生生理学方面和药理学方面的改变，从而导致此类患者的术后疼痛难以得到充分改善。药物耐受性和生理依赖性是长期摄入或接触某种物质时会被广泛研究的药理学现象。简单来说，耐受性是指按照原剂量服用药物时反应性降低。就阿片类药物而言，这是一种生理反应，可能涉及受体

脱敏、受体下调及代谢活性增加[3]。最终使得阿片类药物的治疗效果降低，从而需要更高的剂量才能达到相同的治疗效果。生理依赖性出现在人体将药物的存在作为正常生理基线时，而在此基础上去除药物则会导致戒断症状。阿片类药物引起的痛觉过敏（OIH），是仅在使用阿片类药物时存在的独特现象，指暴露于阿片类药物的患者出现一种对急性疼痛刺激的超敏反应的感觉异常现象[4]。例如，与小剂量相比，术中使用大剂量瑞芬太尼与术后急性疼痛和吗啡消耗量增加有关[5]。尽管大量的动物实验和人体研究都对OIH进行了详尽描述，目前依然没有充分的数据能够绝对准确地预测OIH的发生，因此，最好的方法仍然是预防[6]。生理依赖性和药物耐受性应与成瘾性区分开，成瘾性在《精神障碍诊断和统计手册》（第5版）中被定义为"物质的滥用"[7]。因此，认识到因治疗慢性疼痛而使用阿片类药物与阿片类药物的滥用之间的差异并避免产生偏倚，是十分重要的。

治疗中的偏倚管理

长期使用阿片类药物的患者可能会因为医疗专业人员的偏见甚至排斥而存在疼

痛管理不充分的风险[8,9]。在术前评估阶段，应确定患者使用阿片类药物是由于慢性疼痛还是非法滥用。表7.1列出了两类患者的差异[10,11]。

通常在慢性疼痛患者的病历中记录了阿片类药物的使用情况，并且在门诊详细讨论他们的阿片类药物治疗史。相反，由于担心偏见和被污名化，阿片类药物滥用者可能会提供不完整或虚假的病史。医疗机构中一个常见的误解是，表达自身疼痛的患者可能是吸毒者[9]。一旦医患之间出现不信任，那么患者的合法权益和担忧就有可能被视为强求或受人指使[12]。因此，与患者建立融洽的关系至关重要，这能让他们确信他们的病史将有助于制订最佳的治疗计划。治疗目标则是在尽量减少风险的同时达到充分的镇痛。

术后镇痛的总体建议

与未使用过阿片类药物的患者相比，慢性阿片类药物使用者为达到控制术后疼痛的目的，可能需要增加阿片类药物的使用量，最多可增加4倍[11]。研究表明，这些患者术后即出现较高级别的疼痛，并且随着时间的推移，他们的每日疼痛级别下降速率明显减缓[13]。术后初期疼痛加剧、

疼痛持续时间延长和对阿片类药物的需求叠加在一起，构成了难以管理的疼痛病例。多模式镇痛（MMA）是针对多个疼痛通路，以满足术后镇痛需求的治疗方式。然而，MMA方案中显著减少或去除阿片类药物的使用对慢性阿片类药物使用者可能是有害的。为了防止出现阿片类药物的戒断症状，应计算阿片类药物的日消耗量和基础需要量，并将其纳入MMA方案。

美国疼痛协会、美国区域麻醉和疼痛医学学会及美国麻醉医师协会区域麻醉委员会制订的术后疼痛管理指南也指出了治疗长期使用阿片类药物患者的挑战[2]。当常规药理学方案不能充分镇痛或面对术后极可能会经历难以控制的疼痛的高危患者时，指南建议咨询疼痛管理专家以协助围术期的疼痛管理[2]。指南囊括了大量建议，而本文将重点介绍那些基于高质量证据的建议。首先，指南推荐MMA或多种镇痛药物和镇痛方式联用，从而针对外周和中枢神经系统中疼痛感受器的不同作用机制。在此MMA方案中，与单独使用阿片类药物相比，对乙酰氨基酚和（或）非甾体抗炎药（NSAID）与阿片类药物联用减轻了术后疼痛，降低了阿片类药物的消耗。指南还建议，将外周区域麻醉技术纳入MMA方案，并与椎管内麻醉联用，作为胸外科及腹部外科手术的主要镇痛方法，特别是对于存在心肺功能不全或术后肠梗阻高风险的患者。两种方法都能减少阿片类药物的使用并降低术后疼痛评分。读者可参考第6章（非阿片类药物和替代品）对MMA进行深入讨论。我们将指南中的关于慢性阿片类药物使用者的术后疼痛管理的建议汇总成表7.2[2]。

嘱患者于手术当日早晨服用所有预定剂量的口服阿片类药物，所有在当天晚些

表7.1　慢性疼痛患者与阿片类药物滥用者的差异

评价标准	慢性疼痛患者	阿片类药物滥用者
一般应用情况	恰当，与处方相同	不恰当，失控
诊疗计划和（或）协议	有	无
阿片类药物接触史	全部阐明	试图隐瞒
对药物的副作用	知晓	漠不关心
对生活质量的影响	提高	受损

表7.2　慢性阿片类药物使用者的术后疼痛管理框架[2]

1. 术前评估
   (1) 确认患者是慢性疼痛还是阿片类药物滥用
   (2) 获得患者使用的阿片类药物名称、使用方式、剂量和时长
   (3) 与患者建立信任，避免偏见和个人判断
2. 对患者进行宣教并表示关心
   (1) 长期使用阿片类药物对术后疼痛的影响
   (2) 患者先前术后疼痛的经历
   (3) 讨论疼痛治疗管理目标并制订现实的预期
3. 考虑咨询专家门诊［疼痛药物、行为和（或）成瘾］
4. 考虑其他方式
   (1) 全身性非阿片类药物
      对乙酰氨基酚、NSAID、加巴喷丁类药物等
   (2) 局部麻醉或区域麻醉技术
   (3) 监护下的PCA
   (4) 氯胺酮
   (5) 非药物治疗
      1) 经皮电刺激神经疗法
      2) 认知行为疗法
5. 向患者和照护人员宣教以适当减少阿片类药物的使用和出院后潜在的副作用，并安排适当的随访

表7.3　口服和静脉注射阿片类药物的等价镇痛剂量

阿片类药物	口服剂量（mg）	静脉注射剂量（mg）
吗啡	30	10
氢吗啡酮	7.5	1.5
氢可酮	30	–
羟考酮	20	–
曲马多	300	–

注：当为耐受患者替换不同的阿片类药物时，考虑到阿片类药物间的不完全交叉耐受，剂量应减少25%~50%。所列剂量仅用于药物转换之目的，并不是标准或建议的治疗剂量。

时候需要追加的预定剂量均应在麻醉诱导前完成给药[11]。外科医师应了解患者在家中使用的阿片类药物，以确保患者术后的阿片类药物使用方案涵盖了患者阿片类药物的基础需要量。表7.3详细说明了常用阿片类药物的镇痛剂量和给药途径。为了便于使用和标准化，推荐选择吗啡作为阿片类药物参考。患者每天对阿片类药物的需求量被定义为24h内口服吗啡的毫克当量。转换步骤、剂量和比率因机构而异，甚至因处方者而异，因此，建议使用转换量表作为指南并根据临床情况行进一步调整。

当调整为不同的阿片类药物（如由吗啡换成羟考酮）时，由于不同阿片类药物之间存在不完全交叉耐受，使用剂量应减少25%~50%[24]。例如，如果按转换率计算，口服总量30mg的吗啡相当于20mg羟考酮。然而，长期服用吗啡的患者对阿片类药物具有耐受性，但对其他阿片类药物（羟考酮）的耐受性不如吗啡。这就意味着患者应接受10~15mg的较低剂量羟考酮，即可产生与30mg吗啡相同的镇痛效果。这是慢性疼痛中阿片类药物转换的基础。在更换药物后，必须经常随访患者，以防止治疗不足或过量。

患者自控镇痛

患者自控镇痛（PCA）是术后疼痛控制最常用的方法。虽然也可以通过其他不同的途径（如硬膜外、外周神经导管）给药进行患者自控镇痛，本节将侧重于静脉阿片类药物PCA。PCA允许患者自行按下预先编程过的输液泵上的按钮，使阿片类药物释放，从而进行治疗。PCA的使用已被证实能够提供更好的疼痛管理并提高患者满意度。在PCA治疗中，患者能够自行摄

入预设剂量的阿片类药物，而无须等待医疗人员进行治疗[20]。这使得患者能够在不必担心病情的情况下控制自己的疼痛，并对疼痛治疗有自主控制感[20]。此外，PCA泵记录患者在一段时间内接受的阿片类药物量以及尝试自我治疗的次数。该信息为医疗人员提供了患者在控制疼痛时对阿片类药物的需求量，并跟踪MMA调整的效果。随着患者术后疼痛的逐渐缓解，预期其阿片类药物的日使用量亦将减少。反过来，阿片类药物使用量的减少也反映了疼痛的改善。

通过持续的小剂量输注，PCA可使患者血药浓度保持在有效镇痛范围之内。而有效镇痛范围之外则可能存在镇痛不足（阿片类药物过少）和镇静过度（呼吸抑制和死亡风险）。PCA上的设置包括负荷量、需求量、锁定时间间隔、背景输注以及1h或4h输注限制。负荷量是由PCA提供者（而非患者）在PCA开始时给予的单一剂量，通常由麻醉恢复室（PACU）护士或术后护士来完成。需求量是患者按压PCA泵时所给予的镇痛药剂量。为了使PCA治疗有效，设置的需求量应达到明显的镇痛水平。如果剂量过高，患者则可能出现过度镇静。锁定时间间隔是患者再次按压PCA泵时，装置对给药指令不做反应的最短时间。例如，如果锁定时间间隔为8min，患者在12:00按压PCA泵，其将获得PCA泵所给予的需求量。而其在12:04再次按压PCA泵时，则不会获得需求量，因为时间只过了4min。锁定时间间隔是一种安全功能，可以防止患者在短时间内摄入过多的药物。PCA也对每1h或4h摄入的阿片类药物总量有限制。一些PCA装置有临床人员按钮，护士可以在特定时间间隔内激活，以缓解暴发性疼痛。

持续基础速率是指除了PCA镇痛给予需求量外，PCA泵还以恒定的速率持续为患者输注阿片类药物。持续基础速率通常与未接受过阿片类药物治疗的患者的呼吸抑制并发症相关[20]。不建议将持续基础速率作为初始设置。仅在以下尝试，如不断增加需求量、额外使用非阿片类佐剂、明确患者在疼痛变严重前按压了PCA泵等后，患者仍反复抱怨疼痛缓解不足时方可使用[19]。如果没有基础速率，患者需要时刻保持清醒才能按压PCA泵接受疼痛治疗。因此，如果患者处于睡眠或过度镇静状态，不额外给予镇痛药物，这会使患者变得警觉。而设置持续基础速率，就会消除这种安全机制，镇静患者在不激活需求量的情况下仍持续输注阿片类药物，使得患者面临用药过量的风险。由于持续基础速率合并呼吸抑制的高风险，PCA提供者必须接受全面阿片类用药安全实践培训，而当患者确实需要持续基础速率输注时，建议首先进行专家会诊咨询。

吗啡是静脉PCA常用的首选药物。在静脉PCA时，也常用氢吗啡酮或以芬太尼为代表的其他阿片类药物[21]。在PCA开始时，需要给予患者负荷量，通常为2~4mg吗啡或等量转换的其他阿片类镇痛药物。如果PCA开始于麻醉恢复室（PACU），术后护士可以在严密监测患者生命体征的同时适当地给予负荷量。对于未接受过阿片类药物治疗的患者，常用给药初始设置为每6~8min 1mg吗啡或每6~8min 0.2mg氢吗啡酮。虽然患者不太可能每6min按压一次PCA泵，但按照初始设置每6~8min给予1mg吗啡，可使患者在24h内获得约720mg口服吗啡当量；而每6~8min 0.2mg给予氢吗啡酮则可使患者在24h内获得约960mg口服吗啡当量。因此，对于长期阿片类药物使用者来说，PCA通常能涵盖患者的基础阿片类药物需求和术后镇痛所需的额外阿片类药物用量。当患者提出镇痛不足时，PCA提供者应确保患者正确使用PCA，如有必要，在增加需求量之前对患者进行宣教。阿片类药物耐受的患者可能有更高的需求量，表7.4[20]列出了常用的PCA设置参数。值得注意的是，更高的需求量（如吗啡1.5mg或2mg）通常与不良呼吸事件相关[20]。尽管本章未进行详尽讨论，但未接受过阿片类药物治疗的易感患者，如老年人或体弱患者，其需求量是可以降低的。作者建议在PCA开始时避免设置持续基础速率输注阿片类药物，如若认为必要，先寻求专家咨询。

PCA提供者应了解PCA潜在的不良反应。阿片类药物的副作用包括但不限于恶心、呕吐、瘙痒、镇静和思维混乱[20]。患者可能会故意频繁地使用超过所需要的药物剂量来进行镇痛。除患者外的其他任何人按压PCA泵，都会将患者置于危险之中。若患者除PCA外还通过其他方式摄入阿片类药物（如口服），也有发生呼吸抑制的风险。此外，持续基础速率输注增加呼吸抑制的风险已在前文中描述。

美沙酮和丁丙诺啡

美沙酮和丁丙诺啡是用于治疗慢性疼痛或药物滥用的阿片类药物。术前应明确用药指征。择期手术前，外科医师应联系处方开具者，以确保他们了解即将进行的手术，并制订术后镇痛计划。最好将这些药物用于阿片类药物耐受的患者[14]。

文献表明，口服无禁忌时，患者应在手术当日早晨及整个围术期口服美沙酮治疗[11]。美沙酮经细胞色素P450酶（CYP450）代谢，这意味着其代谢表现不仅因人而异，还受到诱导或抑制CYP3A4的药物的影响。将美沙酮用于MAT时，通常为每24h服用1次，而用美沙酮治疗疼痛时，有效时间间隔需要缩短，通常为每8h服用1次[9]。出于镇痛目的，患者住院期间，在保证每日摄入总量不改变的前提下，美沙酮可术后每8h服用1次。例如，每天服用30mg美沙酮的患者，可以改为每8h服用10mg，从而使每日药物总量保持在30mg。美沙酮与吗啡之间的转换系数是呈剂量依赖的，因此，如果需要转换为其他阿片类药物，建议进行专家咨询。

目前关于使用丁丙诺啡治疗的患者最佳围术期管理方案尚无明确共识。丁丙诺啡可与μ阿片受体紧密结合，导致其他阿片类药物无法结合。一些人主张围术期可继续使用丁丙诺啡，同时可增加短效阿片类药物，并通过剂量滴定以获得镇痛效果[11]。然而，镇痛效果可能难以预估。如果疼痛预期比较轻微，除了基础用量的丁丙诺啡外，还可以使用非阿片类药物辅助治疗。另一种方法是术前停用丁丙诺啡。需要重点关注的是，手术前停用丁丙诺啡可能会导致疾病复发，因此，应与门诊处

表7.4　术后疼痛治疗常用的静脉PCA设置

药物	未接受过阿片类药物治疗的患者初始剂量	常用剂量	易感患者降低剂量	锁定时间
吗啡	1mg	1~2mg	0.5mg	6~10min
氢吗啡酮	0.2mg	0.2~0.4mg	0.1mg	6~10min

方丁丙诺啡的专业人员讨论风险与收益的关系，任何停用均应由门诊处方开具者审慎决定。在急诊手术或没有足够时间合理停用丁丙诺啡时，患者很可能需要大剂量的阿片类药物进行治疗[15]。应密切监测停用丁丙诺啡的患者（不包括根据指南停药时间足够的患者）和继续服用丁丙诺啡并正在接受大剂量阿片类药物的患者的呼吸抑制情况。患者有可能需要进入重症监护室进行监测。读者可参考第5章（术前优化）对丁丙诺啡进行更深入的讨论。

如有可能，应实施多模式镇痛，包括使用区域麻醉。除非患者拥有DEA-X许可，否则外科医师不应在门诊为患者开具使用美沙酮或丁丙诺啡维持治疗的处方。相反，应与患者的美沙酮或丁丙诺啡处方开具者协调患者的出院时机及适当的随访安排。

透皮贴剂

经皮给予阿片类药物是治疗慢性疼痛的有效方法，最常用的药物包括芬太尼、丁丙诺啡。如果患者术前已使用芬太尼透皮贴剂，术后可继续使用。然而，需要重点关注的是，热（如加强型空气加热系统产生的热量）会增加药物经皮吸收的剂量[16]。因此，外部热源应远离贴片部位。若移除芬太尼透皮贴剂，应提供等效的阿片类药物，以满足患者的基础镇痛要求。芬太尼透皮贴剂禁用于未接受过阿片类药物治疗的患者的轻度、急性、术后或间歇性疼痛治疗。关于丁丙诺啡贴剂的证据结果不一。经皮给予丁丙诺啡的药物血浆浓度通常低于舌下含服给药。故其可以在手术前12h停止用药[22]或在术后继续用药[23]。

鞘内泵

鞘内泵是一种侵入性设备，通过将药物直接送入蛛网膜下隙来治疗慢性疼痛。PCA管理者应了解泵内所有程序，并彻底查看设备，以获得药物名称、剂量、频次和最后填充日期[17]。若患者拟接受影像学诊断，应提前确认是否可行MRI检查。如果泵不会对手术造成干扰，则应在围术期通过泵持续输注镇痛药。鞘内注射吗啡与口服吗啡之间的转换并不现实，因此，额外给予阿片类药物时应缓慢而谨慎[18]。有些鞘内泵可能含有巴氯芬，而据报道巴氯芬会与阿片类药物产生协同作用，增加其效力[17]。移除巴氯芬会危及生命，因此，术后泵必须要能正常工作。泵的校验可确保其功能正常。

纳洛酮

阿片类药物是高风险药物，可能会引起呼吸抑制和摄入过量。尽管如此，这些药物有时又是实现术后充分镇痛所必需的。美国疾病控制和预防中心的慢性疼痛阿片类药物处方指南建议，出于降低风险考虑，可以开具纳洛酮处方[25]。纳洛酮是一种阿片类药物拮抗剂。患者及其家属可以学习其院外使用方法，以防意外服用过量的阿片类药物。纳洛酮有静脉注射、肌内注射、皮下注射和鼻腔喷雾等多种剂型，其中鼻腔喷雾是一种门诊患者易使用的剂型。慢性疼痛指南建议，当存在阿片类药物过量高风险时，应考虑使用纳洛酮，包括药物滥用史、较高剂量阿片类药物（≥50MME/d）使用史或同时使用苯二氮䓬类药物史[25]。术后患者的情况主要是慢性疼痛的急性发作，通常需要在其阿片类药物的基础需要量上进行增加。外科医师应了解高危患者的风险缓解策略，包括出院时处方纳洛酮。

结论

慢性阿片类药物使用者的围术期管理向医疗提供者提出了独特的挑战。随着阿片类药物使用的持续增加，术后需要治疗急性疼痛的患者数量亦随之增加。在手术计划阶段早期甄别长期使用阿片类药物的患者是十分重要的。因为这类患者对术后镇痛的要求更高，所以应提前制订相应的术后疼痛治疗计划。除患者外，还应采用多学科疼痛管理的方法，包括护理患者的主要团队。为了减少阿片类药物的需求，同时优化疼痛治疗，应尽可能采用多模式镇痛和区域麻醉。

（董嗣炜 译 冯颖露 校）

参考文献

1. Yang MMH, Hartley RL, Leung AA, Ronksley PE, Jette N, Casha S, et al. Preoperative predictors of poor acute postoperative pain control: a systematic review and meta-analysis. BMJ Open. 2019;9(4):e025091. https://doi.org/10.1136/bmjopen-2018-025091.

2. Chou R, Gordon DB, de Leon-Casasola OA, Rosenberg JM, Bickler S, Brennan T, et al. Management of postoperative pain: a clinical practice guideline from the American Pain Society, the American Society of Regional Anesthesia and Pain Medicine, and the American Society of Anesthesiologists' Committee on Regional Anesthesia, Executive Committee, and Administrative Council. J Pain. 2016;17(2):131–57. https://doi.org/10.1016/j.jpain.2015.12.008.

3. Cahill CM, Walwyn W, Taylor AMW, Pradhan AAA, Evans CJ. Allostatic mechanisms of opioid tolerance beyond desensitization and downregulation. Trends Pharmacol Sci. 2016;37(11):963–76. https://doi.org/10.1016/j.tips.2016.08.002.

4. Lee M, Silverman SM, Hansen H, Patel VB, Manchikanti L. A comprehensive review of opioid-induced hyperalgesia. Pain Physician. 2011;14(2):145–61.

5. Fletcher D, Martinez V. Opioid-induced hyperalgesia in patients after surgery: a systematic review and a meta-analysis. Br J Anaesth. 2014;112(6):991–1004. https://doi.org/10.1093/bja/aeu137.

6. Hayhurst CJ, Durieux ME. Differential opioid tolerance and opioid-induced hyperalgesia: a clinical reality. Anesthesiology. 2016;124(2):483–8. https://doi.org/10.1097/ALN.0000000000000963.

7. O'Brien C. Addiction and dependence in DSM-V. Addiction. 2011;106(5):866–7. https://doi.org/10.1111/j.1360-0443.2010.03144.x.

8. Peppin JF. The marginalization of chronic pain patients on chronic opioid therapy. Pain Physician. 2009;12(3):493–8.

9. Alford DP, Compton P, Samet JH. Acute pain management for patients receiving maintenance methadone or buprenorphine therapy. Ann Intern Med. 2006;144(2):127–34. https://doi.org/10.7326/0003-4819-144-2-200601170-00010.

10. Mitra S, Sinatra RS. Perioperative management of acute pain in the opioid-dependent patient. Anesthesiology. 2004;101(1):212–27. https://doi.org/10.1097/00000542-200407000-00032.

11. Coluzzi F, Bifulco F, Cuomo A, Dauri M, Leonardi C, Melotti RM, et al. The challenge of perioperative pain management in opioid-tolerant patients. Ther Clin Risk Manag. 2017;13:1163–73. https://doi.org/10.2147/TCRM.S141332.

12. Merrill JO, Rhodes LA, Deyo RA, Marlatt GA, Bradley KA. Mutual mistrust in the medical care of drug users: the keys to the "narc" cabinet. J Gen Intern Med. 2002;17(5):327–33.

13. Chapman CR, Donaldson G, Davis J, Ericson D, Billharz J. Postoperative pain patterns in chronic pain patients: a pilot study. Pain Med. 2009;10(3):481–7. https://doi.org/10.1111/j.1526-4637.2008.00522.x.

14. Doverty M, Somogyi AA, White JM, Bochner F, Beare CH, Menelaou A, et al. Methadone maintenance patients are cross-tolerant to the antinociceptive effects of morphine. Pain. 2001;93(2):155–63. https://doi.org/10.1016/s0304-3959(01)00306-2.

15. Anderson TA, Quaye ANA, Ward EN, Wilens TE, Hilliard PE, Brummett CM. To stop or not, that is the question: acute pain management for the patient on chronic buprenorphine. Anesthesiology. 2017;126(6):1180–6. https://doi.org/10.1097/ALN.0000000000001633.

16. Moore KT, Sathyan G, Richarz U, Natarajan J, Vandenbossche J. Randomized 5-treatment crossover study to assess the effects of external

heat on serum fentanyl concentrations during treatment with transdermal fentanyl systems. J Clin Pharmacol. 2012;52(8):1174–85. https://doi.org/10.1177/0091270011411710.

17. Nadherny W, Anderson B, Abd-Elsayed A. Perioperative and periprocedural care of patients with intrathecal pump therapy. Neuromodulation. 2019;22(7):775–80. https://doi.org/10.1111/ner.12880.

18. Sylvester RK, Lindsay SM, Schauer C. The conversion challenge: from intrathecal to oral morphine. Am J Hosp Palliat Care. 2004;21(2):143–7. https://doi.org/10.1177/104990910402100214.

19. Gan TJ. Poorly controlled postoperative pain: prevalence, consequences, and prevention. J Pain Res. 2017;10:2287–98.

20. Grass JA. Patient-controlled analgesia. Anesth Analg. 2005;101(5 Suppl):S44–61.

21. Momeni M. Patient-controlled analgesia in the management of postoperative pain. Drugs. 2006;66(18):2321–37. ISSN: 0012-6667

22. Jonan A. Buprenorphine formulations: clinical best practice strategies recommendations for perioperative management of patients undergoing surgical or interventional pain procedures. Pain Physician. 2018;21(1):E1–E12. ISSN: 1533-3159

23. Anderson. To stop or not, that is the question: acute pain management for the patient on chronic buprenorphine. Anesthesiology. 2017;126(6):1180–6. ISSN: 0003-3022

24. Smith HS, Peppin JF. Toward a systematic approach to opioid rotation. J Pain Res. 2014;7:589–608.

25. "CDC guideline for prescribing opioids for chronic pain". CDC. https://www.cdc.gov/drugoverdose/pdf/guidelines_at-a-glance-a.pdf

第 8 章

非口服途径的疼痛治疗

Erin Maggie Jones, Gregory L. Barinsky, Andrew P. Johnso

引言

虽然围术期疼痛治疗是一项复杂且极具有挑战性的工作，但是实施者凭借专业素养和职业操守有责任减轻所有患者的痛苦。在制订个体化围术期疼痛治疗方案时，应综合考虑手术类型、手术时长、疼痛程度和类型，以及患者等具体因素。单一镇痛方案无法为所有病例提供满意的镇痛效果，且常伴有无法忍受的副作用。因此，美国疼痛协会（APS）、美国麻醉医师协会（ASA）和美国区域麻醉与疼痛医学协会（ASRA）联合发布了术后疼痛管理临床实践指南，推荐联合使用作用机制不同的镇痛药物或方法[1]。该指南为术后疼痛管理提供了32条循证医学建议。作为仅有的4项高质量证据支持的建议之一，建议6指出，多模式镇痛（MMA）应该用于儿童和成人术后疼痛的治疗[1]。多模式镇痛，也被称为平衡镇痛，提供了一种以循证医学为基础的围术期疼痛管理方案，用于替代单纯依赖阿片类药物的疼痛治疗[2]。由于多模式镇痛能有效改善患者预后，提高医疗服务质量，并降低手术相关成本，因此，多模式镇痛受到了管理部门和保险机构的高度重视。此外，减少对阿片类药物的依赖亦可缓解当前阿片类药物危机。当然，任何强调减少或替代阿片类药物的多模式镇痛方案都涉及多种镇痛药物和镇痛技术的联合应用。本章旨在阐述围术期多模式镇痛中采用的镇痛途径。

肠道外给药

对于不能口服、有口服用药禁忌证、需要延长镇痛时间、需要加强镇痛效果或者胃肠道吸收功能受限或缺如的患者，肠道外给药是口服用药的重要替代方案[3]。肠道外给药是指任何不需经胃肠道吸收的给药方式。一般包括静脉注射（IV）、肌内注射（IM）、直肠给药（PR）、皮下注射（SC）、经皮吸收（TD）和经黏膜吸收（TM）等（表8.1）。选择给药方式通常基于以下几个因素：临床需要、安全性和有效性、患者偏好、药代动力学和药物经济学。例如，临床上大多数药物都是为静脉注射而配制的，因为这种方法起效最快，而且便于管理。当然，当选择给药方式时，应首先考虑安全性和有效性，再考虑其他因素[4]。为了提高患者的依从性、满意度和参与度，患者对给药方式的偏好也需要纳入考虑范畴。药物经济学涉及的因素多种多样，从药品采购成本到护理人员给药负担都需纳入其中。

表8.1 不同给药途径的药代动力学特性及注意事项

给药途径	药物类型	样例药物	起效时间	作用时长	优势
静脉注射	镇痛药	对乙酰氨基酚	5~10min	4~6h	标准化路径
	非甾体抗炎药	酮咯酸	15~30min	4~6h	药物种类多
		双氯芬酸钠	15min	5h	镇痛起效快
	阿片类药物	吗啡	5~10min	3~5h	剂量易于调控，以减少副作用
		芬太尼	即刻	0.5~1h	
	α2受体激动剂	右美托咪定	10~30min	1~2h	
	NMDA受体拮抗剂	氯胺酮	即刻	5~10min	
肌内注射	非甾体抗炎药	酮咯酸	30min	4~6h	作为禁食患者静脉注射的替代方案
	NMDA受体拮抗剂	氯胺酮	3~4min	15~30min	禁食且无静脉通路者
直肠吸收	镇痛药	对乙酰氨基酚	1h	4~6h	针头恐惧症患者
	非甾体抗炎药	吲哚美辛	30min	4~6h	
	阿片类药物	吗啡	20~60min	3~7h	
皮下注射/渗透	局部麻醉药	利多卡因	45~90s	10~20min	应用部位局限
		丁哌卡因	2~10min	2~8h	合理使用时全身影响最小
		罗哌卡因	3~15min	3~15h	
经皮吸收	阿片类药物	芬太尼贴片	6h	20~72h	提供持续镇痛
	局部麻醉药	利多卡因乳膏	3~5min	差异性大	作为针头恐惧症患者的替代方案
		利多卡因贴片	4h		
经黏膜吸收	阿片类药物	芬太尼棒糖	5~15min	2~4h	比口服吸收起效快

以氯胺酮为例，着重说明给药方式的选择如何受到上述因素影响。一项关于阑尾切除手术围术期静脉注射氯胺酮的临床研究表明，与术前小剂量氯胺酮皮下注射相比，静脉注射组术后疼痛评分显著降低[5]。然而，在腹膜透析导管放置操作中，氯胺酮皮下注射的镇痛效果与静脉注射相近，且不良反应发生率更低[6]。因此，预判术后疼痛性质及手术相关患者恢复因素在指导镇痛药物给药方式的选择中起着重要的作用。

全凭静脉麻醉

借助全凭静脉麻醉（TIVA）技术，静脉镇痛药物可用于全身麻醉。全凭静脉麻醉，顾名思义，是指仅采用静脉麻醉药物而不是吸入麻醉药物完成全身麻醉的诱导和维持。丙泊酚增强中枢神经系统抑制性γ-氨基丁酸（GABA）突触的活性，是TIVA的基石，常与芬太尼或瑞芬太尼等短效阿片类药物联合应用。TIVA适用于大多数手术。在某些特殊情况下，TIVA发挥不可替代的作用，如在耳鼻咽喉科或胸外科部分手术中，气管插管会阻挡手术视野；或者存在使用吸入麻醉药物禁忌证时，如长QT间期综合征、恶性高热高风险、需要较低颅内压的神经外科手术等[7]。研究发现，TIVA最大优势在于可降低术后恶心、呕吐发生率[8-10]。且与吸入麻醉药物相比，丙泊酚TIVA的拔管后疼痛评分更低、术后麻醉护理病房（PACU）停留时间更短[8]。值得注意的是，虽然在患者住院时长和再入院率方面，丙泊酚TIVA与吸入麻醉没有显著差异[8-10]，但前者可能会导致较高的药物治疗费用[10]。此外，在大剂量、长时间输注丙泊酚后，可能引起威胁生命的副作用：心血管功能障碍、急性肾损伤、横纹肌溶解、高钾血症、肝功能障碍、阴离子间隙代谢性酸中毒等严重并发症，甚至导致死亡，即所谓的丙泊酚输注综合征[11]。

阿片类药物

鉴于当前阿片类药物滥用的问题日趋严重，以及对阿片类药物相关不良反应的更深入了解，多模式镇痛方案已转而鼓励使用非阿片类镇痛药物作为主要镇痛药物。然而，阿片类药物仍然是围术期镇痛的重要且有效的药物。临床上，部分患者由于阿片类药物的副作用而无法接受口服治疗，可能需要静脉注射阿片类药物作为其多模式镇痛方案的一部分[12]。美国加速康复协会（ASER）和围术期质量倡议委员会（POQI）联合共识中指出，只有在接受包括局部麻醉药在内的去阿片化-多模式镇痛方案治疗后，才可对患者静脉注射短效阿片类药物进行补救性镇痛[12]。加速康复临床路径通过多学科协作来减少手术应激反应、优化患者生理功能，从而促进患者康复[13]。研究显示，加强康复临床路径的实施可减少阿片类药物用量达80%，将以阿片类药物为基础的患者自控镇痛（PCA）系统的使用率从90%降低到不足5%[12]。

PCA是一种安全的术后疼痛治疗技术。当患者需要镇痛时，通过按压按钮能够由静脉内或椎管内自行精确给予镇痛药物。当为实现良好镇痛效果而需要大剂量镇痛药物治疗时，PCA为患者提供了一种方便且安全的方法。尽管在许多医疗机构中，PCA可能由疼痛科或麻醉科负责管理，但对外科医师来说，了解它们的作用和功能仍至关重要。与传统阿片类药物镇痛治疗相比，使用PCA治疗时必须设置一些附加参数。虽然大多数医疗机构有专属的药物及其剂量配置方案，但是，在这里仍以吗啡为例对PCA治疗管理进行说明，详见表8.2。在PACU，所有接受PCA的患者应通过短间隔大剂量给药，以达到有效的药物血浆浓度。需求剂量是患者按压按钮激活设备时所提供的药物剂量。锁定时间是通过设置两次需求剂量之间的最短间隔时间以阻止连续提供需求剂量。基础速率是持续输注镇痛药物的速度，有别于需求剂量，更适用于阿片类药物耐受患者或对阿片类药物需求较高的患者。最后一个参数是单位时间内药物最大负荷剂量，通常是指在设定给药期间内，通常是1h或4h内药物总剂量的最高限制。

PCA应始终遵循个体化原则，充分考虑患者年龄、并发症、阿片类药物耐受情况、慢性疼痛史和手术预期疼痛等因素。在设置参数时，如果需求剂量设定过低，患者可能会因为镇痛效果欠佳，而停止按压按钮，从而进一步加剧疼痛[14]。尽管设置参数可能会影响药物的使用和镇痛效果，但其主要目的是提供安全保障。此外，尽管有许多药物可用，例如，氢吗啡酮可用于阿片类药物耐受的患者，但是吗啡仍是最常用的阿片类药物；这样就不必频繁更换储库；或者，哌替啶可用于对其他阿片类药物过敏或不耐受的患者[14]。

非甾体抗炎药

非甾体抗炎药（NSAID）可以降低

表8.2 患者自控镇痛参数及实例

参数	解释	示例命令[a]
镇痛药物	阿片类药物：吗啡、氢吗啡酮、芬太尼、哌替啶 局部麻醉药：丁哌卡因、罗哌卡因 其他：可乐定、巴氯芬	硫酸吗啡
浓度	每毫升溶液的药量	5mg/mL
总液体量	药品的包装容量	30mL（150mg硫酸吗啡配置成30mL液体）
负荷剂量	初始给药剂量以达到镇痛效果，通常在PACU中给予	每5min给予2~4mg硫酸吗啡，直到疼痛评分≤4分，给药剂量≤20mg
需求剂量	按下按钮时给予的剂量	2mg
锁定时间	两次需求剂量之间的最小的时间间隔	10min（例如，在上次需求剂量给予后10min以上，才会再次给予需求剂量）
基础速率[b]	持续输注镇痛药的速率，以小时为单位。不适用于未接受过疼痛治疗的患者。可用于镇痛药耐受患者或夜间镇痛	2mg/h
1h或4h限制[c]	每1h或4h给予镇痛药的最大剂量，包括需求剂量和基础剂量	4h最大剂量50mg

[a] 应参考各医疗机构的指导方针和要求。

[b] 可考虑用于阿片类药物耐受患者或严重且无法控制的疼痛。

[c] 可能不适用于阿片类药物耐受患者或严重且无法控制的疼痛。

机体对手术创伤的炎症反应。具体来说，NSAID通过抑制环氧化酶（COX）同工酶来阻止前列腺素合成，从而减少炎症介质的产生[15]。这类药物可降低痛觉且没有阿片类药物副作用，从而使NSAID成为多模式镇痛的重要药物之一[12]。一些NSAID，如酮咯酸和双氯芬酸钠，可静脉注射而被广泛应用于围术期疼痛治疗[3]。研究显示，酮咯酸和双氯芬酸钠的镇痛能力与芬太尼相近[16-18]，并优于弱阿片受体激动剂曲马多[19]。

大量研究已证实，围术期静脉注射酮咯酸能够减轻术后疼痛、减少阿片类药物用量、降低阿片类药物副作用发生率（如恶心、呕吐）[18,20-27]。推荐的酮咯酸术后镇痛方案是，术后每6h静脉给药10~30mg，使用时间不得超过5天。推荐的双氯芬酸钠术后镇痛剂量为37.5mg，每6h静脉注射1次。一项临床对照研究比较了静脉注射酮咯酸和双氯芬酸钠在全髋关节置换术和膝关节置换术围术期多模式镇痛中的区别，结果发现两者在术后疼痛强度和住院时间方面没有显著差异，但双氯芬酸钠组患者的阿片类药物用量更低、术后满意度更高[28]。一项系统综述报道显示，作为多模式镇痛的药物之一，酮咯酸可减少阿片类药物用量达9%~66%，而双氯芬酸钠可减少17%~50%[29]。虽然，消化道出血、消化性溃疡等不良反应可能会限制NSAID的应用。但是，一项涉及27项随机对照研究和2314例患者的荟萃分析发现，酮咯酸组与对照组相比，在术后出血和其他不良反应发生率方面没有统计学差异[30]。此外，当酮咯酸用量不超过30mg时，不良反应发生率更低[30]。尽管如此，由于缺乏静脉注射用COX Ⅱ选择性抑制剂，高危胃溃疡患者的围术期疼痛治疗仍面临挑战[31]。因此，当务之急是探求针对此类患者的多模式镇痛药物。

对乙酰氨基酚

在多模式镇痛中，对乙酰氨基酚是一类安全、经济、可代替NSAID的镇痛药物，也被称为扑热息痛。两项荟萃分析研究显示，术前单次静脉输注对乙酰氨基酚可显著减轻术后疼痛、减少阿片类药物用量、降低恶心和呕吐发生率[32,33]。此外，有证据表明，相比单一用药，联合使用对乙酰氨基酚与NSAID可产生更好的术后镇痛效果[34-36]。此外，与安慰剂组相比，注射对乙酰氨基酚已被证实具有阿片类药物保留效应[37,38]。由于口服和非口服对乙酰氨基酚的疗效没有显著差异，建议结合治疗成本和机构方案，综合考量将对乙酰氨基酚纳入多模式镇痛的可行性[39]。

NMDA受体拮抗剂

氯胺酮是非特异性N-甲基-D-天冬氨酸（NMDA）受体拮抗剂，可纳入围术期多模式镇痛的药物选择。当与兴奋性神经递质谷氨酸结合时，NMDA受体允许电脉冲沿中枢神经系统传播。氯胺酮可拮抗脊髓背角神经元的NMDA受体，抑制疼痛信号的传递。除了作用于NMDA受体外，氯胺酮还可作用在阿片类受体、电压依赖性离子通道、烟碱和毒蕈碱胆碱能受体。相比苯环利定及其衍生物，氯胺酮具有类似的麻醉效果、更低的苏醒期谵妄发生率[40]。市售氯胺酮制剂是一种外消旋混合物，由两种异构体S-氯胺酮（+）和R-氯胺酮（-）对映体组成。每一种异构体都可影响机体的生理功能和心理状态。相对于

R-氯胺酮（-），S-氯胺酮（+）具有更强镇痛作用、更低不自主运动发生率、更低谵妄发生率和更少精神副作用[41]。氯胺酮的精神神经症状限制了其在非活动性精神病患者群体中的使用。此外，对严重肝病或冠状动脉疾病高危患者禁用氯胺酮[42]。

近期，5项系统综述和荟萃分析研究了氯胺酮在围术期镇痛方面的疗效。研究涉及单次输注氯胺酮、持续输注氯胺酮及在PCA中作为阿片类药物的辅助用药等用药模式[43-47]。其中，4项研究发现氯胺酮显著降低了术后疼痛评分和阿片类药物用量[42-46]。在这些研究中，氯胺酮还降低了术后恶心、呕吐的发生率。虽然有一项研究报道了精神症状的发生率升高[43]，但整体而言并未发现与氯胺酮相关的严重不良反应。两项随机对照研究显示，与单独使用吗啡相比，通过PCA模式接受吗啡加氯胺酮治疗的患者的疼痛评分、恶心和呕吐发生率，以及吗啡使用量均有所下降[48,49]。因此，最近的共识指南指出，氯胺酮应被考虑用于接受创伤手术的患者和接受任何手术的阿片类药物耐受患者的围术期疼痛治疗（中等水平证据推荐）。尽管目前尚未批准氯胺酮用于镇痛，且文献报道的给药方案各不相同，但指南仍给出了使用建议。氯胺酮推荐的术后镇痛方案是，单次输注0.35mg/kg或持续输注不超过1mg/（kg·h）[42]。

α2肾上腺素能受体激动剂

α2肾上腺素能受体激动剂，如右美托咪定、可乐定，也可用于静脉注射，并已证实可减少阿片类药物用量[50]。虽然这类药物在生理学通路中的具体活性尚不清楚，但是主要通过以下两种机制发挥镇痛作用。

首先，活化G蛋白门控的K^+通道触发K^+内流和细胞膜超极化，从而降低神经元兴奋性[51]。其次，Ca^{2+}内流减少，抑制兴奋性神经递质释放[51]。这些机制共同抑制了神经元兴奋并阻碍了冲动向邻近神经元的传导。右美托咪定的主要作用部位是蓝斑，其与网状激活系统和唤醒有关[52]。该药物可加强镇静、诱发心动过缓和低血压，同时可降低术中阿片类药物用量[53]和术后疼痛评分[54]。此外，右美托咪定已被证实在神经周围和静脉注射时可延长神经阻滞效果[55,56]。为了减少药物的心血管副作用，右美托咪定的推荐使用方案是，负荷剂量按照0.5~1μg/（kg·h）输注不超过10min，然后维持输注速率0.2~1μg/（kg·h）[57]。

另一种α2肾上腺素能受体激动剂可乐定在静脉注射时也有镇痛作用[58-60]。与右美托咪定相比，可乐定在中枢神经系统中的主要作用部位是脊髓的背角。可乐定可激活这一区域的抑制性神经元，阻碍疼痛信号的传入传递[61]。目前，可乐定肠外使用途径包括透皮贴片和硬膜外输注。一项系统综述研究了围术期可乐定对术后疼痛和阿片类药物用量的影响，发现可乐定不能减少术后2h的阿片类药物用量，但可显著降低术后12h和24h的阿片类药物用量[62]。此外，可乐定不能降低术后4h疼痛评分，但可降低术后12h和24h疼痛评分[62]。遗憾的是，这篇研究并没有区分口服制剂和非口服制剂，因此，很难针对特定给药途径得出有效结论。此外，由于大部分研究针对的是硬膜外或口服给药途径，因此，透皮可乐定贴片的作用效果尚不清楚。近期研究发现，术前口服可乐定或术后经皮吸收可乐定与安慰剂相比，患者的疼痛评分和阿片类药物用量没有显著差异[63]。

局部麻醉

局部麻醉药手术切口浸润是一种可靠的镇痛技术。在条件允许时，应将其用于多模式镇痛[64,65]。局部麻醉药通过抑制神经元细胞Na⁺内流，阻断动作电位的产生和感觉信息的传导，发挥镇痛作用。利多卡因和丁哌卡因是手术切口浸润麻醉常用的局部麻醉药，两者被证实可有效减轻术后疼痛[66,67]。部分研究发现，在腹腔镜手术结束时实施局部麻醉，相比单纯术前切口浸润，可更有效缓解疼痛[68-71]。一项关于胸骨切开术的研究发现，术后持续局部注射丁哌卡因可减轻术后疼痛、降低阿片类药物用量[72]。相似的结果出现在一项关于脊柱融合手术的研究中，研究显示持续输注罗哌卡因（一种长效局部麻醉药）可改善脊柱融合手术的术后疼痛[73]。

在使用局部麻醉药时，需要基于患者的并发症，综合多个因素考量治疗方案。比如，在合并心血管疾病的患者或服用α受体激动剂或β受体阻滞剂的患者中，局部麻醉药的全身吸收可能导致严重不良反应。但是凭借适当的渗透技术，可将副作用最小化。此外，由于多种局部麻醉药通过肝脏代谢，肝功能障碍的患者更容易出现全身毒性反应，其最常表现为低血压和心动过缓[74]。

区域麻醉

区域麻醉是一类独特的镇痛技术，包括外周神经阻滞和椎管内阻滞，应考虑应用于多模式镇痛。在特定的手术中，如上肢和下肢手术，外周神经阻滞可有效减少术后阿片类药物用量，并降低疼痛评分[2,75-78]。超声引导区域麻醉技术的革新

显著改善了患者的预后和镇痛质量[79]。在区域麻醉中，局部麻醉药可以单次注射，或者通过神经周围留置导管持续输注以提供更长时间的镇痛治疗。在全膝关节置换术中，单次给药和持续输注两种镇痛方式，在术后阿片类药物用量等方面无显著差别[80,81]。虽然局部麻醉药的作用时间通常与注射部位有关，但是总体而言，丁哌卡因的作用时间最长，其次是罗哌卡因、甲哌卡因和利多卡因。这些药物起效较快，10~30min起效。局部麻醉药的选择取决于麻醉需求，如所需的镇痛时间和镇痛程度。为了避免局部麻醉药全身毒性反应，局部麻醉药剂量和局部麻醉药浓度也应根据注射部位来确定。

局部麻醉药和阿片类药物皆可用于椎管内阻滞。药物通过导管经皮进入硬膜外腔发挥作用。硬膜外镇痛可采用间断推注、持续输注或PCA模式。一些用于区域阻滞的局部麻醉药，如丁哌卡因和罗哌卡因，也可以用于硬膜外注射，但药物剂量要小得多。阿片类药物可单独给药或与局部麻醉药联合给药。阿片类药物和局部麻醉药联合硬膜外给药的优势在于更好的镇痛效果、更少的药物剂量、更低的副作用发生率[82-84]。阿片类药物的分子亲脂性决定了椎管内给药时的起效时间和作用时间（表8.3）。吗啡的亲脂性最低，起效时间约为45min，作用持续时间长达24h。相比之下，芬太尼和舒芬太尼起效最快，约15min，但作用时间短。此外，对于长期依赖阿片类药物缓解疼痛的患者，可考虑接受蛛网膜下隙鞘内注射阿片类药物。

当然，将区域麻醉镇痛技术应用于多模式镇痛时，应慎重考虑与之相关的不良事件和并发症。区域麻醉可引起局部麻醉药全身毒性反应，主要表现为头晕、耳鸣

表8.3 硬膜外应用阿片类药物的亲脂性

亲脂度 (LogP)[a]	药物	起效时间	作用时长
4.05	芬太尼	5~15min	1~2h
3.95	舒芬太尼	10~15min	1~2h
1.06	氢吗啡酮	15~30min	长达18h
0.87	吗啡	30~60min	长达24h

[a] LogP值越高，亲脂性越强。LogP是分配系数P的对数，即物质在辛醇中的浓度与水的比值。

或口唇麻木等神经系统症状。给药前回抽、使用最低有效剂量或大剂量多次注射可降低全身毒性反应发生率。椎管内阻滞最常见的并发症之一是硬膜穿破后头痛。据报道，该并发症的发生率高达7%[85]。其表现为硬脑膜穿刺后72h出现钝性头痛，可伴有颈背僵硬或脊柱肌肉压痛[85]。此外，有些硬膜外麻醉并发症，如脑膜炎、硬膜外血肿和硬膜外脓肿，虽然极其罕见，但后果相当严重，可导致严重的神经系统后遗症。

结论

　　非口服途径的疼痛治疗是多模式镇痛的重要组成部分。本章通过阐述多种相关药物机制，为个体化镇痛和麻醉需求提供了参考依据。临床上应根据患者、手术和成本效益综合考量后选择。总而言之，根据手术类型合理应用肠外镇痛药，不仅可以减轻疼痛，还能够减少术后阿片类药物用量，提高患者康复速度。

（冯颖露 译　陈敏 校）

参考文献

1. Chou R, Gordon DB, de Leon-Casasola OA, Rosenberg JM, Bickler S, Brennan T, et al. Management of postoperative pain: a clinical practice guideline from the American Pain Society, the American Society of Regional Anesthesia and Pain Medicine, and the American Society of Anesthesiologists' Committee on Regional Anesthesia, Executive Committee, and Administrative Council. J Pain. 2016;17(2):131–57. https://doi.org/10.1016/j.jpain.2015.12.008.

2. Schwenk ES, Mariano ER. Designing the ideal perioperative pain management plan starts with multimodal analgesia. Korean J Anesthesiol. 2018;71(5):345–52. https://doi.org/10.4097/kja.d.18.00217.

3. White PF. The changing role of non-opioid analgesic techniques in the management of postoperative pain. Anesth Analg. 2005;101(5 Suppl):S5–22. https://doi.org/10.1213/01.ane.0000177099.28914.a7.

4. Jin JF, Zhu LL, Chen M, Xu HM, Wang HF, Feng XQ, et al. The optimal choice of medication administration route regarding intravenous, intramuscular, and subcutaneous injection. Patient Prefer Adherence. 2015;9:923–42. https://doi.org/10.2147/PPA.S87271.

5. Honarmand A, Safavi M, Karaky H. Preincisional administration of intravenous or subcutaneous infiltration of low-dose ketamine suppresses postoperative pain after appendectomy. J Pain Res. 2012;5:1–6. https://doi.org/10.2147/JPR.S26476.

6. Javid MJ, Rahimi M, Keshvari A. Dissociative conscious sedation, an alternative to general anesthesia for laparoscopic peritoneal dialysis catheter implantation: a randomized trial comparing intravenous and subcutaneous ketamine. Perit Dial Int. 2011;31(3):308–14. https://doi.org/10.3747/pdi.2010.00110.

7. Al-Rifai Z, Mulvey D. Principles of total intravenous anaesthesia: practical aspects of using total intravenous anaesthesia. BJA Educ. 2016;16(8):276–80. https://doi.org/10.1093/bjaed/mkv074.

8. Schraag S, Pradelli L, Alsaleh AJO, Bellone M, Ghetti G, Chung TL, et al. Propofol vs. inhalational agents to maintain general anaesthesia in ambulatory and in-patient surgery: a systematic review and meta-analysis. BMC Anesthesiol. 2018;18(1):162. https://doi.org/10.1186/s12871-018-0632-3.

9. Miller D, Lewis SR, Pritchard MW, Schofield-Robinson OJ, Shelton CL, Alderson P, et al. Intravenous versus inhalational maintenance of anaesthesia for postoperative cognitive outcomes in elderly people undergoing non-cardiac surgery. Cochrane Database Syst Rev. 2018;8:CD012317. https://doi.org/10.1002/14651858.CD012317.pub2.

10. Kumar G, Stendall C, Mistry R, Gurusamy K,

Walker D. A comparison of total intravenous anaesthesia using propofol with sevoflurane or desflurane in ambulatory surgery: systematic review and meta-analysis. Anaesthesia. 2014;69(10):1138–50. https://doi.org/10.1111/anae.12713.

11. Mirrakhimov AE, Voore P, Halytskyy O, Khan M, Ali AM. Propofol infusion syndrome in adults: a clinical update. Crit Care Res Pract. 2015;2015:260385. https://doi.org/10.1155/2015/260385.

12. Scott MJ, McEvoy MD, Gordon DB, Grant SA, Thacker JKM, Wu CL, et al. American Society for Enhanced Recovery (ASER) and Perioperative Quality Initiative (POQI) joint consensus statement on optimal analgesia within an enhanced recovery pathway for colorectal surgery: part 2-from PACU to the transition home. Perioper Med (Lond). 2017;6:7. https://doi.org/10.1186/s13741-017-0063-6.

13. Koepke EJ, Manning EL, Miller TE, Ganesh A, Williams DGA, Manning MW. The rising tide of opioid use and abuse: the role of the anesthesiologist. Perioper Med (Lond). 2018;7:16. https://doi.org/10.1186/s13741-018-0097-4.

14. Grass JA. Patient-controlled analgesia. Anesth Analg. 2005;101(5 Suppl):S44–61. https://doi.org/10.1213/01.ane.0000177102.11682.20.

15. Brune K, Patrignani P. New insights into the use of currently available non-steroidal anti-inflammatory drugs. J Pain Res. 2015;8:105–18. https://doi.org/10.2147/JPR.S75160.

16. Ding Y, White PF. Comparative effects of ketorolac, dezocine, and fentanyl as adjuvants during outpatient anesthesia. Anesth Analg. 1992;75(4):566–71. https://doi.org/10.1213/00000539-199210000-00018.

17. Ramirez-Ruiz M, Smith I, White PF. Use of analgesics during propofol sedation: a comparison of ketorolac, dezocine, and fentanyl. J Clin Anesth. 1995;7(6):481–5. https://doi.org/10.1016/0952-8180(95)00058-p.

18. Wong HY, Carpenter RL, Kopacz DJ, Fragen RJ, Thompson G, Maneatis TJ, et al. A randomized, double-blind evaluation of ketorolac tromethamine for postoperative analgesia in ambulatory surgery patients. Anesthesiology. 1993;78(1):6–14. https://doi.org/10.1097/00000542-199301000-00003.

19. Immer FF, Immer-Bansi AS, Trachsel N, Berdat PA, Eigenmann V, Curatolo M, et al. Pain treatment with a COX-2 inhibitor after coronary artery bypass operation: a randomized trial. Ann Thorac Surg. 2003;75(2):490–5. https://doi.org/10.1016/s0003-4975(02)04311-4.

20. Singh H, Bossard RF, White PF, Yeatts RW. Effects of ketorolac versus bupivacaine coadministration during patient-controlled hydromorphone epidural analgesia after thoracotomy procedures. Anesth Analg. 1997;84(3):564–9. https://doi.org/10.1097/00000539-199703000-00018.

21. Coloma M, White PF, Huber PJ Jr, Tongier WK, Dullye KK, Duffy LL. The effect of ketorolac on recovery after anorectal surgery: intravenous versus local administration. Anesth Analg. 2000;90(5):1107–10. https://doi.org/10.1097/00000539-200005000-00019.

22. Romsing J, Moiniche S, Ostergaard D, Dahl JB. Local infiltration with NSAIDs for postoperative analgesia: evidence for a peripheral analgesic action. Acta Anaesthesiol Scand. 2000;44(6):672–83. https://doi.org/10.1034/j.1399-6576.2000.440607.x.

23. Ding Y, Fredman B, White PF. Use of ketorolac and fentanyl during outpatient gynecologic surgery. Anesth Analg. 1993;77(2):205–10. https://doi.org/10.1213/00000539-199308000-00001.

24. Liu J, Ding Y, White PF, Feinstein R, Shear JM. Effects of ketorolac on postoperative analgesia and ventilatory function after laparoscopic cholecystectomy. Anesth Analg. 1993;76(5):1061–6. https://doi.org/10.1213/00000539-199305000-00026.

25. McLoughlin C, McKinney MS, Fee JP, Boules Z. Diclofenac for day-care arthroscopy surgery: comparison with a standard opioid therapy. Br J Anaesth. 1990;65(5):620–3. https://doi.org/10.1093/bja/65.5.620.

26. Gillberg LE, Harsten AS, Stahl LB. Preoperative diclofenac sodium reduces post-laparoscopy pain. Can J Anaesth. 1993;40(5 Pt 1):406–8. https://doi.org/10.1007/BF03009507.

27. Varrassi G, Panella L, Piroli A, Marinangeli F, Varrassi S, Wolman I, et al. The effects of perioperative ketorolac infusion on postoperative pain and endocrine-metabolic response. Anesth Analg. 1994;78(3):514–9. https://doi.org/10.1213/00000539-199403000-00017.

28. George NE, Gurk-Turner C, Mohamed NS, Wilkie WA, Remily EA, Davila Castrodad IM, et al. Diclofenac versus ketorolac for pain control after primary total joint arthroplasty: a comparative analysis. Cureus. 2020;12(3):e7310. https://doi.org/10.7759/cureus.7310.

29. Martinez L, Ekman E, Nakhla N. Perioperative opioid-sparing strategies: utility of conventional NSAIDs in adults. Clin Ther. 2019;41(12):2612–28. https://doi.org/10.1016/j.clinthera.2019.10.002.

30. Gobble RM, Hoang HL, Kachniarz B, Orgill DP.

Ketorolac does not increase perioperative bleeding: a meta-analysis of randomized controlled trials. Plast Reconstr Surg. 2014;133(3):741–55. https://doi.org/10.1097/01.prs.0000438459.60474.b5.

31. Rostom A, Muir K, Dube C, Jolicoeur E, Boucher M, Joyce J, et al. Gastrointestinal safety of cyclo-oxygenase-2 inhibitors: a Cochrane collaboration systematic review. Clin Gastroenterol Hepatol. 2007;5(7):818–28 e1–5; quiz 768. https://doi.org/10.1016/j.cgh.2007.03.011.

32. De Oliveira GS Jr, Castro-Alves LJ, RJ MC. Single-dose systemic acetaminophen to prevent postoperative pain: a meta-analysis of randomized controlled trials. Clin J Pain. 2015;31(1):86–93. https://doi.org/10.1097/AJP.0000000000000081.

33. Doleman B, Read D, Lund JN, Williams JP. Preventive acetaminophen reduces postoperative opioid consumption, vomitng, and pain scores after surgery: systematic review and meta-analysis. Reg Anesth Pain Med. 2015;40(6):706–12. https://doi.org/10.1097/AAP.0000000000000311.

34. Issioui T, Klein KW, White PF, Watcha MF, Coloma M, Skrivanek GD, et al. The efficacy of premedication with celecoxib and acetaminophen in preventing pain after otolaryngologic surgery. Anesth Analg. 2002;94(5):1188–93, table of contents. https://doi.org/10.1097/00000539-200205000-00025.

35. Issioui T, Klein KW, White PF, Watcha MF, Skrivanek GD, Jones SB, et al. Cost-efficacy of rofecoxib versus acetaminophen for preventing pain after ambulatory surgery. Anesthesiology. 2002;97(4):931–7. https://doi.org/10.1097/00000542-200210000-00027.

36. Curatolo M, Sveticic G. Drug combinations in pain treatment: a review of the published evidence and a method for finding the optimal combination. Best Pract Res Clin Anaesthesiol. 2002;16(4):507–19. https://doi.org/10.1053/bean.2002.0254.

37. O'Neal JB. The utility of intravenous acetaminophen in the perioperative period. Front Public Health. 2013;1:25. https://doi.org/10.3389/fpubh.2013.00025.

38. Smith HS. Perioperative intravenous acetaminophen and NSAIDs. Pain Med. 2011;12(6):961–81. https://doi.org/10.1111/j.1526-4637.2011.01141.x.

39. Jibril F, Sharaby S, Mohamed A, Wilby KJ. Intravenous versus oral acetaminophen for pain: systematic review of current evidence to support clinical decision-making. Can J Hosp Pharm. 2015;68(3):238–47. https://doi.org/10.4212/cjhp.v68i3.1458.

40. Li L, Vlisides PE. Ketamine: 50 years of modulat-ing the mind. Front Hum Neurosci. 2016;10:612. https://doi.org/10.3389/fnhum.2016.00612.

41. Ragule CA, Lee Wade K, Rubino S. Update on the physiologic effects of ketamine in general anesthesia and spinal blockade: a review of the literature. AANA J. 2019;87(6):489–94.

42. Schwenk ES, Viscusi ER, Buvanendran A, Hurley RW, Wasan AD, Narouze S, et al. Consensus guidelines on the use of intravenous ketamine infusions for acute pain management from the American Society of Regional Anesthesia and Pain Medicine, the American Academy of Pain Medicine, and the American Society of Anesthesiologists. Reg Anesth Pain Med. 2018;43(5):456–66. https://doi.org/10.1097/AAP.0000000000000806.

43. Laskowski K, Stirling A, McKay WP, Lim HJ. A systematic review of intravenous ketamine for postoperative analgesia. Can J Anaesth. 2011;58(10):911–23. https://doi.org/10.1007/s12630-011-9560-0.

44. Jouguelet-Lacoste J, La Colla L, Schilling D, Chelly JE. The use of intravenous infusion or single dose of low-dose ketamine for postoperative analgesia: a review of the current literature. Pain Med. 2015;16(2):383–403. https://doi.org/10.1111/pme.12619.

45. Assouline B, Tramer MR, Kreienbuhl L, Elia N. Benefit and harm of adding ketamine to an opioid in a patient-controlled analgesia device for the control of postoperative pain: systematic review and meta-analyses of randomized controlled trials with trial sequential analyses. Pain. 2016; 157(12):2854–64. https://doi.org/10.1097/j.pain.0000000000000705.

46. Pendi A, Field R, Farhan SD, Eichler M, Bederman SS. Perioperative ketamine for analgesia in spine surgery: a meta-analysis of randomized controlled trials. Spine (Phila Pa 1976). 2018;43(5):E299–307. https://doi.org/10.1097/BRS.0000000000002318.

47. Wang L, Johnston B, Kaushal A, Cheng D, Zhu F, Martin J. Ketamine added to morphine or hydromorphone patient-controlled analgesia for acute postoperative pain in adults: a systematic review and meta-analysis of randomized trials. Can J Anaesth. 2016;63(3):311–25. https://doi.org/10.1007/s12630-015-0551-4.

48. Ding X, Jin S, Niu X, Wang T, Zhao X, Ren H, et al. Morphine with adjuvant ketamine versus higher dose of morphine alone for acute pain: a meta-analysis. Int J Clin Exp Med. 2014;7(9):2504–10.

49. Nesher N, Ekstein MP, Paz Y, Marouani N, Chazan S, Weinbroum AA. Morphine with adjuvant

ketamine vs higher dose of morphine alone for immediate postthoracotomy analgesia. Chest. 2009;136(1):245–52. https://doi.org/10.1378/chest.08-0246.

50. Jessen Lundorf L, Korvenius Nedergaard H, Moller AM. Perioperative dexmedetomidine for acute pain after abdominal surgery in adults. Cochrane Database Syst Rev. 2016;2:Cd010358. https://doi.org/10.1002/14651858.CD010358.pub2.

51. Gertler R, Brown HC, Mitchell DH, Silvius EN. Dexmedetomidine: a novel sedative-analgesic agent. Proc (Bayl Univ Med Cent). 2001;14(1):13–21. https://doi.org/10.1080/08998280.2001.11927725.

52. Nelson LE, Lu J, Guo T, Saper CB, Franks NP, Maze M. The alpha2-adrenoceptor agonist dexmedetomidine converges on an endogenous sleep-promoting pathway to exert its sedative effects. Anesthesiology. 2003;98(2):428–36. https://doi.org/10.1097/00000542-200302000-00024.

53. Naik BI, Nemergut EC, Kazemi A, Fernandez L, Cederholm SK, McMurry TL, et al. The effect of dexmedetomidine on postoperative opioid consumption and pain after major spine surgery. Anesth Analg. 2016;122(5):1646–53. https://doi.org/10.1213/ANE.0000000000001226.

54. Cheung CW, Qiu Q, Ying AC, Choi SW, Law WL, Irwin MG. The effects of intra-operative dexmedetomidine on postoperative pain, side-effects and recovery in colorectal surgery. Anaesthesia. 2014;69(11):1214–21. https://doi.org/10.1111/anae.12759.

55. Abdallah FW, Dwyer T, Chan VW, Niazi AU, Ogilvie-Harris DJ, Oldfield S, et al. IV and perineural dexmedetomidine similarly prolong the duration of analgesia after interscalene brachial plexus block: a randomized, three-arm, triple-masked. Placebo Control Trial Anesthesiol. 2016;124(3):683–95. https://doi.org/10.1097/ALN.0000000000000983.

56. Das B, Lakshmegowda M, Sharma M, Mitra S, Chauhan R. Supraclavicular brachial plexus block using ropivacaine alone or combined with dexmedetomidine for upper limb surgery: a prospective, randomized, doubleblinded, comparative study. Rev Esp Anestesiol Reanim. 2016;63(3):135–40. https://doi.org/10.1016/j.redar.2015.04.012.

57. Wang CY, Chen F, Wu J, Fu SY, Xu XM, Chen J, et al. The association of the optimal bolus of dexmedetomidine with its favourable haemodynamic outcomes in adult surgical patients under general anaesthesia. Br J Clin Pharmacol. 2020;86(1):85–92. https://doi.org/10.1111/bcp.14137.

58. Milligan KR, Convery PN, Weir P, Quinn P, Connolly D. The efficacy and safety of epidural infusions of levobupivacaine with and without clonidine for postoperative pain relief in patients undergoing total hip replacement. Anesth Analg. 2000;91(2):393–7. https://doi.org/10.1097/00000539-200008000-00030.

59. Klamt JG, Garcia LV, Stocche RM, Meinberg AC. Epidural infusion of clonidine or clonidine plus ropivacaine for postoperative analgesia in children undergoing major abdominal surgery. J Clin Anesth. 2003;15(7):510–4. https://doi.org/10.1016/j.jclinane.2003.02.005.

60. Santiveri X, Arxer A, Plaja I, Metje MT, Martinez B, Villalonga A, et al. Anaesthetic and postoperative analgesic effects of spinal clonidine as an additive to prilocaine in the transurethral resection of urinary bladder tumours. Eur J Anaesthesiol. 2002;19(8):589–93. https://doi.org/10.1017/s0265021502000959.

61. Yasaei R, Saadabadi A. Clonidine. Treasure Island: StatPearls; 2020.

62. Blaudszun G, Lysakowski C, Elia N, Tramer MR. Effect of perioperative systemic alpha2 agonists on postoperative morphine consumption and pain intensity: systematic review and meta-analysis of randomized controlled trials. Anesthesiology. 2012;116(6):1312–22. https://doi.org/10.1097/ALN.0b013e31825681cb.

63. Turan A, Babazade R, Kurz A, Devereaux PJ, Zimmerman NM, Hutcherson MT, et al. Clonidine does not reduce pain or opioid consumption after noncardiac surgery. Anesth Analg. 2016;123(3):749–57. https://doi.org/10.1213/ANE.0000000000001356.

64. Andersen FH, Nielsen K, Kehlet H. Combined ilioinguinal blockade and local infiltration anaesthesia for groin hernia repair – a double-blind randomized study. Br J Anaesth. 2005;94(4):520–3. https://doi.org/10.1093/bja/aei083.

65. Chung F, Ritchie E, Su J. Postoperative pain in ambulatory surgery. Anesth Analg. 1997;85(4):808–16. https://doi.org/10.1097/00000539-199710000-00017.

66. Jebeles JA, Reilly JS, Gutierrez JF, Bradley EL Jr, Kissin I. The effect of pre-incisional infiltration of tonsils with bupivacaine on the pain following tonsillectomy under general anesthesia. Pain. 1991;47(3):305–8. https://doi.org/10.1016/0304-3959(91)90220-r.

67. Tverskoy M, Cozacov C, Ayache M, Bradley EL Jr, Kissin I. Postoperative pain after inguinal herniorrhaphy with different types of anesthesia. Anesth Analg. 1990;70(1):29–35. https://doi.

org/10.1213/00000539-199001000-00006.

68. Bisgaard T, Klarskov B, Kristiansen VB, Callesen T, Schulze S, Kehlet H, et al. Multi-regional local anesthetic infiltration during laparoscopic cholecystectomy in patients receiving prophylactic multi-modal analgesia: a randomized, double-blinded, placebo-controlled study. Anesth Analg. 1999;89(4):1017–24. https://doi.org/10.1097/00000539-199910000-00036.

69. Sarac AM, Aktan AO, Baykan N, Yegen C, Yalin R. The effect and timing of local anesthesia in laparoscopic cholecystectomy. Surg Laparosc Endosc. 1996;6(5):362–6.

70. Hasaniya NW, Zayed FF, Faiz H, Severino R. Preinsertion local anesthesia at the trocar site improves perioperative pain and decreases costs of laparoscopic cholecystectomy. Surg Endosc. 2001;15(9):962–4. https://doi.org/10.1007/s004640000294.

71. Fong SY, Pavy TJ, Yeo ST, Paech MJ, Gurrin LC. Assessment of wound infiltration with bupivacaine in women undergoing day-case gynecological laparoscopy. Reg Anesth Pain Med. 2001;26(2):131–6. https://doi.org/10.1053/rapm.2001.21836.

72. White PF, Rawal S, Latham P, Markowitz S, Issioui T, Chi L, et al. Use of a continuous local anesthetic infusion for pain management after median sternotomy. Anesthesiology. 2003;99(4):918–23. https://doi.org/10.1097/00000542-200310000-00026.

73. Bianconi M, Ferraro L, Ricci R, Zanoli G, Antonelli T, Giulia B, et al. The pharmacokinetics and efficacy of ropivacaine continuous wound instillation after spine fusion surgery. Anesth Analg. 2004;98(1):166–72, table of contents. https://doi.org/10.1213/01.ane.0000093310.47375.44.

74. Ropivacaine. In: Lexi-drugs. Riverwoods: Wolters Kluwer Health. Drug updated January 7, 2020. Accessed 10 Jan 2020.

75. Paul JE, Arya A, Hurlburt L, Cheng J, Thabane L, Tidy A, et al. Femoral nerve block improves analgesia outcomes after total knee arthroplasty: a meta-analysis of randomized controlled trials. Anesthesiology. 2010;113(5):1144–62. https://doi.org/10.1097/ALN.0b013e3181f4b18.

76. Warrender WJ, Syed UAM, Hammoud S, Emper W, Ciccotti MG, Abboud JA, et al. Pain management after outpatient shoulder arthroscopy: a systematic review of randomized controlled trials. Am J Sports Med. 2017;45(7):1676–86. https://doi.org/10.1177/0363546516667906.

77. Elkassabany N, Cai LF, Mehta S, Ahn J, Pieczynski L, Polomano RC, et al. Does regional anesthesia improve the quality of postoperative pain management and the quality of recovery in patients undergoing operative repair of tibia and ankle fractures? J Orthop Trauma. 2015;29(9):404–9. https://doi.org/10.1097/BOT.0000000000000344.

78. Helander EM, Webb MP, Bias M, Whang EE, Kaye AD, Urman RD. Use of regional anesthesia techniques: analysis of institutional enhanced recovery after surgery protocols for colorectal surgery. J Laparoendosc Adv Surg Tech A. 2017;27(9):898–902. https://doi.org/10.1089/lap.2017.0339.

79. Wahal C, Kumar A, Pyati S. Advances in regional anaesthesia: a review of current practice, newer techniques and outcomes. Indian J Anaesth. 2018;62(2):94–102. https://doi.org/10.4103/ija.IJA_433_17.

80. Lee S, Rooban N, Vaghadia H, Sawka AN, Tang R. A randomized noninferiority trial of adductor canal block for analgesia after total knee arthroplasty: single injection versus catheter technique. J Arthroplast. 2018;33(4):1045–51. https://doi.org/10.1016/j.arth.2017.11.018.

81. Dixit V, Fathima S, Walsh SM, Seviciu A, Schwendt I, Spittler KH, et al. Effectiveness of continuous versus single injection femoral nerve block for total knee arthroplasty: a double blinded, randomized trial. Knee. 2018;25(4):623–30. https://doi.org/10.1016/j.knee.2018.04.001.

82. Cooper DW, Turner G. Patient-controlled extradural analgesia to compare bupivacaine, fentanyl and bupivacaine with fentanyl in the treatment of postoperative pain. Br J Anaesth. 1993;70(5):503–7. https://doi.org/10.1093/bja/70.5.503.

83. Scott DA, Beilby DS, McClymont C. Postoperative analgesia using epidural infusions of fentanyl with bupivacaine. A prospective analysis of 1,014 patients. Anesthesiology. 1995;83(4):727–37. https://doi.org/10.1097/00000542-199510000-00012.

84. Wheatley RG, Schug SA, Watson D. Safety and efficacy of postoperative epidural analgesia. Br J Anaesth. 2001;87(1):47–61. https://doi.org/10.1093/bja/87.1.47.

85. Agarwal A, Kishore K. Complications and controversies of regional anaesthesia: a review. Indian J Anaesth. 2009;53(5):543–53.

第 9 章

疼痛心理学和围术期疼痛管理

Patricia W. Tsui, Abhishek K. Gupta, Cynthia A. Cervoni, Christopher R. Page, Nomita Sonty

引言

急性术后疼痛几乎随时都可能出现，并且在与患者讨论围术期相关事项的时候也经常会提到这一点。然而，手术后发生持续慢性疼痛的可能性是难以预测的，而对于这种疼痛的管理常常是一种挑战。从急性疼痛向慢性疼痛的转化一直是人们非常关注的话题，因其给医疗系统带来了巨大的负担。这在一定程度上导致了目前阿片类药物的流行，在治疗上也更多地倾向于多模式镇痛。近年来，明确导致手术后持续疼痛的风险因素，并利用各种方法来预防这些疼痛症状的发生成为关注重点。与非外科手术相关的慢性疼痛类似，心理和社会因素被认为是产生外科手术后持续性疼痛的潜在因素。

定义

国际疼痛研究协会（IASP）曾将慢性术后疼痛定义为外科手术后出现的，并持续至少两个月，同时排除其他原因引起的疼痛[1]。由于过于简单化，这个定义经常被批评和修改。最近，《国际疾病分类》将慢性术后疼痛定义为外科手术后，在手术部位出现或加剧的疼痛，且持续到伤口愈合之后（即至少3个月），并且该疼痛不能用其他原因更好地解释，如感染、恶性肿瘤或预先存在的疼痛[2]。

流行病学

精确量化慢性术后疼痛的实际发生率和流行率十分困难。据估算，全球每年有超过3亿例手术，而其中约有10%的患者存在慢性术后疼痛[3]。因此，慢性术后疼痛被认为是一个需要特别关注的公共卫生问题。

慢性术后疼痛可出现在任何类型的手术之后。然而，胸腔、乳腺、腰椎、腹股沟疝手术，以及髋关节或膝关节置换术后慢性疼痛的发生率尤其高（>20%）[3]。此类手术可能有更高的神经损伤的风险，这也是产生慢性术后疼痛的危险因素。

急性疼痛过渡到慢性疼痛的病理生理学变化

从急性疼痛过渡到慢性疼痛的病理生理学变化是一个复杂的相互作用的过程，包括多个系统的参与，免疫、感觉、激素和炎症均有参与。周围神经系统和中枢神经系统（即大脑和脊髓）都会发生变化。

一般来说，随着急性痛觉信号的终止

和足够长时间的平衡状态恢复，疼痛得以中止。然而，在从急性疼痛向慢性疼痛过渡的过程中，这些痛觉信号往往继续释放并刺激痛觉通路。在外周，这些延长的痛觉信号导致了慢性炎症和痛觉阈值的降低，常会导致外周敏化。这些持续的痛觉信号反过来导致脊髓和大脑内的中枢敏化，并形成"发条"现象。结构变化的出现增强了信号转导并释放额外的神经递质、炎症标志物和趋化因子。所有这些变化共同导致了中枢敏化。功能性MRI和PET扫描等检测手段已经发现中枢敏化后大脑的结构变化，而这些变化往往会造成心理和精神问题，如抑郁症、焦虑症、不良的疼痛应对策略和药物滥用问题。这些压力因素又会进一步加重患者的疼痛症状[4]。

一般风险因素

目前，还没有办法确切地预测哪些患者会在手术后出现慢性疼痛症状。尽管如此，有一些风险因素已被发现有助于确定哪些患者群体更可能出现慢性疼痛（表9.1）。因此，可以采取适当的措施，尽早识别并治疗这些高危患者。这些预测因素有些与患者相关，也有些与手术相关。与患者相关的因素可能包括医疗并发症、遗传易感性、手术前存在慢性疼痛、女性患者和低龄患者。社会心理因素包括抑郁症、焦虑、压力、过度警觉、灾难化思维，以及恢复工作的速度。手术因素包括手术类型、手术方式、手术时间、术后疼痛的严重程度、麻醉管理和麻醉的类型[1,3-5]。

心理风险因素

"从急性疼痛过渡到慢性疼痛的问题是

表9.1 慢性术后疼痛的风险因素

患者因素
 遗传易感性
 内科合并症
 外科手术前的慢性疼痛
 女性
 低龄
 抑郁症
 焦虑
 压力
 过度警觉
 灾难化思维
 恢复工作的速度

外科手术和围术期因素
 手术类型[a]
 手术方式[b]
 手术时间
 术后疼痛的严重程度
 镇痛方案
 麻醉方式

[a] 胸部、乳腺、腰椎、腹股沟疝气、髋关节和膝关节置换术后慢性疼痛的发生率很高。
[b] 开放式（高风险因素）对比腹腔镜式（低风险因素）。

该领域最基础和最长久的挑战之一。我们对可能的机制还缺乏共识[6]。这一机制的基础需要对两个关键问题做出回答：①哪些人会发展成慢性疼痛？②什么使一个人容易出现慢性疼痛？现有的研究已经确定了许多风险因素，包括人口统计学、情绪障碍、生活方式和并发症[7]，但这些因素只占慢性疼痛差异原因的10%~20%[8]。直到最近，由于神经影像学的发展，我们才能够研究解释这些因素如何介导慢性疼痛发展的大脑机制和过程。从这一研究中，通过已知的大脑结构和生理过程预测慢性疼痛的发展，准确率可达80%~100%[9]。脑成像研究表明，慢性疼痛患者的大脑解剖结构和功能会发生改变[10]。一项追踪持续性腰痛的纵向研究表明，"自发性疼痛的神经表征以体感活动为主导，而边缘表征的出现则代表了疼痛变为慢性疼痛"[11]。皮质边缘系统已经被发现可以控制或放大疼痛状态，并且在口面部疼痛状态中也有记载。此外，如果疼痛是一个持续的压力源，并改变了个体的神经系统，那么包括慢性社会人口学和环境压力在内的早期生活逆境有可能通过重组中脑边缘回路而对个体进行预设，从而增加他们发展为慢性疼痛的风险[12]。

Hruschak和Cochran[13]进行了一项关于从急性疼痛向慢性疼痛过渡的社会心理预测因素系统的回顾性研究。在符合纳入标准的18篇文章中，83%的文章报道了社会心理因素与慢性疼痛之间的关联。29%的文章表明，抑郁是一个可能的因素，35%的文章发现慢性疼痛与恐惧回避有关。同样，在肌肉骨骼疼痛的研究中，较高的忧虑水平预示着过渡到慢性疼痛的可能性增加[14]。最近，IASP在一份情况说明中记录了术后慢性疼痛的风险因素：术前情绪障碍（如抑郁、焦虑和PTSD症状），术前疼痛灾难化思维和对手术的恐惧，以及术后快速恢复阶段的运动恐惧症[15]。

Linton[16]强调了与慢性疼痛发展相关的心理因素：

1.公开表达疼痛体验的行为（揉搓、龇牙咧嘴、支撑），低水平活动，以及避免那些通过操作性或经典条件反射"学会"的加重疼痛的行为。

2.疼痛认知是对疼痛和疾病的强烈信念，往往受到社会和文化因素的影响。它们可能包括灾难化思维、认知扭曲、控制位点、过度警觉和回避的适应性策略。

3.情绪，包括痛苦的情绪状态，如恐惧、焦虑、抑郁、愤怒，以及与疼痛相关的挫折不耐受性。

4.社会因素既可作为一种风险（脆弱因素），也可作为一种可逆性资源。社会隔离、重返工作岗位的选择有限或重返工作岗位的能力受限、收入困难，以及获得高质量护理机会的不均等，都可能延长疼痛的存在并导致残疾。作为一种可逆性资源，社会因素也可以缓冲疼痛对功能的影响。

为了更好地解释慢性疼痛的发展，有一些特定的机制模型已经被提出，具体如下。

1.恐惧-回避模型：最早由Letham在1983年提出[17]，并由Vlaeyen在2016年做了进一步讨论[18]。该模型提出当回避而不是对抗作为行为反应时，对疼痛的恐惧会导致"有害的影响"[19]。在这个模型中，恐惧由对即将到来的威胁的正常预期反应，变成了对非威胁性或疼痛刺激的条件性的经验或观察学习。对这些刺激的恐惧导致回避，并泛化为密切相关的其他刺激。这种回避会导致恐惧的进一步强化，从而形成恐惧和回避循环。两个因素，即焦虑敏感性（AS）和经验性回避（EA）已被确定为恐惧-回避模型中的脆弱因素，以解释疼痛恐惧的个体差异[20]。AS被定义为对身体感觉的恐惧，因为相信这些感觉会产生负面的身体、认知或社会后果[21]。EA是指不愿意忍受令人不安的情绪、想法和记忆，从而不适应地试图逃避这些体验。EA较高的人对疼痛的耐受力较低，对疼痛的灾难化思维程度较高[22]。

2.累积风险负荷模型：强调了重叠因素，如灾难化、恐惧和抑郁症之间，随着时间推移而产生的累积性相互作用的重要性。与恐惧-回避模型相比，这个模型的优势在于它比单个严重程度测量的组合更能预测疼痛结果。最近的证据表明，全球风险指数是更好的预测因素，也可能是更好的治疗目标[19]。

3.逃避-耐力模型（AEM）：假设一些患者会变得恐惧和回避，而另一些患者则会出现耐力反应。"AEM"的核心内容是假设经历过疼痛的人对疼痛的认知、情感和行为反应都有其特点，从而影响疼痛和残疾的持续。情感和认知因素将决定忍耐反应的类型[19,23]。

综上所述，对于急性疼痛向慢性疼痛过渡的心理因素的神经解剖学基础目前已得到了更好的认识，从而促进了对疼痛的全面和早期干预。

循证心理学方法

虽然有大量的证据表明，认知行为疗法（CBT）对慢性疼痛是有用的，但其对急性疼痛，特别是对围术期疼痛的作用却缺乏证据。常见的术后治疗方法包括正念减压疗法（MBSR）、CBT、接纳与承诺疗法（ACT）、基于正念的方法、疼痛教育、放松疗法和催眠。这些方法通常需要多次治疗（表9.2）[24]。针对急性疼痛的心理干预的研究较少，尽管疼痛特异性忧虑程度可以预测相关结果，包括慢性疼痛强度、外科手术后疼痛强度、残疾、对阿片类药

表9.2 术后常用的心理干预措施

认知-行为疗法
正念减压疗法
接纳与承诺疗法
基于正念的方法
疼痛教育
放松疗法
催眠

物的反应、阿片类药物的使用和术后4个月随访时的疼痛情况[24]。

有人建议在术前和术后进行心理干预。一些原始研究和随后的评论都试图研究这些干预措施对短期和长期结果的有效性，如不同患者群体中镇痛剂的使用、疼痛评分、疼痛相关的焦虑和慢性疼痛。放松疗法、催眠、正念、认知行为策略，以及接纳与承诺疗法是最著名的急性疼痛干预措施。

心理因素可以作为围术期疼痛的预测因素[25]，特别是疼痛灾难化思维，可能在患者对疼痛的感知、疼痛的严重程度及慢性疼痛的发展中起着重要作用[26-28]。因此，一些研究人员试图评估在外科手术前后针对疼痛灾难化和疼痛预期的干预措施的有效性。一项研究在大学本科女生中使用热极（在皮肤表面加热）诱发疼痛[29]。那些有急性或慢性疼痛的人被排除在样本之外。作者称，研究女性是因为女性的疼痛状况更普遍，而且疼痛的敏感性差异也更大。参与者被分配到不同小组，并得到指示使用接受、认知重组或转移注意力3种方法来应对与热有关的疼痛，研究员记录她们对疼痛的耐受性（以她们要求研究人员停止之前施加的热量来衡量），以及通过视觉模拟量表衡量的疼痛强度。结果发现，虽然接受和更大的疼痛容忍度之间的关系比认知重组（一种基于CBT的策略）和疼痛容忍度之间的关系更强，但就对疼痛强度的潜在影响而言，接受和分散注意力之间没有明显的区别。这可能提供了有关心理干预对急性疼痛体验作用的基本信息。

Reichart与其同事试图通过简短的心理干预来减少围术期疼痛和脊柱神经外科手术后的必要治疗[30]。他们的干预措施是为了解决术前恐惧水平增加的问题，因为他

们发现术前恐惧水平的增加会影响术后的结果。他们的短期心理干预（SPI）侧重于通过提高自我效能感和控制位点来减少恐惧–回避信念，并提高患者采取新行为的动机。他们运用了具有实施意图的心理对比干预。心理对比被认为是一种独立于个人期望而实现目标的方法。在干预的第一个环节中，参与者被问及他们最重要的目标，然后被要求说出实现这些目标的积极方面和潜在障碍。在第二次会议上，他们回顾了这些目标，并包括实施意图（"如果–那么"计划），以进一步确定克服障碍和实现既定目标的方法。结果表明，治疗组患者的疼痛强度降低，作者假设这是由于他们学会了一种应对疾病的方法。虽然有局限性，但这项研究为短期心理干预及其对改善术后疼痛的作用提供了支持。

一项关于开胸术后急性疼痛心理干预的Cochrane综述[31]发现，中等质量的证据显示，心理干预有助于减少心脏手术患者的精神痛苦。作者认为，目前缺乏证据支持或反驳心理干预对术后疼痛或其他结果的影响，如镇痛剂的使用或患者的活动能力。然而，他们的综述只关注了心理教育、认知行为干预和放松技术。纳入更多的心理干预措施的最新综述将提供更全面的对心理干预疗效和有效性的解释。

各研究报道指出，关于急性疼痛的心理干预的文献非常少。Darnall[24]在其综述中建议，评估联合方法的有效性，如放松和认知策略，可能会提供更全面的治疗。此外，身心干预可能会补充管理和治疗急性疼痛的一个重要因素，因其可能会说明心理和生物体验之间的相互作用。特别是短暂的身心干预已被证明可以减轻实验诱发疼痛的强度[32,33]。一项针对住院疼痛患者的随机对照试验评估了正念训练、催眠暗示和心理教育的有效性[34]。他们的研究发现，正念和催眠暗示都能明显改变疼痛强度。Nelson及其同事[35]的系统综述发现，引导性想象在降低术后疼痛程度方面是有效的，该综述对其减少镇痛剂使用的作用也提供了一定的支持。他们的综述部分支持催眠对术后焦虑或疼痛的疗效。总的来说，关于身心疗法对生理的影响，包括生命体征和内分泌指标，结果并不一致。

基于现有的（尽管有限）科学证据，心理干预似乎可以在减少围术期疼痛方面发挥作用。这些干预措施如果在手术前实施，似乎是最有效的，患者会有足够的时间来练习所学的技能。在整个研究中，患者似乎可以从旨在减少疼痛灾难化和（或）疼痛相关焦虑的策略，以及急性应对技能中获益。由于正念需要有目的的、非判断的、当下的意识[36]，它可以作为一种基础策略来实施，以促进更有效地使用其他技能。这种术前"训练"可以为患者提供一个机会，学习有效的应对技能，挑战疼痛的灾难化思维，帮助管理预期，并增加自我调节的能力。人们需要进一步研究这些干预措施的有效性、对哪些患者有效，以及实施和推广这些干预措施的可行性。

临床案例

案例1：Lori合作干预

Lori是一例25岁的女性患者，她的右下肢有复杂区域疼痛综合征（CRPS）病史，是在冰上摔倒造成的。当疼痛加剧时，她会寻求紧急疼痛治疗，有时会被送入医院。住院期间，全科、急性疼痛科、精神病科和护理科都参与了治疗。疼痛治疗包括影像学和诊断检查、静脉注射阿片类止痛药，以及静脉注射氯胺酮。CRPS的门诊治疗包括口服抗炎药和抗焦虑药。每个月一次的氯胺酮输注治疗缓解了持续的疼痛症状。Lori说，她坚信静脉注射药物是唯一能够缓解严重疼痛加剧的治疗方法。静脉注射阿片类药物和氯胺酮药物只被推荐间歇使用，而急性疼痛服务部门强烈建议不要采用这种方法。Lori在医院和急诊科住院期间，对精神科的随访持开放和接受的态度，其中大部分是心理治疗。在每次入院和急诊治疗时，她都希望能接受静脉阿片类药物或氯胺酮治疗。心理治疗包括与一名咨询和联络服务的心理学家进行个体治疗。心理学家与Lori一起回顾了应对策略，如激发放松反应、自我安抚、解决问题、表达情绪和认知应对。心理学家还致力于积极管理患者对治疗的期望，以及解决患者和治疗小组之间出现的冲突，这些冲突导致患者产生自杀想法和自残行为，即拔出她的静脉导管。我们采用了一种团队方法来管理期望值，并提供有关口服和静脉注射止痛药及耐受性发展的教育。Lori能够向心理学家表达她的感受，例如，感到被误解和被轻视。这有助于患者与心理医师建立融洽的关系，然而，当心理医师与医疗团队保持一致时，也导致她感到被背叛了。这一点最终通过住院期间的持续随访得以解决。Lori继续在门诊进行疼痛治疗，在急诊其疼痛得到缓解。在多学科合作和家庭支持下，她应对疼痛和病情加重的能力随着时间的推移而得到改善，这增强了她的信念，即在可能的情况下应避免静脉注射镇痛药物。

在这个案例中，需要一个综合的精神病学团队来帮助患者解决住院期间出现的冲突，以及提供门诊心理健康支持。持续的沟通和随访，同时加强与住院和门诊服务一致的疼痛管理治疗计划是至关重要的。

心理干预的重点是通过建立友好关系来创造一个支持性环境。心理教育和认知重塑的方法有助于管理对急性疼痛治疗的期望。在住院期间，她每次都要接受3~7天的治疗。在慢性疼痛发生后约4个月，她每周至少接受一次门诊心理治疗。该患者入院前有慢性疼痛、焦虑、双相情感障碍和注意力缺陷多动障碍的病史。

案例2：Carrie个体干预

Carrie是一例23岁的女性患者，她的右膝严重脱臼，需要进行多次整形手术。这一伤害是在一次火车脱轨事故中发生的，该事故导致50多名乘客受伤，4人死亡。Carrie需要在几年内接受骨科、整形外科和传染病方面的医疗随访和住院治疗。同时，她还出现了创伤后压力症状。Carrie在受伤11天后住院时被介绍接受个体心理治疗。治疗最初需要建立融洽的关系，进行创伤后应激障碍教育，处理来自创伤事件的记忆，并学习认知行为技能来控制疼痛和焦虑的情绪。CBT包括学习引起放松反应、注意力转移、睡眠管理、目标设定和行为激活。在治疗过程中还进行了正念冥想。Carrie还对学习如何利用营养来促进伤口愈合感兴趣，并独立进行研究。就像她过去能够做到的那样，她学会调整和适应与失去独立性和功能下降有关的变化，并处理因与她的治疗和观点相左而产生的人际冲突，这些是心理治疗的关键组成部分。随着时间的推移，Carrie的自我效能有所提高，这体现在她有信心在受伤的情况下过上充实的生活。她有强烈的动机接受非药物治疗，并尽量减少药物的使用，这是她的疼痛管理中需要考虑的一个重要因素。

在第二个案例中，并没有必要采用团队方式。个体化的心理治疗和固有的个性特征可能更有助于使患者减少心理障碍并适应她目前的状况。对焦虑和抑郁症状的管理是她治疗计划的一个重要组成部分。她在医院接受了两次心理治疗，在门诊接受了13次心理治疗。该患者既往没有精神健康障碍的病史。

未来的研究方向

在过去的几年里，医务工作人员对患者疼痛的管理和所面对的压力正在发生变化。这在很大程度上是由于过去几十年来阿片类药物的过度处方所带来的意外后果，阿片类药物的流行对个人和社会造成了巨大的损害。

心理学方案是有机会对术后疼痛的管理产生深远影响的。单纯对疼痛强度或阿片类药物减量的狭隘关注，将复杂的人类体验——疼痛，简化为一个单一的数字。多模式镇痛主要关注治疗疼痛的痛觉成分。心理治疗也许更适合解决与疼痛有关的患者经历。疼痛是一种感知，包括感觉和情感。有必要开发出超越疼痛强度量表和减少阿片类药物消耗量的测量方法，以反映患者的整体体验。每例疼痛的患者，即使他们做了同样的手术，对不同的治疗方法的反应可能有好有坏，这取决于他们自身的其他变量。患者的体验可能为改善术后疼痛管理提供启示。

改善患者围术期体验的一个主要限制是时间。围术期是各种时间-压力相关的环境。做好疼痛管理需要时间。对门诊和住院患者的心理治疗和（或）术前、术后的心理教育计划进行研究，将有助于我们了解这是否会带来更好的疼痛治疗结果。在门诊学到的技能可以在住院环境中得到加强和调整。另一个研究领域可能包括使用

和培训专职医护人员和志愿者，以实施一些更人性化但耗费时间的拟治疗策略。这样做还有一个额外的好处，那就是让疲于工作的医务人员确切地感受到他们的患者和职业与他们息息相关。

慢性疼痛门诊干预实施一段时间以来，在对患者疼痛的共同管理方面，心理学治疗的益处已经有所体现。心理护理帮助患者学会与残留痛共存并更好地生活，并在医学治疗有限的情况下确实减轻疼痛。外科和住院患者的急性疼痛诊疗应当以这种模式作为未来研究的指导，以改善患者的围术期体验。

（陈敏 译 董嗣炜 校）

参考文献

1. Schug SA, Pogatzki-Zahn EM. Chronic pain after surgery or injury. Pain Clin Updates. 2011;19(1):1–4.
2. Treede RD, Rief W, Barke A, et al. A classification of chronic pain for ICD11. Pain. 2015;156:1003–7.
3. Glare P, Aubrey KR, Myles PS. Transition from acute to chronic pain after surgery. Lancet. 2019; 393(10180):1537–46.
4. Feizerfan A, Sheh G. Transition from acute to chronic pain. Contin Educ Anaesth Crit Care Pain. 2014;15(2):98–102.
5. Pincus T, Burton AK, Vogel S, Field AP. A systematic review of psychological factors as predictors of chronicity/disability in prospective cohorts of low back pain. Spine. 2002;27(5):E109–E20.
6. Chapman CR, Vierck CJ. The transition of acute postoperative pain to chronic pain: an integrative overview of research on mechanisms. J Pain. 2017;18(4):359. e1–e38.
7. VanDenKerkhof EG, Peters ML, Bruce J. Chronic pain after surgery: time for standardization? A framework to establish core risk factor and outcome domains for epidemiological studies. Clin J Pain. 2013;29(1):2–8.
8. Hasenbring MI, Rusu AC, Turk DC. From acute to chronic back pain: risk factors, mechanisms, and clinical implications. Oxford: Oxford University Press; 2012.
9. Vachon-Presseau E, Centeno M, Ren W, Berger S,

Tetreault P, Ghantous M, et al. The emotional brain as a predictor and amplifier of chronic pain. J Dent Res. 2016;95(6):605–12.

10. Baliki MN, Schnitzer TJ, Bauer WR, Apkarian AV. Brain morphological signatures for chronic pain. PLoS One. 2011;6(10):e26010.

11. Hashmi JA, Baliki MN, Huang L, Baria AT, Torbey S, Hermann KM, et al. Shape shifting pain: chronification of back pain shifts brain representation from nociceptive to emotional circuits. Brain. 2013;136(9):2751–68.

12. Vachon-Presseau E, Roy M, Martel M-O, Caron E, Marin M-F, Chen J, et al. The stress model of chronic pain: evidence from basal cortisol and hippocampal structure and function in humans. Brain. 2013;136(3):815–27.

13. Hruschak V, Cochran G. Psychosocial predictors in the transition from acute to chronic pain: a systematic review. Psychol Health Med. 2018;23(10):1151–67.

14. Diatchenko L, Fillingim RB, Smith SB, Maixner W. The phenotypic and genetic signatures of common musculoskeletal pain conditions. Nat Rev Rheumatol. 2013;9(6):340.

15. Darnall B, Cohen R. Behavioral risk factors and interventions, including hypnosis for acute and chronic pain after surgery. Fact sheet no 6. 2017. IASP; 2017.

16. Linton SJ. Understanding pain for better clinical practice: a psychological perspective. Edinburgh: Elsevier Health Sciences; 2005.

17. Lethem J, Slade P, Troup J, Bentley G. Outline of a fear-avoidance model of exaggerated pain perception – I. Behav Res Ther. 1983;21(4):401–8.

18. Vlaeyen JW, Crombez G, Linton SJ. The fear-avoidance model of pain. Pain. 2016;157(8):1588–9.

19. Edwards RR, Dworkin RH, Sullivan MD, Turk DC, Wasan AD. The role of psychosocial processes in the development and maintenance of chronic pain. J Pain. 2016;17(9):T70–92.

20. Esteve R, Ramírez-Maestre C, López-Martínez A. Experiential avoidance and anxiety sensitivity as dispositional variables and their relationship to the adjustment to chronic pain. Eur J Pain. 2012;16(5):718–26.

21. Reiss S, McNally R. The expectancy model of fear. In: Reiss S, Bootzin RR, editors. Theoretical issues in behavior therapy. New York: Academic; 1985. p. 107–21.

22. Feldner MT, Hekmat H, Zvolensky MJ, Vowles KE, Secrist Z, Leen-Feldner EW. The role of experiential avoidance in acute pain tolerance: a laboratory test. J Behav Ther Exp Psychiatry. 2006;37(2):146–58.

23. Hasenbring MI, Chehadi O, Titze C, Kreddig N. Fear and anxiety in the transition from acute to chronic pain: there is evidence for endurance besides avoidance. Pain Manag. 2014;4(5):363–74.

24. Darnall BD. Pain psychology and pain catastrophizing in the perioperative setting: a review of impacts, interventions and unmet needs. Hand Clin. 2016;32(1):33.

25. Mimic A, Bantel C, Jovicic J, Mimic B, Kisic-Tepavcevic D, Durutovic O, et al. Psychological factors as predictors of early postoperative pain after open nephrectomy. J Pain Res. 2018;11:955.

26. Vissers MM, Bussmann JB, Verhaar JA, Busschbach JJ, Bierma-Zeinstra SM, Reijman M. Psychological factors affecting the outcome of total hip and knee arthroplasty: a systematic review. Seminars in Arthritis and Rheumatism. 2012;41(4):576–88.

27. Theunissen M, Peters ML, Bruce J, Gramke H-F, Marcus MA. Preoperative anxiety and catastrophizing: a systematic review and meta-analysis of the association with chronic postsurgical pain. Clin J Pain. 2012;28(9):819–41.

28. Horn-Hofmann C, Scheel J, Dimova V, Parthum A, Carbon R, Griessinger N, et al. Prediction of persistent post-operative pain: pain-specific psychological variables compared with acute post-operative pain and general psychological variables. Eur J Pain. 2018;22(1):191–202.

29. Kohl A, Rief W, Glombiewski JA. Acceptance, cognitive restructuring, and distraction as coping strategies for acute pain. J Pain. 2013;14(3):305–15.

30. Reichart R, Vogel I, Weiss T, Hennig S, Walter J, Kalff R. Short psychological intervention as a perioperative pain reduction treatment in spinal neurosurgery. J Neurol Surg A Cent Eur Neurosurg. 2012;73(06):387–96.

31. Ziehm S, Rosendahl J, Barth J, Strauss BM, Mehnert A, Koranyi S. Psychological interventions for acute pain after open heart surgery. Cochrane Database Syst Rev. 2017;7

32. Zeidan, F. The neurobiology of mindfulness meditation. In: K. W. Brown, J. D. Creswell, & R. M. Ryan, editors. Handbook of mindfulness: Theory, research, and practice. New York: The Guilford Press; 2015. p. 171–89.

33. Zeidan F, Martucci KT, Kraft RA, Gordon NS, McHaffie JG, Coghill RC. Brain mechanisms supporting the modulation of pain by mindfulness meditation. J Neurosci. 2011;31(14):5540–8.

34. Garland EL, Baker AK, Larsen P, Riquino MR, Priddy SE, Thomas E, et al. Randomized con-

trolled trial of brief mindfulness training and hypnotic suggestion for acute pain relief in the hospital setting. J Gen Intern Med. 2017;32(10): 1106–13.

35. Nelson EA, Dowsey MM, Knowles SR, Castle DJ, Salzberg MR, Monshat K, et al. Systematic review of the efficacy of pre-surgical mindbody based therapies on post-operative outcome measures. Complement Ther Med. 2013;21(6):697–711.

36. Kabat-Zinn J. Full catastrophe living (revised edition): using the wisdom of your body and mind to face stress. Pain, and illness. New York: Bantam; 2013.

第 2 部分
不同外科手术应用

第 10 章

普通腹部、血管和胸部手术围术期镇痛

Adam P. Smith, Raquel Cancho Otero, Adam S. Rosenstock

普通腹部手术

近年来，关于普通腹部外科手术围术期镇痛的话题已经被越来越多的ERAS方案所主导。ERAS是一项较全面的围术期方案，包括阿片类药物和阿片类药物替代品（表10.1）的使用。本章的大部分内容将集中在阿片类药物的替代品上，下文首先讨论阿片类药物在现代围术期镇痛中的应用现状。

尽管人们对各种替代疼痛治疗方法的关注与日俱增，但阿片类药物镇痛仍然是围术期镇痛的主要手段。本章只简单介绍阿片类药物过去和现在的作用。随着最近阿片类药物相关死亡病例增多，过去几十年来关于阿片类药物作用、剂量和安全性的数据遭到了严重的质疑。目前，大多数研究更加关注麻醉药在慢性疼痛中的应用，也有一些关于急性疼痛管理的指南。2016年，美国疾病控制与预防中心发布了相关指南，这些指南推荐在使用麻醉性镇痛药前应用非药物（即关于替代疗法和疗效的讨论）和非阿片类药物，或者联合使用。基于每天剂量>50mg吗啡当量（MME）会导致药物使用时间增加和过量等并发症的研究[47]，指南进一步建议将麻醉性镇痛药的初始剂量降至最低。如果在至少1周内没有短效麻醉性镇痛药无效的证据就开始使

用长效或缓释制剂，也会出现相似的损害。同样，处方者应该只在预期剧痛持续时间内开具处方；3天通常就足够了，很少需要超过7天[48]。麻醉性镇痛药的安全性值得关注，尤其是其可能会导致严重的呼吸抑制、药物依赖和滥用、精神错乱、术后恶心和耐受性。

我们诊所的绝大多数手术，最常用的是每6h给予5/325mg的对乙酰氨基酚-羟考酮。我们在几乎所有的腹部手术中都采用了微创方法，并发现与其他方法相比，使用机器人辅助对麻醉药物的需求显著减少。除了术前宣讲，我们还充分使用了局部和区域阻滞，以及在术中和术后使用非麻醉性镇痛药，如对乙酰氨基酚和酮咯酸。对于常规的腹股沟疝手术，我们通常只推荐泰诺，并发现绝大多数需要麻醉性镇痛药的患者只在最初的24h内使用即可。对于胆囊切除术、阑尾切除术和相关手术，5~8片的疗程就足够了。对于一些疼痛比较剧烈的手术，如腹部疝修补术，10~12片的疗程也足够了。对于那些使用微创等方法进行的住院手术，如结肠切除术，若住院时间为24~48h，出院带药10~15片通常足以获得令人满意的疼痛评分。对于那些需要超过两个短疗程的麻醉性镇痛治疗的少数患者，我们建议他们到疼痛治疗门诊接受进一步

的治疗，但这种情况很少见。

过去，术前镇痛常常被忽略。研究表明，术前宣教可以极大地改善术后疼痛管理。事实上，术前疼痛宣教的想法至少可以追溯到1964年，当时Egbert等发表了一项效果显著的单盲研究，在这项研究中，麻醉医师在手术前就疼痛的可能类型和程度对患者进行宣教，并介绍了疼痛治疗的方法，包括自我放松和麻醉性镇痛药。这种宣教在术后也继续进行。在术后的前5天，研究组使用的吗啡量是对照组的一半，其出院时间提前2.7天，痛觉明显低于对照组[1]。虽然这项研究已经过去50多年，但它多年来被不断证实并被发现具有重要意义[2]。进一步的研究还发现，类似的术前宣教可以减少疲劳、伤口感染和应激反应[3,4]。

术前用药在预防术后疼痛和麻醉药使用方面也得到了广泛的评价。虽然这方面的数据颇具争议，但许多ERAS方案联合应用不同药物，因为其可以显著减少副作用[5]（表10.2）。

加巴喷丁类药物

最近相关指南的一个例外是加巴喷丁类药物的使用。加巴喷丁是一种加巴喷丁类药物，于1993年上市，虽然其是一种抗癫痫药，但其一直以适应证外用途被应用于许多的临床病例中。关于加巴喷丁和普瑞巴林在普通腹部手术围术期镇痛中术前用药有效性的研究是不明确的，而且在不同的外科亚专业中有显著的不同[50]。现有研究表明，加巴喷丁和普瑞巴林在腹部手术中的疗效似乎大致相当，而且未见明确的研究描述它们间的差异。虽然几项随机对照研究和荟萃分析显示术后麻醉性镇痛药的使用量略有下降[6-8]，但其他研究

一直未能得到同样的结果[9,10]。总之，对许多关于加巴喷丁类药物研究的综述似乎表明，应用加巴喷丁类药物后，术后麻醉性镇痛药的使用量略有减少，疼痛评分相似，镇静程度和视力障碍发生率有不同程度的增加。虽然关于这些药物的研究有很多，但它们涉及了大量的外科亚专科，术前和（或）术后给药，以及不同的剂量，使其很难得到确定性的结论。随着对阿片类药物使用的限制加大，加巴喷丁和普瑞巴林的使用率都大幅上升。随着药物使用增加，出现了镇静和头晕等明显的副作用，并且药物的欣快效应也导致滥用率增加[49]。最重要的是，几例围术期同时使用加巴喷丁和普瑞巴林后引起呼吸抑制的病例报道[11-14]使得FDA要求增加相关潜在不良反应的警告。普瑞巴林的呼吸抑制发生率也很高，当合并呼吸疾病，如慢性阻塞性肺疾病（COPD）[15]、患者为老年人群或与其他中枢神经系统抑制剂（如阿片类药物、苯二氮䓬类药物和抗组胺药）联合使用时，呼吸抑制的发生率似乎最高，需要进行进一步的研究以确定其在这些情况下的作用。鉴于这一警告，尽管加巴喷丁类药物在多模式镇痛中有明显的作用，但在考虑使用时需要特别小心。

非甾体抗炎药和对乙酰氨基酚

关于非甾体抗炎药和对乙酰氨基酚的单独和联合使用也有很多文献报道。Straube等关于术前使用选择性Cox-2非甾体抗炎药研究的荟萃分析显示，术前使用选择性Cox-2非甾体抗炎药能明显减轻术后疼痛，减少术后麻醉性镇痛药的使用[16]。这项分析汇总了22项随机试验，共纳入2246例患者，发现15/20项试验的结论是术后疼痛和麻醉性镇痛药使用减少。进一步的研

究表明，使用酮咯酸也有类似的结果，并且可降低术后肠梗阻的发生率[17]。事实上，针对酮咯酸的研究显示，与单独使用麻醉性镇痛药相比，术后麻醉性镇痛药使用、疼痛评分、恶心呕吐、住院时间减少，总体不良反应的发生率也降低了。但是，很少有研究描述在普通外科手术术中与术后酮咯酸给药的疗效对比。其似乎最常被用于即时围术期，而且其有效性被证实，但是很少有相关研究表明，术后给予酮咯酸能减少麻醉性镇痛药的使用[51-53]。

增加酮咯酸使用的一个主要障碍是其作为Cox-2抑制剂，理论上有增加出血的风险。在包括腹部手术的几个外科专科已经进行了大量的相关研究，研究数据几乎普遍否认了围术期使用酮咯酸与术后出血并发症（包括血肿、输血和返回手术室）之间的临床联系[51,54,55]。

最后，需要关注的是，有限的研究表明，使用非甾体抗炎药有增加吻合口瘘的趋势，但还未能得到一致的证实。在多伦多大学的SAGES网站上发布的ERAS指南中，可以找到对这些试验的全面分析[18]。非甾体抗炎药在结直肠病例中的使用有待进一步的研究。

关于非甾体抗炎药联合或不联合使用对乙酰氨基酚的观察也很多。Maund等进行了系统的综述，结果显示，单独使用对乙酰氨基酚可以显著减少阿片类药物的应用，这与单独使用非甾体抗炎药或Cox-2抑制剂的情况相似[19]。在此基础上，Ong等的分析显示，对乙酰氨基酚与非甾体抗炎药有协同作用，在85%和64%的研究中，这两种药物联合使用比单独使用更有效[20]。在实践中，我们也发现非甾体抗炎药和对乙酰氨基酚之间有很强的协同关系，可以显著减少术后麻醉性镇痛药的使用。

术后使用对乙酰氨基酚还有减少阿片类药物使用的潜在好处。Valentine等的研究显示，定期服用对乙酰氨基酚可以减少阿片类药物的使用，而不会影响镇痛[33]。Aryaie等开展的随机对照研究观察了术后静脉注射对乙酰氨基酚与安慰剂的作用，发现术后静脉注射对乙酰氨基酚使阿片类药物的使用减少了近50%，降低了疼痛评分，促进了胃肠功能恢复，并缩短了住院时间。此外，其还使肠梗阻的发生率从22%降至2.1%[34]。

局部麻醉药

术中疼痛管理也在不断发展。对于腹部普外科手术，已经进行了大量的研究来比较硬膜外镇痛与经腹横肌平面阻滞（TAP）的优点。Yu等人的一项研究将TAP阻滞与局部浸润麻醉相比较，荟萃分析综合了4项随机对照研究，发现术后2h和4h的疼痛评分相同，但TAP阻滞后24h的疼痛评分明显降低[23]。其他许多研究也证明了TAP阻滞的有效性，并将其与替代止痛措施进行了有效性比较[26,27]。

美国疝协会编制了一个疝和相关数据的数据库，称为美国疝协会质量协作数据库。Warren等利用这些数据比较了止痛方法，发现使用TAP阻滞显著减少了住院时间（2.4天对4.5天）和术后麻醉性镇痛药的使用[21]。同样，Ris等的一项回顾性研究比较了术后单独使用患者自控镇痛（PCA）和联合TAP阻滞与术中硬膜外镇痛的效果，发现术后12h和24h TAP/PCA阻滞组的疼痛评分和吗啡用量均显著降低，恢复排气和排便时间缩短，且住院时间缩短[22]。

一般利用常规局部麻醉药，如利多卡因或丁哌卡因进行TAP阻滞，而脂质体丁哌卡因制剂可延长围术期镇痛时间（48~

72h）[31]。这种制剂最初被FDA批准用于痔疮和足部手术，但后来被广泛应用于各种手术。Torgeson等的研究表明，在开腹和腹腔镜结直肠手术中使用脂质体丁哌卡因均可减少住院时间和硬膜外阻滞引起的尿潴留[24]。Felling等开展了类似的研究，在关于脂质体丁哌卡因TAP阻滞与硬膜外镇痛比较的随机临床试验中纳入179例患者，发现使用脂质体丁哌卡因进行TAP阻滞，在肠功能恢复时间、住院时间和术后并发症方面不逊于硬膜外阻滞，但总成本和阿片类药物使用量显著降低[25]。

在我们的实践中，我们广泛地利用腹腔镜进行脂质体丁哌卡因TAP阻滞，取得了很大的成功。腹腔镜使我们在直视下确认阻滞，识别腹横肌及其筋膜（图10.1），然后将生理盐水稀释后的脂质体丁哌卡因分3次注射于患者两侧，共注射6次。在直视下将针刺入腹部，然后退针直到横膈肌的表面注药，当注入适当的平面时，横膈肌通常会明显凸起（图10.2），此过程总共需要2~3min，最大限度地减少了操作时间。

局部麻醉药全身毒性

谈及局部麻醉药，局部麻醉药的全身毒性（LAST）是必须关注的，即注射局部麻醉药后出现的全身症状，发生率极低，硬膜外麻醉的发生率为0.01%~0.1%，周围神经阻滞发生率约为0.1%。随着时间的推移，全身局部麻醉药吸收减少，因此在局部浸润中较少发生，相比酰胺类和酯类局部麻醉药，丁哌卡因的全身毒性最常见。最严重的并发症是神经系统并发症，惊厥是最严重的死亡原因[28]。心血管症状较少见，可见低血压和心动过缓。为了减少LAST的发生，FDA批准的唯一在美国上市的脂质体丁哌卡因产品是Exparel（丁哌卡因脂质体注射用混悬液），生产商对其使用提出了几项建议。具体地说，96h内应避免额外使用其他局部麻醉药，并且除局部浸润和肌间沟神经丛阻滞外，不应用于其他

表10.1 围术期多模式镇痛方法

术前
　宣教
　加巴喷丁类药物
　非甾体抗炎药（NSAID）
术中
　区域阻滞
　硬膜外麻醉
　利多卡因输注
　脂质体丁哌卡因
　阿片类药物
　加巴喷丁类药物
　NSAID/对乙酰氨基酚
术后
　阿片类药物
　加巴喷丁类药物
　NSAID/对乙酰氨基酚

表10.2 围术期常用止痛药

药物	种类	相关不良反应
酮咯酸	非甾体抗炎药	肾功能不全，结直肠吻合口瘘
脂质体丁哌卡因	局部麻醉药	LOST
静脉注射利多卡因	局部麻醉药	LOST，心律失常
羟考酮、盐酸氢吗啡酮、氢可酮	阿片类药物	呼吸抑制、耐受性、依赖性
加巴喷丁、普瑞巴林	加巴喷丁类药物	呼吸抑制、镇静

镇痛方法。他们进一步指出，在同一部位使用非丁哌卡因局部麻醉药可以诱导丁哌卡因立即起效，增加LAST的风险，并缩短药物的作用时间[29]。随着区域和鞘内注射使用的增加，LAST延迟出现的概率也在增加。一旦考虑到可能发生LAST，应该立即静脉给予脂肪乳剂快速治疗[30]。

利多卡因静脉输注

术中静脉输注利多卡因用于镇痛也引起了人们的兴趣，也一直是许多研究的焦点，但其结果并不一致。Weibel等于2018年发表了一篇Cochrane评论，综述了68项试验，其中有23项于2015年后开展。这些研究中的绝大部分都是在开放手术与微创手术中比较静脉注射利多卡因与安慰剂或不干预的疗效差异，结果未见明显差异。尽管开展了大量的相关研究，但都无法得出在术后疼痛评分、胃肠道恢复、术后恶心或阿片类药物使用方面的有效性结论。由于缺乏高质量的数据和硬膜外麻醉与TAP阻滞的比较数据，无法得出更明确的结论[32]。因此，在提出任何建议之前，有必要进行进一步的研究。

血管手术

血管手术相关镇痛的主要困难之一是对继发于严重肢体缺血疼痛的处理。这种疼痛本质上被认为主要是神经性的，所以很难治疗。Laoire等对所有关于这方面的文献进行了回顾，发现没有一种治疗方法可以持续缓解这种疼痛。腰交感神经切除、氯胺酮输注和静脉注射利多卡因等新的治疗方法可能有一定疗效，但尚未证明有一致的疗效证据[35]。

最常见的血管手术是动静脉吻合透析

通路的建立和修改，手术最常见的两个并发症是血栓形成和吻合不成功。因此，了解围术期镇痛与并发症发生率之间的关系是非常重要的。Malinzak等进行了一项回顾性研究，发现区域阻滞通过多种机制"可能提高血管通路的成功率"，如扩张血管、增加瘘管血流量、"交感神经切除样效应"，以及缩短瘘管成熟时间[44]。这些发现也得到了Macfarlane等的研究证实，他们还指出，在瘘管通畅率方面，关于使用区域镇痛与替代镇痛的长期数据很少[45]。然而，必须了解的是，无论瘘管通畅与否，对于肾功能不全等患者群体，区域镇痛相比全身麻醉有全身性优势。确实，Hausman等的一篇综述指出，对COPD患者使用区域麻醉可降低肺炎、术后插管和其他并发症的发生率，并缩短呼吸机使用时间[46]。

虽然最大限度地减少全身麻醉的原则同样适用于其他手术，如颈动脉内膜切除术、血管内手术和下肢血管重建术，但有时患者确实需要全身麻醉。在这种情况下，外科医师应该遵循前面章节中概述的相同原则：使用包括局部麻醉药、非甾体抗炎药（NSAID）、对乙酰氨基酚和类似方法在内的多模式镇痛方案。

胸部手术

近年来，可视胸腔镜手术（VATS）已经成为许多胸部手术的标准治疗方法。因此，我们将重点放在VATS手术的围术期镇痛上。肋间神经阻滞是最简单的镇痛方法之一，多年来已被证明是一种有效的开胸手术策略，对于VATS也是如此。相比围术期全身镇痛药，单独应用肋间神经阻滞即可改善术后心动过速、呼吸频率、疼痛评分和阿片类药物使用情况[38,39]。

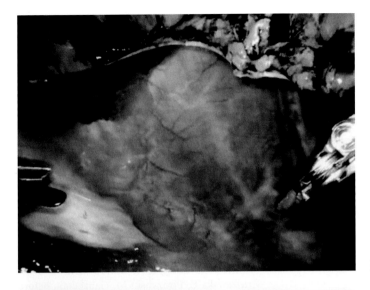

图10.1　TAP阻滞前的腹横肌。

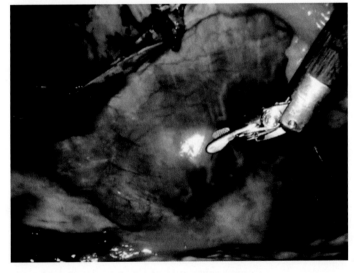

图10.2　TAP阻滞后凸起的腹横肌。

椎旁阻滞是胸外科手术常用的局部镇痛方法，一般在手术开始或结束时注射。利用快速起效的局部麻醉药进行传统椎旁阻滞在术后即刻起效，但6h后效果有限[40]。由于有些患者需要持续性的镇痛，现在许多外科医师采用放置导管的持续椎旁阻滞方法，这种方法在术后可即刻提供优越的镇痛效果，而且没有其他的显著不良反应[41]。

自2012年上市以来，脂质体丁哌卡因已成为许多外科医师的主要选择，目前已被用于胸部手术的局部镇痛（主要是肋间神经阻滞）和区域镇痛（主要是椎旁阻滞），尽管缺乏明确的证据证明其有效性。Kelly等的一些研究显示，当将脂质体丁哌卡因用于肋间阻滞时，术后即刻阿片类药物的使用量略低；然而，这些优势往往在术后24h后消失[36]。其他的一些研究也表明，其可减少阿片类药物使用量，但未发现住院时间等相关方面得到改善[37]。虽然在肋间神经阻滞过程中使用脂质体丁哌卡因可以改善围术期的镇痛效果，但其效果可能微乎其微。

也应将硬膜外镇痛作为VATS手术的另一种方式加以讨论。在开胸手术中，硬膜外镇痛被公认为缓解围术期疼痛的有效措施，但对于其在VATS时代的应用仍存在较大争议。Harky等的一些研究表明，虽然硬膜外镇痛提供了有效的镇痛，但在疼痛控制和副作用方面，远不及椎旁阻滞的效果[42,43]。虽然有几个中心仍在使用，但较前几年有所减少。

结论

正如外科技术发展到今天，围术期镇痛的发展也是如此。随着外科手术不断发展，镇痛技术也在不断发展。通过适当的疼痛控制，患者的短期和长期预后都在改善，但围术期治疗才刚刚开始。关于新技术和新药物的研究不断更新有望改变这一领域。所有领域的外科医师都应充分利用这些方法，为他们的患者提供最佳治疗。

（宫丽荣 译　李香云 校）

参考文献

1. Egbert LD, Battit GE, Welch CE, Bartlett MK. Reduction of postoperative pain by encouragement and instruction of patients. N Engl J Med. 1964;270(16):825–7. https://doi.org/10.1056/nejm196404162701606.
2. Kiecolt-Glaser JK, Page GG, Marucha PT, MacCallum RC, Glaser R. Psychological influences on surgical recovery. Perspectives from psychoneuroimmunology. Am Psychol. 1998;53:1209–18.
3. Broadbent E, Kahokehr A, Booth RJ, Thomas J, Windsor JA, Buchanan CM, et al. A brief relaxation intervention reduces stress and improves surgical wound healing response: a randomised trial. Brain Behav Immun. 2012;26:212–7.
4. Kahokehr A, Broadbent E, Wheeler BR, Sammour T, Hill AG. The effect of perioperative psychological intervention on fatigue after laparoscopic cholecystectomy: a randomized controlled trial. Surg Endosc. 2012;26:1730–6.
5. Gustafsson UO, et al. Guidelines for perioperative care in elective colonic surgery: enhanced recovery after surgery (ERAS®) society recommendations. Clin Nutr. 2012;31(6):783–800.
6. Hah J, Mackey SC, Schmidt P, et al. Effect of perioperative gabapentin on postoperative pain resolution and opioid cessation in a mixed surgical cohort: a randomized clinical trial. JAMA Surg. 2018;153(4):303–11.
7. Cabrera Schulmeyer MC, de la Maza J, Ovalle C, et al. Obes Surg. 2010;20:1678. https://doi.org/10.1007/s11695-009-9944-1.
8. Rupniewska-Ladyko A, Malec-Milewska M, Kraszewska E, Pirozynski M. Gabapentin before laparoscopic sleeve gastrectomy reduces postoperative oxycodone consumption in obese patients: a randomized double-blind placebo-controlled trial. Minerva Anestesiol. 2018;84:565–71.
9. Seib RK, Paul JE. Preoperative gabapentin for postoperative analgesia: a meta-analysis. Can J Anesth. 2006;53:461.
10. Wright R, Wright J, Perry K, Wright D. Preoperative pain measures ineffective in outpatient abdominal surgeries. Am J Surg. 2018;215(5):958–62. https://doi.org/10.1016/j.amjsurg.2018.01.070.
11. Deljou A, Hedrick SJ, Portner ER, Schroeder DR, Hooten WM, Sprung J, et al. Pattern of perioperative gabapentinoid use and risk for postoperative naloxone administration. Br J Anaesth. 2018;120:798–806.
12. Cavalcante AN, Sprung J, Schroeder DR, Weingarten TN. Multimodal analgesic therapy with gabapentin and its association with postoperative respiratory depression. Anesth Analg. 2017;125:141–6.
13. Weingarten TN, Jacob AK, Njathi CW, Wilson GA, Sprung J. Multimodal analgesic protocol and postanesthesia respiratory depression during phase I recovery after total joint arthroplasty. Reg Anesth Pain Med. 2015;40:330–6.
14. Myhre M, Diep LM, Stubhaug A. Pregabalin has analgesic, ventilatory, and cognitive effects in combination with remifentanil. Anesthesiology. 2016;124:141–9.
15. https://www.fda.gov/drugs/drug-safety-and-availability/fda-warnsabout-serious-breathing-problcms-seizure-and-nerve-pain-medicinesgabapentin-neurontin. Accessed 1 Jan 2020.
16. Straube S, Derry S, McQuay HJ, Moore RA.

Effect of preoperative Cox-II-selective NSAIDs (coxibs) on postoperative outcomes: a systematic review of randomized studies. Acta Anaesthesiol Scand. 2005;49:601–13.

17. Chen JY, Ko TL, Wen YR, et al. Opioid-sparing effects of ketorolac and its correlation with the recovery of postoperative bowel function in colorectal surgery patients. Clin J Pain. 2009;25:485–9.

18. https://www.sages.org/wp-content/uploads/2013/09/toronto-iERAS_Pain_Mangement_Guideline_March_2014.pdf. Accessed on 1 Jan 2020.

19. Maund E, et al. Paracetamol and selective and non-selective non-steroidal anti-inflammatory drugs for the reduction in morphine-related side-effects after major surgery: a systematic review. Br J Anaesth. 2011;106(3):292–7.

20. Ong CKS, Seymour RA, Lirk P, Merry AF. Combining Paracetamol (acetaminophen) with nonsteroidal Antiinflammatory drugs: a qualitative systematic review of analgesic efficacy for acute postoperative pain. Anesth Analg. 2010;110(4):1170–9.

21. Warren JA, et al. Length of stay and opioid dose requirement with transversus abdominis plane block vs epidural analgesia for ventral hernia repair. J Am Coll Surg. 2019;228(4):680–6.

22. Ris F, Findlay JM, Hompes R, et al. Addition of transversus abdominis plane block to patient controlled analgesia for laparoscopic high anterior resection improves analgesia, reduces opioid requirement and expedites recovery of bowel function. Ann R Coll Surg Engl. 2014;96(8):579–85. https://doi.org/10.1308/003588414X13946184900921.

23. Yu N, Long X, Lujan-Hernandez JR, et al. Transversus abdominis-plane block versus local anesthetic wound infiltration in lower abdominal surgery: a systematic review and meta-analysis of randomized controlled trials. BMC Anesthesiol. 2014;14:121. https://doi.org/10.1186/1471-2253-14-121.

24. Torgeson M, et al. Conventional epidural vs Transversus abdominis plane block with liposomal bupivacaine: a randomized trial in colorectal surgery. J Am Coll Surg. 2018;227(1):78–83.

25. Felling DR, et al. Liposomal bupivacaine Transversus abdominis plane block versus epidural analgesia in a colon and rectal surgery enhanced recovery pathway: a randomized clinical trial. Dis Colon Rectum. 2018;61(10):1196–204.

26. Johns N, et al. Clinical effectiveness of transversus abdominis plane (TAP) block in abdominal surgery: a systematic review and meta-analysis.

Colorectal Dis. 2012;14(10):e635–42.

27. Emile SH, Abdel-Razik MA, Elbahrawy K, et al. Impact of ultrasound-guided transversus abdominis plane block on postoperative pain and early outcome after laparoscopic bariatric surgery: a randomized double-blinded controlled trial. Obes Surg. 2019;29:1534–41. https://doi.org/10.1007/s11695-019-03720-y.

28. Aggarwal N. Local anesthetics systemic toxicity association with exparel (bupivacaine liposome) – a pharmacovigilance evaluation. Expert Opin Drug Saf. 2018;17(6):581–7. https://doi.org/10.1080/14740338.2017.1335304.

29. https://www.exparel.com/hcp/tap. Accessed 10 Jan 2020.

30. Gitman M, et al. Local anesthetic systemic toxicity: a narrative literature review and clinical update on prevention, diagnosis, and management. Plast Reconstr Surg. 2019;144(3):783–95.

31. https://www.exparel.com/hcp/exparel-vs-pumps-and-catheters. Accessed 10 Jan 2020.

32. Weibel S, Jelting Y, Pace NL, et al. Continuous intravenous perioperative lidocaine infusion for postoperative pain and recovery in adults. Cochrane Database Syst Rev. 2018;6(6):CD009642. Published 2018 Jun 4. https://doi.org/10.1002/14651858.CD009642.pub3.

33. Valentine AR, et al. Scheduled acetaminophen with as-needed opioids compared to as-needed acetaminophen plus opioids for post-cesarean pain management. Int J Obstet Anesth. 2015;24(3):210–6.

34. Aryaie AH, Lalezari S, Sergent WK, et al. Surg Endosc. 2018;32:3432. https://doi.org/10.1007/s00464-018-6062-y.

35. Laoire ÁN, FEM M. Systematic review of pharmacological therapies for the management of ischaemic pain in patients with non-reconstructable critical limb ischaemia. BMJ Support Palliat Care. 2018;8:400–10.

36. Kelly TM, et al. Intercostal nerve blockade with Exparel® results in lower opioid usage during the first 24 hours after video-assisted thoracoscopic surgery. Am Surg. 2018 1;84(9):1433–8.

37. Parascandola SA, Ibañez J, Keir G, Anderson J, Plankey M, Flynn D, Cody C, De Marchi L, Margolis M, Blair Marshall M. Liposomal bupivacaine versus bupivacaine/epinephrine after video-assisted thoracoscopic wedge resection. Interact Cardiovasc Thorac Surg. 2017;24(6):925–30. https://doi.org/10.1093/icvts/ivx044.

38. Bolotin G, et al. The efficacy of intraoperative internal intercostal nerve block during video-assisted thoracic surgery on postoperative pain. Ann

Thorac Surg. 2000;70(6):1872–5.

39. Ahmed Z, Samad K, Ullah H. Role of intercostal nerve block in reducing postoperative pain following video-assisted thoracoscopy: a randomized controlled trial. Saudi J Anaesth. 2017;11(1):54–7. https://doi.org/10.4103/1658-354X.197342.

40. Hill SE, Keller RA, Stafford-Smith M, Grichnik K, White WD, D'Amico TA, Newman MF. Efficacy of single-dose, multilevel paravertebral nerve blockade for analgesia after thoracoscopic procedures. Anesthesiology. 2006;104(5):1047–53.

41. Fibla JJ, Molins L, Mier JM, Sierra A, Carranza D, Vidal G. The efficacy of paravertebral block using a catheter technique for postoperative analgesia in thoracoscopic surgery: a randomized trial. Eur J Cardiothorac Surg. 2011;40(4):907–11.

42. Harky A, Clarke CG, Kar A, Bashir M. Epidural analgesia versus paravertebral block in video-assisted thoracoscopic surgery. Interact Cardiovasc Thorac Surg. 2019;28(3):404–6. https://doi.org/10.1093/icvts/ivy265.

43. Yeung JHY, Gates S, Naidu BV, Wilson MJA, Gao Smith F. Paravertebral block versus thoracic epidural for patients undergoing thoracotomy. Cochrane Database Syst Rev. 2016;2:CD009121. https://doi.org/10.1002/14651858.CD009121.pub2.

44. Malinzak EB, Gan TJ. Regional anesthesia for vascular access. Anesth Analg. 2009;109(3):976–80.

45. Macfarlane JR, Vlassakov K, Elkassabany N. Regional anesthesia for vascular surgery: does the anesthetic choice influence outcome? Curr Opin Anesthesiol. 2019;32(5):690–6.

46. Hausman MS, Jewell ES, Engoren M. Regional versus general anesthesia in surgical patients with chronic obstructive pulmonary disease: does avoiding general anesthesia reduce the risk of postoperative complications? Anesth Analg. 2015;2015(6):1405–12.

47. Shah A, Hayes CJ, Martin BC. Characteristics of initial prescription episodes and likelihood of long-term opioid use – United States, 2006–2015. MMWR Morb Mortal Wkly Rep. 2017;66(10): 265–9. Published 2017 Mar 17. https://doi.org/10.15585/mmwr.mm6610a1.

48. Dowell D, Haegerich TM, Chou R. CDC guideline for prescribing opioids for chronic pain – United States, 2016. MMWR Recomm Rep. 2016;65(RR-1):1–49. https://doi.org/10.15585/mmwr.rr6501e1.

49. Goodman CW, Brett AS. Gabapentin and Pregabalin for pain – is increased prescribing a cause for concern? N Engl J Med. 2017;377:411–4. Published 2017 Aug 3. https://doi.org/10.1056/NEJMp1704633.

50. Lam DMH, Choi S-W, Wong SSC, Irwin MG, Cheung C-W. Efficacy of Pregabalin in acute postoperative pain under different surgical categories. Medicine. 2015;94(46):e1944. https://doi.org/10.1097/MD.0000000000001944.

51. Gobble RM, Hoang HLT, Kachniarz B, Orgill DP. Ketorolac does not increase perioperative bleeding. Plast Reconstr Surg. 2014;133(3):741–55. https://doi.org/10.1097/01.prs.0000438459.60474.b5.

52. Petrikovets A, Sheyn D, Sun HH, et al. Multimodal opioid-sparing postoperative pain regimen compared with the standard postoperative pain regimen in vaginal pelvic reconstructive surgery: a multicenter randomized controlled trial. Am J Obstet Gynecol. 2019;221:511.e1–10.

53. Rakowski JA, Holloway RW, Ahmad S, Jeppson CN, James JA, Ghurani GB, et al. A prospective randomized trial of intravenous ketorolac vs. acetaminophen administered with opioid patient-controlled analgesia in gynecologic surgery. Gynecol Oncol. 2019; https://doi.org/10.1016/j.ygyno.2019.09.019.

54. Firriolo JM, Nuzzi LC, Schmidtberg LC, Labow BI. Perioperative ketorolac use and postoperative hematoma formation in reduction. Plast Reconstr Surg. 2018;1 https://doi.org/10.1097/prs.0000000000004828.

55. Hariri K, Hechenbleikner E, Dong M, et al. Ketorolac use shortens hospital length of stay after bariatric surgery: a single-center 5-year experience. Obes Surg. 2019;29:2360–6. https://doi.org/10.1007/s11695-018-03636-z.

第 11 章

甲状腺和甲状旁腺手术围术期镇痛

Brandon K. Nguyen, Andrew P. Johnson

引言

甲状腺切除术和甲状旁腺切除术是最常见的内分泌系统手术，并已被证实是安全的门诊手术[1-4]。这些手术潜在的日间手术特点对于患者和医疗保健系统都是具有成本效益和方便的，而患者的舒适度和疼痛应该被优先考虑[1,4]。高达80%的手术患者有明显的术后疼痛，围术期疼痛管理不足可能会对患者的健康、康复和整体体验产生负面影响，最终导致慢性术后疼痛[5]。一般来说，应用10分的视觉模拟评分量表评估甲状腺和甲状旁腺切除手术患者术后疼痛水平在3~7分，其严重程度为轻中度疼痛[6-10]。尽管为中度疼痛，阿片类药物仍经常被超量使用，导致有药物转移、误用和滥用的可能。希望本章能够为甲状腺和甲状旁腺切除手术患者疼痛管理以及非阿片药物替代治疗提供实用、有循证支持的方法。

阿片类药物流行

20世纪90年代中期，美国疼痛学会（APS）积极推动将疼痛定义为"第五生命体征"[11]。有了这一定义，医师常定期评估患者的疼痛程度。同时促进了止痛药和阿片类药物作为镇痛药物的使用[11-13]。外科医师在促进阿片类药物流行方面扮演了重要角色，超过36%的阿片类药物处方来自外科[14]。2015年，仅就医疗保险受益人而言，耳鼻喉科医师就开了将近1 000 000天的阿片类药物处方[15]。随着阿片类药物处方的增加，阿片类药物过量导致的死亡人数也在上升。在过去的20年里，超过700 000人死于药物过量[16,17]。仅2017年，就有超过70 000人死于药物过量，意外服药过量成为美国伤害相关死亡的主要原因[17,18]。因此，医师定期评估其处方习惯，并在可行的情况下尽可能使用非阿片类替代药物极其重要。

术前讨论和阿片类药物处理

术前讨论仍然是患者疼痛管理的基础。与患者及其家属的沟通应包括预期的术后疼痛、可能的时间安排、药物使用和副作用。美国疼痛学会（APS）和美国麻醉医师协会（ASA）都建议围绕疼痛管理进行个体化、以患者为中心的沟通，因为已证实这种教育可以减少术后阿片类药物使用、减轻疼痛焦虑和缩短住院时间[19,20]。随着患者进一步了解麻醉药的负面影响，绝大多数患者会拒绝使用阿片类药物，转而选择非阿片类替代药物[19,21,22]。此外，如果有可能应结合使用口头和书面沟通，以鼓励患者参与自己的护理[23]。在讨论过程中，应仔细记录医疗和精神并发症、药物治疗、慢性疼痛或药物滥用史，以及过去的术后疼痛管理方案。如果可能存在误用和滥用问题，应查询处方药监测方案，以确保患者无须反复检查，并避免使用多种药物。

处方医师还应利用这段时间教育患者如何正确处理未使用的阿片类药物，因为其中许多可能被用于非医疗用途[24]。FDA建议按批准的收集方案和地点进行处置[25]。如果没有收集方案或邻近地点，患者可将被批准的药物冲入马桶或扔进垃圾桶。被批准的药物处置地点和可冲掉的药物清单可以在FDA网站上找到[25]。

阿片类药物

如果合理使用，阿片类药物是围术期疼痛管理的宝贵工具。阿片类药物是μ阿片受体激动剂，对δ阿片受体和κ阿片受体也具有额外的活性。这些受体分布于整个中枢神经系统，当与阿片类药物结合时，可抑制通往大脑的伤害性通路产生经典的镇痛效应[26,27]。一般来说，阿片类药物应口服使用并作为多模式镇痛方案的辅助用药。此外，由于药物滥用或过量使用与阿片类药物剂量增加有关，应尽可能以最低有效剂量、最短时间间隔开具处方[28-30]。最后，临床医师应警惕常见的副作用，包括呼吸抑制、便秘、恶心、呕吐、镇静和瞳孔缩小。

甲状腺和甲状旁腺手术没有特定的镇痛方案。但是，在评估这些内分泌手术术后疼痛时，绝大多数患者需要口服的吗啡当量少于20mg[31]。阿片类药物转换和吗啡当量（OME）剂量可通过查询美国疾病预防和控制中心（CDC）、APS、ASA和AAFP网站获得[19,20,32,33]。由于阿片类药物有成瘾和转移的可能，以及低OME需求量，将其用于甲状腺切除术和甲状旁腺切除术应谨慎，并应主要将其作为暴发性疼痛的抢救药物。曲马多是一种有效的阿片类药物，其依赖性和滥用的可能性低，副作用小[34,35]，这种药物可能是甲状腺和甲状旁腺手术后的适当选择。

非阿片类替代药物

已证实非阿片类替代药物对围术期疼痛控制非常有效且副作用最小。作为ASA和APS推荐的多模式镇痛方案的一部分，已证实非阿片类药物的使用可减少阿片类药物的处方和用量[19,20,36]。尤其是对乙酰氨基酚、非甾体抗炎药和局部麻醉药，有大量证据支持使用上述药物。氯胺酮和加巴喷丁类药物也是疼痛控制的选择。图11.1展示了一个推荐用于甲状腺切除术和甲状旁腺切除术手术患者的多模式镇痛方案。表11.1列出了这些常见药物的常用剂量和不良反应。

对乙酰氨基酚

对于许多不同的专业和各类手术，对乙酰氨基酚已被证实是非常有效的围术期镇痛药物[37-39]。对乙酰氨基酚通常被认为是一种弱前列腺素拮抗剂，与5-羟色胺能途径的相互作用很小，但其确切的作用机制尚不清楚。尽管对乙酰氨基酚缺乏抗炎特性，但其已被证实对甲状腺和甲状旁腺手术有效[9,40,41]。它是术后最常用的处方药之一，也是ASA和APS的一贯建议[19,20]。值得注意的是，给药时间也可能在对乙酰氨基酚的使用中起作用。研究表明，术前

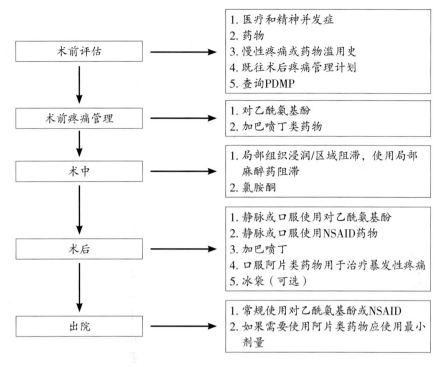

图11.1　甲状腺和甲状旁腺手术患者的多模式镇痛疗法。

表11.1　非阿片类替代药物的常见剂量和不良反应

类型		剂量	频率	途径	不良反应
对乙酰氨基酚		500~1000mg	每6h 1次	口服/静脉	恶心、头痛、肝毒性
非甾体抗炎药	布洛芬	400~800mg	每6h 1次	口服	肾功能不全、出血、胃肠道溃疡、耳鸣、过敏反应
	酮咯酸	10~20mg	每4~6h 1次	口服	
	塞来昔布	400mg 术后，200mg 每天	每天1次	口服	
局部麻醉药	利多卡因	1%~2%	术中	局部浸润	头晕、头痛、视力模糊、肌肉痉挛、长时间麻木
	丁哌卡因	0.25%~0.5%	术中	局部浸润	
	左旋丁哌卡因	0.5%	术中	局部浸润	
氯胺酮		0.1~0.2mg/kg单次负荷，0.3µg/kg维持	视情况而定	静脉	焦虑、烦躁、幻觉、镇静、恶心、呕吐、心动过缓、低血压
加巴喷丁		600~1200mg 术前；600mg 术后	术前1次；术后每天3次	口服	嗜睡、运动失调、恶心、焦虑、眩晕、口干

使用对乙酰氨基酚可以减少阿片类药物和其他镇痛药物的使用[9,40]。此外，围术期疼痛评分较对照组有所降低[9,40,41]。术后，ASA和APS均建议将对乙酰氨基酚列入其中，而不是"根据需要"使用[19,20]。静脉和口服给药途径均被证实是术后有效给药途径[42,43]。有效剂量为每4~6h给药500~1000mg，每天最多4000mg，以降低肝功能障碍的发生风险。

非甾体抗炎药

非甾体抗炎药（NSAID）同样是甲状腺和甲状旁腺手术术后疼痛管理的有效选择。这类药物通过可逆性抑制环氧化酶（COX-1和COX-2）减少炎症介质血栓素和前列腺素的生成（图11.2）[44,45]。对在甲状腺和甲状旁腺手术中使用NSAID与安慰剂、阿片类药物相局部麻醉药的效果进行比较发现，与所有对照组相比，NSAID可减少急救镇痛药物的用量[8,46,47]。与安慰剂相比，NSAID降低了术后疼痛评分、缩短了使用急救镇痛药的时间[8,47–49]。

尽管NSAID已被证明有效，但由于其存在出血风险以及胃肠道和肾脏并发症，外科医师一直避免使用NSAID。近期研究发现，对这种风险的担心是没有根据的，因为现有证据表明，甲状腺和甲状旁腺手术术后使用NSAID导致过度出血的风险极低[36]。然而争议仍然存在，一种非甾体抗炎药（即酮咯酸）已被证明可提供适当的围术期镇痛作用，但有证据表明，使用酮咯酸可延长出血时间并减少血小板聚集[40,50]。Lee等人的一项研究表明，两次以上剂量的酮咯酸是甲状腺切除手术术后出血的独立危险因素[51]。因此，当使用酮咯酸时，应考虑低剂量（10~20mg，口服，每4~6h 1次，PRN）使用，不超过5天，或考虑替代性使用NSAID。在担心胃并发症和出血的情况下，COX-2选择性抑制剂可能是一种合适的选择。虽然还没有内分泌手术特异性试验来检测COX-2抑制剂与出血之间的关系，但Schop和Smirnov等人都证明了依他昔布的术前和术后应用价值，术后疼痛评分降低且抢救性镇痛药使用量减

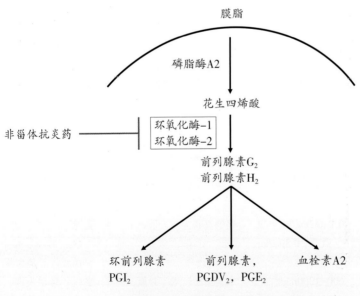

图11.2　非甾体抗炎药的作用机制。

少[47,48]。目前还没有专门针对内分泌手术口服给药途径与静脉给药途径比较的研究。一般来说，这两种方法都被证明是有效的，并且可以在术后使用[52]。

局部麻醉药

局部麻醉药注射可减轻甲状腺和甲状旁腺手术术后疼痛和减少镇痛药使用。许多研究分析了不同局部麻醉药被用于疼痛控制的可行性；丁哌卡因、罗哌卡因和利多卡因是研究最多的用于甲状腺和甲状旁腺手术的局部麻醉药[53-69]。局部麻醉药通过电压门控钠通道可逆地抑制钠内流，从而阻断神经传导、抑制中枢敏化和减少外周炎症介质的释放（图11.3）。大量研究表明，术中使用局部麻醉药可有效降低术后疼痛评分和减少镇痛药使用[53-55,57-70]。

虽然理解局部麻醉药的价值是重要的，但了解使用这种药物的技术同样重要。甲状腺手术后主要采取两种区域镇痛技术，即双侧颈浅丛阻滞（BSCPB）和局部伤口浸润（LWI）[71]。与前文提及的其他镇痛模式相比，BSCPB与LWI需要一些解剖学知识和技能才能成功。BSCPB常定位于胸锁乳突肌后缘的Erb点[71]。这两种技术都能阻断皮肤的浅表神经支配，既往的研究表明，这两种方法都能减少术后阿片

类药物的使用，均是围术期镇痛的有效手段[53,54,59,60]。虽然这两种技术具有可比性，且并发症（局部疼痛、感染、出血和血压变化）风险较低，但BSCPB可能会使患者出现进一步的潜在并发症，如神经阻滞、血肿和局部麻醉药中毒，因此应考虑采用图像引导放置[71]。总的来说，局部麻醉药的使用是安全、有效和高效的，目前的证据和现有文献都将该类药物列为围术期镇痛的主要药物。

加巴喷丁类药物

加巴喷丁类药物的使用已被广泛研究，目前的指南建议将加巴喷丁类药物作为术前多模式镇痛的一个组成部分[72-74]。加巴喷丁类药物与电压门控钙通道的μ-2δ亚基的结合位点相互作用[75]。这种相互作用可减少钙内流，从而降低神经递质释放和神经元兴奋性（图11.4）[76]。这类药物在过去10年间越来越受欢迎，2016年，加巴喷丁成为第十大处方止痛药，处方量超过6400万张[77]。尽管加巴喷丁类药物具有镇痛作用，但仍有滥用的风险，尤其对于有阿片类药物滥用史的患者[78,79]。临床医师在给高危人群开这些药物时应谨慎，并应持续监测患者（通过PDMP和随访预约）是否有滥用迹象[78,80]。据报道，加巴喷丁类

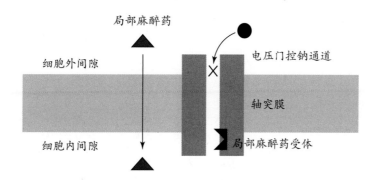

图11.3 局部麻醉药的作用机制。

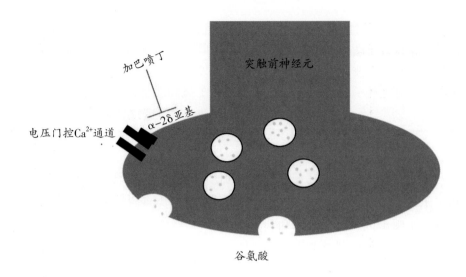

图11.4　加巴喷丁的作用机制。

药物最常见的副作用是嗜睡、头晕、疲劳、头痛和共济失调[76,77,81,82]。目前对加巴喷丁的最佳剂量缺乏共识，且各机构之间存在差异；然而，术前1~2h服用600~1200mg可取得良好效果。150~300mg普瑞巴林是甲状腺切除术患者普遍接受的剂量。

氯胺酮

氯胺酮最初是在20世纪60年代作为麻醉药合成的，其对心肺功能的影响最小。20世纪80年代，氯胺酮被用作止痛药，许多研究支持在围术期使用氯胺酮[83,84]。氯胺酮是NMDA受体激动剂。大量NMDA受体存在于中枢神经系统中，对于许多中枢神经系统功能，如突触可塑性、记忆功能和伤害性传递至关重要[85,86]。通过与这些受体结合，氯胺酮能够减轻中枢神经系统介导的疼痛[87]。虽然只有少数研究观察了氯胺酮在甲状腺和甲状旁腺手术中的

应用效果，但有证据表明，氯胺酮可能是控制内分泌手术围术期疼痛和恶心的可靠选择[88-91]。

使用这种药物并非没有风险。氯胺酮的副作用通常影响精神，包括躁动、焦虑、烦躁和幻觉，同时头晕、恶心、镇静和心动过速也很常见[87,92]。这些副作用是剂量依赖性的，因此处方医师应该意识到这些潜在作用并密切监测患者[90,93]。剂量应包括0.1~0.2mg/kg的负荷剂量，然后是0.3μg/kg的维持剂量[87]。这些注意事项应在术前与患者和麻醉护理团队讨论。

非传统疼痛管理

随着阿片类药物的普及，越来越多的研究开始评估非传统疼痛管理的有效性。已有研究分析了以认知为基础的治疗，如音乐、催眠和引导想象，但没有发现明

显的益处或不良结果[19,20]。关于物理疗法（包括针灸、按摩疗法和冷疗）的研究也报道了不同的结果[19,20,94-98]。其中一项研究评估了中线腹部手术后冰袋的使用情况，结果表明，研究组术后疼痛评分和阿片类药物使用较对照组显著降低[99]。虽然没有针对甲状腺和甲状旁腺手术的具体研究，但诸如冰袋之类的无害辅助方法可能代表一种简单且经济有效的辅助镇痛疗法。到目前为止，对于甲状腺和甲状旁腺手术，已有基于认知或躯体的疼痛管理的直接证据。

总结

甲状腺和甲状旁腺手术是安全的门诊手术，可导致术后轻度至中度疼痛。应采取个体化的方法来控制患者的疼痛。应与每例患者进行术前讨论，包括术后疼痛预期、药物治疗、既往病史和手术史。已经证实，以非阿片类药物（包括NSAID、对乙酰氨基酚和局部麻醉药）为重点的多模式镇痛治疗方法可减少术后疼痛、阿片类药物使用和阿片类药物处方。

（李翠　译　李海波　校）

参考文献

1. Mowschenson PM, Hodin RA. Outpatient thyroid and parathyroid surgery: a prospective study of feasibility, safety, and costs. Surgery. 1995;118(6):1051–3.; discussion 1053–1054. https://doi.org/10.1016/s0039-6060(05)80113-8.
2. Irvin GL, Sfakianakis G, Yeung L, et al. Ambulatory parathyroidectomy for primary hyperparathyroidism. Arch Surg. 1996;131(10):1074–8. https://doi.org/10.1001/archsurg.1996.01430220068015.
3. Butler D, Oltmann S. Is outpatient thyroid surgery for everyone? Clin Med Insight Ear Nose Throat. 2017;10 https://doi.org/10.1177/11795506177244 28.
4. Sun GH, DeMonner S, Davis MM. Epidemiological and economic trends in inpatient and outpatient thyroidectomy in the United States, 1996–2006. Thyroid. 2013;23(6):727–33. https://doi.org/10.1089/thy.2012.0218.
5. Gan TJ. Poorly controlled postoperative pain: prevalence, consequences, and prevention. J Pain Res. 2017;10:2287–98. https://doi.org/10.2147/JPR.S144066.
6. Bindu M, Kumar AA, Kesavan M, Suresh V. Effect of preoperative pregabalin on postoperative pain relief in thyroidectomy patients: a prospective observational study. Anesth Essays Res. 2015;9(2):161–6. https://doi.org/10.4103/0259-1162.156292.
7. Chen Y, Nwaogu I, Chomsky-Higgins K, et al. Postoperative pain and opioid use after thyroid and parathyroid surgery—a pilot, prospective SMS-based survey. J Surg Res. 2019;240:236–40. https://doi.org/10.1016/j.jss.2019.03.016.
8. Arslan M, Tuncer B, Babacan A, et al. Postoperative analgesic effects of lornoxicam after thyroidectomy: a placebo controlled randomized study. Agri. 2006;18(2):27–33.
9. Hong J-Y, Kim WO, Chung WY, Yun JS, Kil HK. Paracetamol reduces postoperative pain and rescue analgesic demand after robot-assisted endoscopic thyroidectomy by the transaxillary approach. World J Surg. 2010;34(3):521–6. https://doi.org/10.1007/s00268-009-0346-2.
10. Gozal Y, Shapira SC, Gozal D, Magora F. Bupivacaine wound infiltration in thyroid surgery reduces postoperative pain and opioid demand. Acta Anaesthesiol Scand. 1994;38(8):813–5. https://doi.org/10.1111/j.1399-6576.1994.tb04010.x.
11. American Pain Society Quality of Care Committee. Quality improvement guidelines for the treatment of acute pain and cancer pain. JAMA. 1995;274(23):1874–80. https://doi.org/10.1001/jama.1995.03530230060032.
12. Lohman D, Schleifer R, Amon JJ. Access to pain treatment as a human right. BMC Med. 2010;8:8. https://doi.org/10.1186/1741-7015-8-8.
13. World Health Organization. Cancer pain relief. Geneva: WHO; 1986.
14. Levy B, Paulozzi L, Mack KA, Jones CM. Trends in opioid analgesic–prescribing rates by specialty, U.S., 2007–2012. Am J Prev Med. 2015;49(3):409–13. https://doi.org/10.1016/j.amepre.2015.02.020.
15. Svider PF, Arianpour K, Guo E, et al. Opioid prescribing patterns among otolaryngologists: crucial insights among the medicare population. Laryngoscope. 2018;128(7):1576–81. https://doi.

org/10.1002/lary.27101.

16. CDC guideline for prescribing opioids for chronic pain | drug overdose | CDC injury center. https://www.cdc.gov/drugoverdose/prescribing/guideline.html. Published August 28, 2019. Accessed 30 Nov 2019.

17. Opioid Overdose | Drug Overdose | CDC Injury Center. https://www.cdc.gov/drugoverdose/index.html. Published May 7, 2018. Accessed 8 July 2018.

18. Ahrnsbrak R. Key substance use and mental health indicators in the United States: results from the 2016 National Survey on drug use and health. 2016:86.

19. Chou R, Gordon DB, de Leon-Casasola OA, et al. Management of Postoperative Pain: a clinical practice guideline from the American pain society, the American Society of Regional Anesthesia and Pain Medicine, and the American Society of Anesthesiologists' committee on regional anesthesia, executive committee, and administrative council. J Pain. 2016;17(2):131–57. https://doi.org/10.1016/j.jpain.2015.12.008.

20. American Society of Anesthesiologists Task Force on Acute Pain Management. Practice guidelines for acute pain Management in the Perioperative Setting: an updated report by the American Society of Anesthesiologists Task Force on acute pain management. Anesthesiology. 2012;116(2):248–73. https://doi.org/10.1097/ALN.0b013e31823c1030.

21. Alaloul F, Williams K, Myers J, Jones KD, Logsdon MC. Impact of a script-based communication intervention on patient satisfaction with pain management. Pain Manag Nurs. 2015;16(3):321–7. https://doi.org/10.1016/j.pmn.2014.08.008.

22. Egbert LD, Battit GE, Welch CE, Bartlett MK. Reduction of postoperative pain by encouragement and instruction of patients. A study of doctor-patient rapport. N Engl J Med. 1964;270:825–7. https://doi.org/10.1056/NEJM196404162701606.

23. Sugai DY, Deptula PL, Parsa AA, Don Parsa F. The importance of communication in the management of postoperative pain. Hawaii J Med Public Health. 2013;72(6):180–4.

24. Bicket MC, Long JJ, Pronovost PJ, Alexander GC, Wu CL. Prescription opioid analgesics commonly unused after surgery: a systematic review. JAMA Surg. 2017;152(11):1066–71. https://doi.org/10.1001/jamasurg.2017.0831.

25. Research C for DE and. Disposal of unused medicines: what you should know. FDA. http://www.fda.gov/drugs/safe-disposal-medicines/disposalunused-medicines-what-you-should-know. Published November 1, 2019. Accessed 17 Dec 2019.

26. Lee M, Silverman SM, Hansen H, Patel VB, Manchikanti L. A comprehensive review of opioid-induced hyperalgesia. Pain Physician. 2011;14(2):145–61.

27. Owusu Obeng A, Hamadeh I, Smith M. Review of opioid Pharmacogenetics and considerations for pain management. Pharmacotherapy. 2017;37(9):1105–21. https://doi.org/10.1002/phar.1986.

28. Coyle DT, Pratt C-Y, Ocran-Appiah J, Secora A, Kornegay C, Staffa J. Opioid analgesic dose and the risk of misuse, overdose, and death: a narrative review. Pharmacoepidemiol Drug Saf. 2018;27(5):464–72. https://doi.org/10.1002/pds.4366.

29. Garg RK, Fulton-Kehoe D, Franklin GM. Patterns of opioid use and risk of opioid overdose death among Medicaid patients. Med Care. 2017;55(7):661–8. https://doi.org/10.1097/MLR.0000000000000738.

30. Kimmel PL, Fwu C-W, Abbott KC, Eggers AW, Kline PP, Eggers PW. Opioid prescription, morbidity, and mortality in United States dialysis patients. J Am Soc Nephrol. 2017;28(12):3658–70. https://doi.org/10.1681/ASN.2017010098.

31. Lou I, Chennell TB, Schaefer S, et al. Optimizing outpatient pain management after thyroid and parathyroid surgery: a two institution experience. Ann Surg Oncol. 2017;24(7):1951–7. https://doi.org/10.1245/s10434-017-5781-y.

32. Centers for Disease Control and Prevention, National Center for Injury Prevention and Control. "Dosing and Titration of Opioids: How Much, How Long, and How and When to Stop?" Centers for Disease Control and Prevention, Centers for Disease Control and Prevention. 2020. www.cdc.gov/drugoverdose/training/dosing/index.html.

33. AAFP Chronic Pain Management Toolkit. https://www.aafp.org/patientcare/public-health/pain-opioids/cpm-toolkit.html. Accessed 17 Dec 2019.

34. Ojha R, Bhatia SC. Tramadol dependence in a patient with no previous substance history. Prim Care Companion J Clin Psychiatry. 2010;12:1. https://doi.org/10.4088/PCC.09100779ecr.

35. Radbruch L, Grond S, Lehmann KA. A risk-benefit assessment of tramadol in the management of pain. Drug Saf. 1996;15(1):8–29. https://doi.org/10.2165/00002018-199615010-00002.

36. Militsakh O, Lydiatt W, Lydiatt D, et al. Development of multimodal analgesia pathways in outpatient thyroid and parathyroid surgery and association with postoperative opioid prescription patterns. JAMA Otolaryngol Head Neck Surg.

2018;144(11):1023–9. https://doi.org/10.1001/jamaoto.2018.0987.

37. Barden J, Edwards J, Moore A, McQuay H. Single dose oral paracetamol (acetaminophen) for postoperative pain. Cochrane Database Syst Rev. 2004;(1):CD004602. https://doi.org/10.1002/14651858.CD004602.

38. Moore A, Collins S, Carroll D, McQuay H, Edwards J. Single dose paracetamol (acetaminophen), with and without codeine, for postoperative pain. Cochrane Database Syst Rev. 2000;2:CD001547. https://doi.org/10.1002/14651858.CD001547.

39. Toms L, McQuay HJ, Derry S, Moore RA. Single dose oral paracetamol (acetaminophen) for postoperative pain in adults. Cochrane Database Syst Rev. 2008;4:CD004602. https://doi.org/10.1002/14651858.CD004602.pub2.

40. Lee SY, Lee WH, Lee EH, Han KC, Ko YK. The effects of paracetamol, ketorolac, and paracetamol plus morphine on pain control after thyroidectomy. Korean J Pain. 2010;23(2):124–30. https://doi.org/10.3344/kjp.2010.23.2.124.

41. Abdelmageed WM, Al Taher WM. Preoperative paracetamol infusion reduces sevoflurane consumption during thyroidectomy under general anesthesia with spectral entropy monitoring. Egyptian J Anaesth. 2014;30(2):115–22. https://doi.org/10.1016/j.egja.2013.12.003.

42. Hickman SR, Mathieson KM, Bradford LM, Garman CD, Gregg RW, Lukens DW. Randomized trial of oral versus intravenous acetaminophen for postoperative pain control. Am J Health Syst Pharm. 2018;75(6):367–75. https://doi.org/10.2146/ajhp170064.

43. Jibril F, Sharaby S, Mohamed A, Wilby KJ. Intravenous versus Oral acetaminophen for pain: systematic review of current evidence to support clinical decision-making. Can J Hosp Pharm. 2015;68(3):238–47. https://doi.org/10.4212/cjhp.v68i3.1458.

44. Cashman JN. The mechanisms of action of NSAIDs in analgesia. Drugs. 1996;52(Suppl 5):13–23. https://doi.org/10.2165/00003495-199600525-00004.

45. Vane JR, Botting RM. Mechanism of action of nonsteroidal anti-inflammatory drugs. Am J Med. 1998;104(3A):2S–8S; discussion 21S-22S. https://doi.org/10.1016/s0002-9343(97)00203-9.

46. Yücel A, Yazıcı A, Müderris T, Gül F. Comparison of lornoxicam and low-dose tramadol for management of post-thyroidectomy pain. Agri. 2016;28(4):183–9.

47. Smirnov G, Terävä M, Tuomilehto H, Hujala K, Seppänen M, Kokki H. Etoricoxib for pain management during thyroid surgery--a prospective, placebo-controlled study. Otolaryngol Head Neck Surg. 2008;138(1):92–7. https://doi.org/10.1016/j.otohns.2007.10.022.

48. Schopf S, von Ahnen M, von Ahnen T, Neugebauer EAM, Schardey HM. Effect of local anesthesia and cox-2 inhibitors after thyroid resection on postoperative pain. Results of two consecutive randomized controlled Monocenter studies. J Pain Manag. 2012;5(3):279–87.

49. Basto ER, Waintrop C, Mourey FD, Landru JP, Eurin BG, Jacob LP. Intravenous ketoprofen in thyroid and parathyroid surgery. Anesth Analg. 2001;92(4):1052–7. https://doi.org/10.1097/00000539-200104000-00047.

50. Miller R. Anesthesia. 6th ed. New York: Churchill Livingstone; 2005.

51. Lee M, Rhee J, Kim Y, Jung YH, Ahn S-H, Jeong W-J. Perioperative risk factors for post-thyroidectomy hematoma: significance of pain and ketorolac usage. Head Neck. 2019;41(10):3656–60. https://doi.org/10.1002/hed.25895.

52. Kaye AD, Cornett EM, Helander E, et al. An update on nonopioids: intravenous or oral analgesics for perioperative pain management. Anesthesiol Clin. 2017;35(2):e55–71. https://doi.org/10.1016/j.anclin.2017.01.006.

53. Egan RJ, Hopkins JC, Beamish AJ, Shah R, Edwards AG, Morgan JDT. Randomized clinical trial of intraoperative superficial cervical plexus block versus incisional local anaesthesia in thyroid and parathyroid surgery. Br J Surg. 2013;100(13):1732–8. https://doi.org/10.1002/bjs.9292.

54. Teksoz S, Arikan AE, Soylu S, Erbabacan SE, Ozcan M, Bukey Y. Bupivacaine application reduces post thyroidectomy pain: Cerrahpasa experience. Gland Surg. 2016;5(6):565–70. https://doi.org/10.21037/gs.2016.12.04.

55. Dumlu EG, Tokaç M, Öcal H, et al. Local bupivacaine for postoperative pain management in thyroidectomized patients: a prospective and controlled clinical study. Ulus Cerrahi Derg. 2016;32(3):173–7. https://doi.org/10.5152/UCD.2015.3138.

56. Choi GJ, Kang H, Ahn EJ, et al. Clinical efficacy of intravenous lidocaine for thyroidectomy: a prospective, randomized, double-blind, placebo-controlled trial. World J Surg. 2016;40(12):2941–7. https://doi.org/10.1007/s00268-016-3619-6.

57. Miu M, Royer C, Gaillat C, et al. Lack of analgesic effect induced by Ropivacaine wound infiltration in thyroid surgery: a randomized, double-blind, placebo-controlled trial. Anesth Analg.

2016;122(2):559–64. https://doi.org/10.1213/ANE.0000000000001041.

58. Kang KH, Kim BS, Kang H. The benefits of pre-incision ropivacaine infiltration for reducing postoperative pain after robotic bilateral axillo-breast approach thyroidectomy: a prospective, randomized, double-blind, placebo-controlled study. Ann Surg Treat Res. 2015;88(4):193–9. https://doi.org/10.4174/astr.2015.88.4.193.

59. Gürkan Y, Taş Z, Toker K, Solak M. Ultrasound guided bilateral cervical plexus block reduces postoperative opioid consumption following thyroid surgery. J Clin Monit Comput. 2015;29(5):579–84. https://doi.org/10.1007/s10877-014-9635-x.

60. Sellami M, Feki S, Triki Z, et al. Bupivacaine wound infiltration reduces postoperative pain and analgesic requirement after thyroid surgery. Eur Arch Otorhinolaryngol. 2018;275(5):1265–70. https://doi.org/10.1007/s00405-018-4933-4.

61. Karthikeyan VS, Sistla SC, Badhe AS, et al. Randomized controlled trial on the efficacy of bilateral superficial cervical plexus block in thyroidectomy. Pain Pract. 2013;13(7):539–46. https://doi.org/10.1111/papr.12022.

62. Lacoste L, Thomas D, Kraimps JL, et al. Posttthyroidectomy analgesia: morphine, buprenorphine, or bupivacaine? J Clin Anesth. 1997;9(3): 189–93.

63. Eti Z, Irmak P, Gulluoglu BM, Manukyan MN, Gogus FY. Does bilateral superficial cervical plexus block decrease analgesic requirement after thyroid surgery? Anesth Analg. 2006;102(4):1174–6. https://doi.org/10.1213/01.ane.0000202383.51830.c4.

64. Black MJ, Ruscher AE, Lederman J, Chen H. Local/cervical block anesthesia versus general anesthesia for minimally invasive parathyroidectomy: what are the advantages? Ann Surg Oncol. 2007;14(2):744–9.https://doi.org/10.1245/s10434-006-9261-z.

65. Kesisoglou I, Papavramidis TS, Michalopoulos N, et al. Superficial selective cervical plexus block following total thyroidectomy: a randomized trial. Head Neck. 2010;32(8):984–8. https://doi.org/10.1002/hed.21286.

66. Ekinci G, Yeksan A, Dülgeroğlu O, Aksan M, Baysal P. Comparison of preincisional and postincisional 0.25% levobupivacaine infiltration in thyroid surgery. J Clin Anal Med. 2017;8(1) https://doi.org/10.4328/JCAM.4707.

67. Andrieu G, Amrouni H, Robin E, et al. Analgesic efficacy of bilateral superficial cervical plexus block administered before thyroid surgery under general anaesthesia. Br J Anaesth.

2007;99(4):561–6. https://doi.org/10.1093/bja/aem230.

68. Herbland A, Cantini O, Reynier P, et al. The bilateral superficial cervical plexus block with 0.75% ropivacaine administered before or after surgery does not prevent postoperative pain after total thyroidectomy. Reg Anesth Pain Med. 2006;31(1):34–9. https://doi.org/10.1016/j.rapm.2005.10.008.

69. Ryu J-H, Yom CK, Kwon H, et al. A prospective, randomized, controlled trial of the postoperative analgesic effects of spraying 0.25% levobupivacaine after bilateral axillo-breast approach robotic thyroidectomy. Surg Endosc. 2015;29(1):163–9. https://doi.org/10.1007/s00464-014-3671-y.

70. Shin S, Chung WY, Jeong JJ, Kang S-W, Oh YJ. Analgesic efficacy of bilateral superficial cervical plexus block in robot-assisted endoscopic thyroidectomy using a transaxillary approach. World J Surg. 2012;36(12):2831–7. https://doi.org/10.1007/s00268-012-1780-0.

71. Hoh S-Y, Doon Y-K, Chong S-S, Ng K-L. Randomized controlled trial comparing bilateral superficial cervical plexus block and local wound infiltration for pain control in thyroid surgery. Asian J Surg. 2019;42(12):1001–8. https://doi.org/10.1016/j.asjsur.2019.01.017.

72. Oltman J, Militsakh O, D'Agostino M, et al. Multimodal analgesia in outpatient head and neck surgery. JAMA Otolaryngol Head Neck Surg. 2017;143(12):1207–12. https://doi.org/10.1001/jamaoto.2017.1773.

73. Fabritius ML, Geisler A, Petersen PL, et al. Gabapentin for post-operative pain management – a systematic review with meta-analyses and trial sequential analyses. Acta Anaesthesiol Scand. 2016;60(9):1188–208. https://doi.org/10.1111/aas.12766.

74. Ashburn MA, Fleisher LA. The role of gabapentin in multimodal postoperative pain management. JAMA Surg. 2018;153(4):312. https://doi.org/10.1001/jamasurg.2017.4944.

75. Kukkar A, Bali A, Singh N, Jaggi AS. Implications and mechanism of action of gabapentin in neuropathic pain. Arch Pharm Res. 2013;36(3):237–51. https://doi.org/10.1007/s12272-013-0057-y.

76. Bockbrader HN, Wesche D, Miller R, Chapel S, Janiczek N, Burger P. A comparison of the pharmacokinetics and pharmacodynamics of pregabalin and gabapentin. Clin Pharmacokinet. 2010;49(10):661–9. https://doi.org/10.2165/11536200-000000000-00000.

77. Goodman CW, Brett AS. Gabapentin and Pregabalin for pain – is increased prescribing a cause

for concern? N Engl J Med. 2017;377(5):411–4. https://doi.org/10.1056/NEJMp1704633.

78. Morrison EE, Sandilands EA, Webb DJ. Gabapentin and pregabalin: do the benefits outweigh the harms? J R Coll Physicians Edinb. 2017;47(4):310–3. https://doi.org/10.4997/JRCPE.2017.402.

79. Evoy KE, Morrison MD, Saklad SR. Abuse and misuse of Pregabalin and gabapentin. Drugs. 2017;77(4):403–26. https://doi.org/10.1007/s40265-017-0700-x.

80. Bonnet U, Scherbaum N. How addictive are gabapentin and pregabalin? A systematic review. Eur Neuropsychopharmacol. 2017;27(12):1185–215. https://doi.org/10.1016/j.euroneuro.2017.08.430.

81. Quintero GC. Review about gabapentin misuse, interactions, contraindications and side effects. J Exp Pharmacol. 2017;9:13–21. https://doi.org/10.2147/JEP.S124391.

82. Yasaei R, Katta S, Saadabadi A. Gabapentin. In: StatPearls. Treasure Island: StatPearls Publishing; 2019. http://www.ncbi.nlm.nih.gov/books/NBK493228/. Accessed 16 Dec 2019.

83. Sprenger T, Valet M, Woltmann R, et al. Imaging pain modulation by subanesthetic S-(+)-ketamine. Anesth Analg. 2006;103(3):729–37. https://doi.org/10.1213/01.ane.0000231635. 14872.40.

84. Himmelseher S, Durieux ME. Ketamine for perioperative pain management. Anesthesiology. 2005;102(1):211–20. https://doi.org/10.1097/00000542-200501000-00030.

85. Mao J. NMDA and opioid receptors: their interactions in antinociception, tolerance and neuroplasticity. Brain Res Brain Res Rev. 1999;30(3):289–304. https://doi.org/10.1016/s0165-0173(99)00020-x.

86. Blanke ML, VanDongen AMJ. Activation mechanisms of the NMDA receptor. In: Van Dongen AM, editor. Biology of the NMDA receptor, Frontiers in Neuroscience. Boca Raton: CRC Press/Taylor & Francis; 2009. http://www.ncbi.nlm.nih.gov/books/NBK5274/. Accessed 16 Dec 2019.

87. Gorlin AW, Rosenfeld DM, Ramakrishna H. Intravenous sub-anesthetic ketamine for perioperative analgesia. J Anaesthesiol Clin Pharmacol. 2016;32(2):160–7. https://doi.org/10.4103/0970-9185.182085.

88. Kim D-H, Choi JY, Kim B-G, et al. Prospective, randomized, and controlled trial on ketamine infusion during bilateral axillo-breast approach (BABA) robotic or endoscopic thyroidectomy: effects on postoperative pain and recovery profiles: a consort compliant article. Medicine (Baltimore). 2016;95(49):e5485. https://doi.org/10.1097/MD.0000000000005485.

89. Abd El-Rahman AM, El Sherif FA. Efficacy of postoperative analgesia of local ketamine wound instillation following total thyroidectomy: a randomized, double-blind, controlled clinical trial. Clin J Pain. 2018;34(1):53–8. https://doi.org/10.1097/AJP.0000000000000521.

90. Gao M, Rejaei D, Liu H. Ketamine use in current clinical practice. Acta Pharmacol Sin. 2016;37(7):865–72. https://doi.org/10.1038/aps.2016.5.

91. Lee J, Park H-P, Jeong M-H, Son J-D, Kim H-C. Efficacy of ketamine for postoperative pain following robotic thyroidectomy: a prospective randomised study. J Int Med Res. 2018;46(3):1109–20. https://doi.org/10.1177/0300060517734679.

92. Bell RF, Kalso EA. Ketamine for pain management. Pain Rep. 2018;3(5):e674. https://doi.org/10.1097/PR9.0000000000000674.

93. Peltoniemi MA, Hagelberg NM, Olkkola KT, Saari TI. Ketamine: a review of clinical pharmacokinetics and pharmacodynamics in anesthesia and pain therapy. Clin Pharmacokinet. 2016;55(9):1059–77. https://doi.org/10.1007/s40262-016-0383-6.

94. Amin-Hanjani S, Corcoran J, Chatwani A. Cold therapy in the management of postoperative cesarean section pain. Am J Obstet Gynecol. 1992;167(1):108–9. https://doi.org/10.1016/s0002-9378(11)91638-x.

95. Barber FA, McGuire DA, Click S. Continuous-flow cold therapy for outpatient anterior cruciate ligament reconstruction. Arthroscopy. 1998;14(2):130–5. https://doi.org/10.1016/s0749-8063(98)70030-1.

96. Sim C-K, Xu P-C, Pua H-L, Zhang G, Lee T-L. Effects of electroacupuncture on intraoperative and postoperative analgesic requirement. Acupunct Med. 2002;20(2–3):56–65. https://doi.org/10.1136/aim.20. 2-3.56.

97. Grabow L. Controlled study of the analgetic effectivity of acupuncture. Arzneimittelforschung. 1994;44(4):554–8.

98. Piotrowski MM, Paterson C, Mitchinson A, Kim HM, Kirsh M, Hinshaw DB. Massage as adjuvant therapy in the management of acute postoperative pain: a preliminary study in men. J Am Coll Surg. 2003;197(6): 1037–46. https://doi.org/10.1016/j.jamcollsurg.2003.07.020.

99. Watkins AA, Johnson TV, Shrewsberry AB, et al. Ice packs reduce postoperative midline incision pain and narcotic use: a randomized controlled trial. J Am Coll Surg. 2014;219(3):511–7. https://doi.org/10.1016/j.jamcollsurg.2014.03.057.

第 12 章

耳鼻咽喉科手术围术期镇痛的循证研究：头颈部手术

Aron Kandinov, Brandon K. Nguyen, Brian T. Yuhan, Andrew P. Johnson, Peter F. Svider

头颈部手术

充分的围术期镇痛在耳鼻喉科和头颈部术后是十分必要的。众所周知，加强围术期疼痛管理有助于鼓励患者早期活动和功能恢复，从而有助于其快速康复。头颈部癌症患者通常面临特殊的疼痛管理问题，如无法吞咽口服药物是疾病的直接表现或手术治疗的常规并发症，对此类患者的疼痛管理可能存在困难。过去的20年间，随着阿片类药物相关死亡病例数增加，阿片类药物在头颈部癌症患者疼痛管理中的作用也受到了质疑。对于尼古丁和乙醇滥用的患者群体，除了依赖性的风险外，阿片类药物的使用还伴随着一些不良反应，如便秘、恶心、呕吐、镇静、呼吸抑制和潜在的滥用风险[1]。

2017年的专家共识指出，术后快速康复（ERAS）协会建议对涉及游离皮瓣重建的大型头颈部癌症手术患者保留阿片类镇痛[2]。多模式疼痛管理策略包括联合使用局部麻醉药，围术期应用对乙酰氨基酚、非甾体抗炎药和加巴喷丁，以促进患者快速康复，同时减少术后阿片类药物的应用。区域麻醉（包括神经阻滞）可能是一种有效的选择，但诸多因素（包括手术部位）

对应用效果的影响较大。Oltman等人[3]进行的回顾性研究观察了多模式镇痛在门诊耳鼻喉科手术（甲状腺、甲状旁腺和腮腺手术）患者中的可行性和安全性。这项研究于术前1h给予患者单次口服对乙酰氨基酚（1000mg）、加巴喷丁（100~300mg）和美洛昔康（7.5mg）或塞来昔布（200mg）。手术切口用含1:100 000肾上腺素的1%利多卡因或含1:200 000肾上腺素的0.25%丁哌卡因浸润，同时术后静脉注射芬太尼。术后禁食恢复后，患者每隔6h交替口服布洛芬（600mg）和对乙酰氨基酚（500mg）。在纳入的69例患者中，39例（61%）术后至出院时未使用麻醉药物，56例（88%）对多模式镇痛满意度很高或非常高。

Du等[4]的一项分析评估了非上呼吸消化道术后住院患者的多模式镇痛效果。手术分为小手术（甲状腺切除术、甲状旁腺切除术、腮腺切除术、淋巴结清扫术和颈部肿块切除术）和大手术（舌癌切除术、部分或全咽切除术、下颌骨切除术、全喉切除术、改良或根治性颈淋巴结清扫术）。术后镇痛方案为使用对乙酰氨基酚（每4~6h静脉注射1000mg或口服650mg）和酮咯酸（每6h静脉注射15mg，持续48h）。术前镇痛使用普瑞巴林（口服100mg），可用于大型头颈部手术，每次使用50mg，每天2次，连用10天。该研究的结果显示，在实施多模式镇痛方案后的前24h内，术后对阿片类药物的总需求量减少了1/3。然而，减少阿片类药物的使用并没有贯穿整个围术期。作者将这一结果归因于应用酮咯酸仅限于术后48h内，以及阿片类药物的使用差异，当平均住院时间较长时，其可能被忽略。

在围术期使用非甾体抗炎药来控制疼痛通常会受到质疑，因为抗血小板作用会导致出血风险增加。越来越多的证据表明，应用酮咯酸、塞来昔布和其他非甾体抗炎药，同时配合细致的术中止血，可以提供有效的镇痛效果，对于头颈部疾病患者，没有显著的增加出血的风险[19]。在另一项研究中，Chin等[21]研究了甲状腺手术后酮咯酸的使用情况，发现出血并发症的发生率没有差异。然而，对于接受游离皮瓣移植的患者，由于担心皮瓣坏死和微血管血栓形成，返回手术室控制术后出血的阈值较低。事实上，一项对3498例耳鼻喉科手术患者进行的大型回顾性队列研究发现，出血并发症与同时使用抗血小板药物和静脉血栓栓塞症预防措施有关[5]。该研究指出，化学预防组的出血发生率明显更高（11.9%），并且在术中联合使用酮咯酸和预防性肝素更容易发生出血。另一项研究发现，没有证据表明对头颈部游离皮瓣移植患者使用酮咯酸后出血的风险更高，但其研究也没有发现使用酮咯酸带来的镇痛益处，因为术后并没有减少麻醉镇痛药物的需求[6]。因此，非甾体抗炎药在围术期的使用应该个体化，考虑到头颈部人群出血的潜在风险，特别是对于"大型的"头颈部手术，需要进一步的研究来证明其镇痛的益处。

Smith等[7]对48例头颈部肿瘤手术切除患者术后静脉注射对乙酰氨基酚（术后每6h给药1g，持续24h）的使用情况进行了前瞻性研究。与分别只接受阿片类药物自控镇痛和过量麻醉药镇痛的回顾性队列相比，他们报道了类似的疼痛评分（0.8分对1.0分，P=0.408）。此外，他们还发现静脉注射对乙酰氨基酚后，术后8h总麻醉镇痛药需求量显著减少（13.5mg对22.5mg，P=0.014），并显著减少患者住院时间（7.8天对10.6天，P=0.03）。这些结果表明，对乙酰氨基酚是一种有效的非阿片类药物替代品，可用于减少术后阿片类药物的需求，同时充分控制疼痛。表12.1总结了常见的镇痛药，包括各自优势、不良反应和常用剂量。

游离皮瓣重建术

多种游离皮瓣移植术可被用于头颈部肿瘤切除的微血管重建。在实践中，最常见的皮瓣包括前臂桡侧、腓骨、肩胛骨和大腿前外侧（ALT）皮瓣。虽然大多数手术都会成功，但重要的是要认识到可能延长住院时间和延迟康复的因素，因为这些因素可能会导致严重的并发症并对患者造成伤害。这些并发症（如医院感染、静脉血栓形成和肺不张），一直是整个外科系统实施ERAS方案的一部分[8-10]。需要对接受游离皮瓣移植后恢复的患者采取治疗措施，如对腓骨、大腿前外侧和肩胛骨皮瓣移植的患者进行物理治疗，以恢复供体肢体力量和活动度，以及在口腔/口咽重建过程中进行言语/吞咽治疗，已证明及早采取上述措施可以提高患者功能、减少住院费用[11-13]。优化镇痛效果是促进患者游离皮瓣手术后恢复的一个重要因素。

表12.1　镇痛药物总结

镇痛药类型	作用机制	优势	副作用	一般剂量	费用
对乙酰氨基酚	目前尚不清楚，但其被认为是前列腺素的弱抑制剂，可能与5-羟色胺途径相互作用	安全性良好，可充分控制术后疼痛，同时减少对抱片类药物作为补救镇痛的需求。对哮喘和阿司匹林不耐受的患者安全适用	恶心、呕吐、便秘、肝毒性	325~650mg, PO/IV, 每4h 1次, PRN	口服片剂较低；静脉注射中-高
α-2受体激动剂	抑制腺苷酸环化酶活性，防止Ca²⁺进入神经末梢，从而抑制神经动作电位	与麻醉药物需求减少、心率和血压降低有关，有助于缓解焦虑、镇静，减弱喉镜和插管对交感肾上腺素的反应，术后镇痛	镇静、口干、恶心、呕吐、心动过缓、低血压、嗅觉丧失	可乐定：单次口服剂量 2~5μg/kg，注射剂量 0.3μg/kg 右美托咪定：单次剂量 1μg/kg，0.2μg/（kg·h）静脉泵注 应用频率由严重程度决定	口服片剂较低；静脉注射中-高
加巴喷丁类	电压门控Ca²⁺通道α-2亚基结合导致Ca²⁺输入减少，从而减少神经递质释放和神经元兴奋性	治疗慢性疼痛（神经性、疱疹、糖尿病）。控制术后疼痛和延迟或减少阿片类镇痛药的用量	头晕、嗜睡、头痛	术前1次，600~1200mg；术后600mg，TID	中-高
局部麻醉药	通过电压门控Na⁺通道可逆地抑制Na⁺的输入，从而阻断动作电位的传导	通过周围神经阻滞进行局部镇痛可以实现充分的术后镇痛，并减少额外的镇痛药需求。起效迅速，用法简单	风险极小，局部刺激，水肿，利多卡因剂量在5μg/mL以上可能发生毒性反应	1%~2%利多卡因，0.25%~0.5%丁哌卡因，0.5%左旋丁哌卡因	低
非甾体抗炎药	抑制环氧化酶（COX-1和COX-2）的作用，从而减少导致炎症的血栓素和前列腺素的形成	一种已知安全的镇痛药，可以减少术后阿片类药物的消耗，同时提供适当的轻到中度的疼痛短期管理	肾功能障碍，出血，消化道溃疡，耳鸣，过敏反应	布洛芬400~800mg 每6h 1次，酮咯酸10~20mg，每4~6h 1次，塞来昔布400mg 术后应用；200mg，每天1次	低
阿片类	G蛋白偶联受体抑制腺苷酸环化酶，从而减少Ca²⁺的输入，减弱神经元的传递	有效镇痛，多途径给药，血流动力学稳定，长效与短效多种形式	呼吸抑制，镇静，恶心、呕吐，便秘，瘙痒	可待因15~60mg，PO，每4h 1次，PRN。羟考酮5~15mg，PO每4~6h 1次，PRN。曲马多25~50mg，PO，每4~6h 1次，PRN	低-中

注：PO，口服；PRN，按需；TID，每天3次。

游离皮瓣移植术后镇痛的一种方法是使用患者自控镇痛（PCA）泵，通常使用阿片类药物。PCA的好处是可以由患者控制；然而，当患者的剂量不一致时，也会带来问题，而且很难解决。此外，由于便秘的副作用、精神影响和可能的依赖性，使用阿片类药物可能会延长住院时间，这些都是努力减少阿片类药物应用的重要原因。

因此，最近的文献报道了其他镇痛方法改善游离皮瓣移植术患者疼痛和预后的潜力。Lee等[14,15]的一项研究发现，对于接受氯胺酮和加巴喷丁治疗的患者，镇痛效果更好，而对于接受大腿前外侧皮瓣重建的患者，术前使用加巴喷丁也得到了类似的结果。一些研究还调查了区域阻滞在腓骨游离皮瓣中的益处。Zhang等[16-18]发现，使用区域阻滞减少了术后镇痛需求，而几项研究发现，硬膜外麻醉和全身麻醉相结合有一定好处。

根据我们的经验，游离皮瓣移植手术过程中产生的大多数疼痛源于复合切除，通常最好的治疗方法是定期静脉注射对乙酰氨基酚和阿片类药物，并使用一个疗程的类固醇药物来促进水肿消退。术后第1天，尽管既往使用过阿片类药物的患者可能需要更多的药物，甚至可能需要PCA，但大多数患者只需要定期口服/肠内给予泰诺和偶尔的阿片类药物辅助，如泰诺-可待因或罗昔酮注射液。对于一些患者，神经离断引起的麻木感觉，如大的耳郭缺损导致耳部麻木，可能与实际疼痛一样令人痛苦。对于这些病例，以及对阿片类药物不耐受的患者，需要为其补充预定剂量的加巴喷丁，通常每天500~1000mg，持续1周。我们的实践没有使用任何特定的区域或硬膜外阻滞，但这些都是可用的策略，特别是硬膜外输注可以降低全身麻醉药物可能增加的血流动力学和心脏风险，并可以留在体内用于术后镇痛。

耳科手术

由于大多数耳科手术都是在门诊进行的，充分的围术期疼痛管理对于减少术后阿片类药物的需求非常重要。美国卫生与公众服务部的数据显示，每天有超过1100万滥用阿片类药物的病例，超过200万人被诊断为阿片类药物无序使用，超过110例与阿片类药物相关的死亡病例[19]。因此，了解可供选择的围术期疼痛管理模式、考虑患者的个体化疼痛耐受性、完整的安全性和手术类型对于减少不必要的阿片类药物使用都是必不可少的。

鼓膜切开术和鼓室造瘘管置入是美国最常见的儿科门诊手术，也是耳鼻喉科最常见的手术之一[20]。据报道，多达70%的患者需要某种形式的术后镇痛。目前的研究比较了广泛的用药剂量，并使用了各种疼痛评分，包括安大略东部儿童医院疼痛评分量表（CHEOPS）；面部表情、下肢体位、活动、哭闹、可安慰程度（FLACC）量表；Wong-Baker面部疼痛评分量表（WBS）；视觉模拟评分量表（VAS）；客观疼痛评分（OPS）；这种缺乏一致性的疼痛评分使得解释和建立有效的围术期镇痛指南变得困难。然而，研究表明，对于围术期鼓膜切开术和置管，小剂量单一应用非阿片类镇痛药，特别是对乙酰氨基酚，可能是不够的[21]。Watcha等[22]的一项研究发现，对于接受双侧鼓膜切开术的儿童，相比对乙酰氨基酚，术前口服酮咯酸的术后疼痛控制效果优于安慰剂。此项研究显示，酮咯酸的OPS评分为1分（0~9

分），而安慰剂和对乙酰氨基酚的OPS评分分别为5分（0~9分）和4分（0~7分）。Bean-Lijesski等[23]的研究表明，当使用酮咯酸5min和10min时，中位疼痛评分较低，但出院时和出院后止痛剂需求的疼痛评分没有差异。他们得出结论，鉴于酮咯酸具有轻微的镇痛效果，并不能证明其在双侧鼓膜切开术和鼓室造瘘管置入术中应用的合理性。Tobias等[24]将联合使用对乙酰氨基酚和可待因，以及单独使用对乙酰氨基酚的效果进行了比较。麻醉后护理病房的疼痛评分显示，在鼓室造瘘管置入术中联合应用乙酰氨基酚和可待因具有优越性。然而，值得注意的是，可待因的镇痛效果受到CYP26D酶等位基因变异引起的代谢限制。有报道提出了可替代的疼痛控制方法，如针灸、外用4%利多卡因和耳大神经阻滞；然而，在推荐应用之前还需要进行更多的研究。Lin等[25]的一项研究报道表明，与对照组相比，针灸组在起效和5min时的中位CHEOPS疼痛评分显著降低［起效和5min时为7分对11分，10min时为7分对10分，15min和20min时为6分对9分，25min和30min时为6分对8分（$P<0.005$）］。

乳突手术后的镇痛通常可以通过局部麻醉加上手术部位芬太尼浸润或应用非甾体抗炎药（如氯诺昔康）来实现。Bhandari等[26]的一项研究发现，与50μg芬太尼相比，100μg芬太尼联合丁哌卡因用于手术部位的术后疼痛控制效果更好。Nalini等[27]比较了根治性乳突切除术后肌内注射氯诺昔康（8mg，每天两次）与双氯芬酸（75mg，每天两次）的镇痛差异。研究发现，注射氯诺昔康和双氯芬酸3天后的疼痛评分分别为（0.47±0.75）分和（2.65±1.16）分，这种情况下更推荐使用氯诺昔康（8mg，每天两次）。虽然越来越

多的人支持在乳突切除术后镇痛中使用耳大神经阻滞，但意见并不统一。研究发现，与静脉注射吗啡相比，单一的术中耳大神经阻滞（据报道，在手术结束前1h）提供了更好的镇痛效果，并随之减少鼓室乳突肌手术后儿童对阿片类药物的需求量[28]。然而，在后来的另一项研究中，Suresh等[29]报道称，与假阻滞组相比，术前进行耳大神经阻滞对术后疼痛控制没有显著优势。

在分期的小耳重建术中，大多数患者主诉肋软骨供区疼痛。因此，局部麻醉和肋间神经阻滞被认为是潜在的治疗方法。在手术区域给予局部麻醉药（0.2%罗哌卡因）行肋间神经阻滞，已被证明优于单纯静脉镇痛[30]。然而，持续的肋间神经阻滞被证明不如持续伤口阻滞有效。

对中耳手术的围术期疼痛替代方案（包括鼓室成形术和砧骨切除术）的研究有限。目前，仅对α受体激动剂，如右美托咪啶和静脉注射阿片类药物进行了研究。Mesolella等[31]在一项随机对照试验中指出，与局部麻醉药相比，使用瑞芬太尼可以减少不良反应和整体疼痛。应用右美托咪定的镇痛效果已在两项随机对照试验中得到证实[32,33]。这些研究发现，右美托咪定在鼓室成形术中的效果与咪达唑仑联合芬太尼一样有效，在中耳手术中联合应用纳布芬和丙泊酚的效果优于单独应用纳布芬。

喉科手术

解剖部位是已知的术后疼痛的重要影响因素[34-36]。在耳鼻喉科解剖学方面，据报道，术后口腔、咽部和喉部疼痛的风险比耳科手术高4~10倍[34]。然而，在喉部手术中，围术期疼痛控制的循证依据很少。

部分原因可能是不同喉部手术的疼痛程度差异很大。一般来说，内镜检查，如喉镜和食管镜检查被认为会导致"轻微"的术后疼痛，而像喉切除术这样的大型手术则会导致严重的术后疼痛[36]。因此，考虑患者的年龄、性别、术前疼痛、预期疼痛程度和手术恐惧等因素是非常重要的，这些都已被证实是术后疼痛的有效预测因素[34,37-39]。

一般来说，对于微创手术，使用非阿片类药物（如对乙酰氨基酚和非甾体抗炎药）的单一疗法可以有效地控制术后疼痛[36]。然而，在临床中，许多医师开具了额外的麻醉药品。一项针对医师的调查指出，超过90%的耳鼻喉科医师在显微喉镜检查后开具阿片类药物[40]。同一项调查报道指出，25%的处方医师不清楚术后阿片类药物的使用模式，这表明患者可能接受了过多的药物治疗。研究表明，过量应用阿片类药物会导致滥用[41,42]。因此，开处方的医师应在术前与患者讨论疼痛管理问题，并针对过量药物的储存和处理给予适当的指导。另一方面，医师可能给予疼痛程度严重的喉科手术（咽喉手术、喉切除术等）患者的镇痛药不足[36]。为了确保患者得到足够的疼痛管理，Orgill等[43]建议就术后适当的麻醉药剂量需求对医师和护理人员进行培训，合理安排药物治疗，并在适当的时候使用患者自控镇痛，而不是单纯的"PRN"，开具固定剂量的处方。根据美国卫生与公众服务部（USDHHS）的建议，对于中度术后疼痛，推荐应用60mg/d的硫酸吗啡[44,45]。

目前，技术的进步为喉科手术的诊断和管理提供了新的契机。医师现在可以使用高功率、高清晰度、基于光纤的激光器和新的注射材料等无数的新工具。这些进展促进了门诊清醒手术的发展，包括喉镜检查、声带注射和激光手术，这为医师和患者都提供了好处。门诊手术有着节约成本、时间和避免全身麻醉的优势[46,47]。此外，当患者清醒时，医师能够在术前、术中和术后实时观察其发声功能，从而为手术提供更精确的管理，更有利于提高患者预后[47]。

门诊手术虽然方便，但对管理患者的焦虑和疼痛造成了困难。对于多数喉部手术来说，充分的麻醉是极其重要的，这可以通过局部麻醉药和对喉上神经的局部麻醉来实现。一般来说，使用2~4mL的4%利多卡因即可在喉部手术中产生麻醉效果[48,49]。局部麻醉可采取多种方案。经气管注射利多卡因可被多数患者耐受，而且有效、操作简便。为了实现可视化的麻醉方案，柔性或刚性喉镜可与长套管或注射器一起使用来实施局部麻醉。此外，还可应用局部麻醉药（4%利多卡因）雾化吸入；然而，该方法可能需要其他辅助的麻醉方式[50]。对于以上这些方法，应使用局部麻醉药漱口，以确保其能够覆盖喉部黏膜[51]。

充分的术前麻醉使得许多患者几乎不再需要术后镇痛。然而，医师应该认识到，患者在术后仍可能经历不显著的疼痛或不适[52]。在某些情况下，患者在门诊手术后会经历长达1周的疼痛[52]。因此，在术前与患者讨论疼痛的预期和控制方案是很有必要的。针对门诊手术的术后疼痛，采用非阿片类药物（如对乙酰氨基酚和非甾体抗炎药）的多模式镇痛方案。对于暴发性疼痛，应使用阿片类药物[35]。

儿科手术的疼痛管理

儿童的疼痛评估和管理是一项艰巨的

任务。尽管儿童经历了与成人相同的围术期疼痛，但量化疼痛程度是一项难题，他们的急性疼痛往往得不到足够的治疗[53]。对于儿童，一般有3种描述疼痛的方法：自我报道、行为举止评估和生理指标。在这3种方法中，自我报道是最可靠和最接近客观衡量标准的[54]。标准化的疼痛评分提高了医师治疗儿童术后疼痛的能力[55]。然而，这种方法仍然取决于儿童的沟通能力来描述疼痛。这种沟通能力会随着儿童的经验水平和发育阶段而变化，通常会随着患儿年龄的增长而增加[56]。行为举止评估更常被用于低龄人群，包括哭泣、肢体动作、面部表情和言语表达。生理指标是指心率、血压、血氧饱和度和出汗。这些已被证明与自我报道的疼痛相关，因为其通常是多因素的，所以很难单独用于解释疼痛程度[57,58]。

影响术后疼痛程度的因素有很多，最主要的是手术类型。然而，对于儿童，除扁桃体切除术外，目前还缺乏关于耳鼻喉科手术围术期疼痛的相关文献[59-63]。情绪因素，如焦虑、恐惧和缺乏社会支持，被证明是可能增加儿童和青少年术后疼痛的因素[64,65]。

对于疼痛管理策略，由于儿童随机对照试验的伦理影响，目前针对儿科人群的指南一般为低水平的证据。然而，大多数医师支持，在可行的情况下，应采取多模式的疼痛管理策略，重点应放在非阿片类药物的替代药物上[66,67]。非甾体抗炎药和对乙酰氨基酚已被证明是儿童围术期疼痛管理的有效药物[59-61]。如果适当使用，阿片类药物在处理围术期疼痛方面也非常有效。一般来说，阿片类药物应被作为暴发性疼痛的"抢救"药物。此外，应密切监测服用处方阿片类药物的儿童的不良反应。

值得注意的是，FDA在2017年发布了关于儿童使用可待因和曲马多的新指南。现在建议对12岁以下的因阻塞性睡眠呼吸暂停而接受扁桃体切除术和（或）腺样体切除术的儿童，在18岁之前避免使用可待因。建议避免对12岁以下儿童使用曲马多，同时避免对18岁以下的耳鼻喉科手术后儿童使用该药物。对于儿科患者，应与患者及其家属讨论阿片类药物的使用[68]。讨论时还应告知其家庭如何储存和处理未使用的药物，以防误用、滥用[69]。一般来说，阿片类药物应与正常药物分开放置，并放置于儿童无法接触的上锁的容器中储存[69,70]。

用药剂量应基于患者的年龄、体重和过去的治疗方案（如果适用）[35]。应考虑镇痛药的给药途径，以避免不适。对于大多数儿科耳鼻喉科病例，适当的术后镇痛方案是口服或直肠给药。静脉注射途径（如对乙酰氨基酚或氯胺酮）可能适用于术中治疗，并且应在术前与麻醉团队讨论。此外，应定量给予镇痛药，而不是在"按需"的基础上给药[35]。

对于儿科患者，也可以考虑非药物治疗。虽然没有专门针对耳鼻喉科的研究来评估这些辅助治疗的效果，但分散注意力的疗法、患者支持和冷/热疗法已被证明在减少儿童疼痛感知方面有效[71-73]。

睡眠手术的疼痛管理

阻塞性睡眠呼吸暂停是一种以睡眠期间气道间歇性和反复狭窄为特征的疾病[74]。治疗这种疾病的手术目的是解决特定的梗阻部位。在睡眠手术中，围术期疼痛管理是一个重要的考虑因素，因为这些手术操作可能会导致严重的术后疼痛[75]。无法忍受的疼痛可导致患者住院时间延长、脱水和预后不良[36]。因此，许多医师给予越来越多的阿片类药物，以减少术后疼痛[42,76]。然而，虽然这种策略可能会使得疼痛得到良好的控制，但其也有可能导致过量用药和随后的误用和滥用风险。因此，对于医师来说，了解有效的、基于证据的非阿片类药物的治疗替代方案是很必要的。

在许多情况下，非阿片类药物可以在不额外使用麻醉药的情况下提供足够的镇痛。扁桃体切除术和腺样体切除术是众所周知的引发疼痛的耳鼻喉科手术，已经证实非甾体抗炎药、对乙酰氨基酚和α2受体激动剂可在不增加并发症或延长住院时间的情况下可有效地控制疼痛[59-61]。尽管人们担心使用非甾体抗炎药可能会导致术后出血，但最近的研究驳斥了这种担忧。McClain等[77]的研究表明，与吗啡相比，扁桃体切除术和悬雍垂腭咽成形术后使用非甾体抗炎药（酮咯酸）并没有增加术后出血。

悬雍垂腭咽成形术（UPPP）是过去25年来最常见的治疗睡眠呼吸暂停的外科手术[78,79]。通过重塑扁桃体、腭部和悬垂，UPPP增加了气道口径，减少了潜在的组织塌陷。多项针对UPPP的研究表明，围术期应用局部麻醉药安全有效[80-82]。李等人[82]研究表明，与对照组相比，术前接受罗比卡因治疗的患者的视觉模拟评分显著降低。术中应用脂质体丁哌卡因（一种长效局部麻醉药），可减少术后阿片类药物的需求，并可缩短首次进食的时间。作为目前活跃的研究领域，局部麻醉药也可能被证明在术后有效。Ponstein等[81]提出了持续腭小神经阻滞的早期经验，并证实了局部麻醉药在多模式镇痛方案中的作用。

已经建立多种措施来解决舌导致的气道阻塞。舌骨肌切开术、颏舌推进术和舌下神经刺激等手术，旨在通过增加舌后空间来缓解上呼吸道塌陷。遗憾的是，缺乏关于这些手术的镇痛指南。然而，经验表明，术前使用非阿片类药物（局部麻醉药）和术后使用非甾体抗炎药是初级镇痛的有效选择。值得一提的是，泰国的一位医师证明，舌骨肌切开术和舌骨肌推进术可以仅在局部麻醉下进行，并发症的发生率很低[83]。虽然一项队列研究证实了这种方法的有效性，但还需要进一步的研究来阐明该技术的可行性。

总体而言，睡眠手术中的疼痛管理与其他头颈部手术相似。应采用多模式的方案解决疼痛，在使用阿片类药物之前考虑应用非阿片类药物。这些作者建议术前应用局部麻醉药联合术后常规的非甾体抗炎药和对乙酰氨基酚的方案。如果出现暴发性疼痛，阿片类药物应作为疼痛的"抢救药"使用。

鼻窦手术的疼痛管理

鼻窦手术，包括鼻中隔成形术、鼻成形术和鼻窦内镜手术，根据手术范围和外科医师经验，提供了一系列循证的镇痛策略。其中绝大多数是门诊手术，阿片类药物长期以来一直被用作术后镇痛药。事实上，研究表明，阿片类药物的用药往往过多，从而增加了滥用风险[84]。然而，随着越来越多的焦点转向ERAS方案以及限制阿片类药物的用量，最近的研究试图找到术中和术后镇痛药物的最佳组合，以最大限度地提高患者舒适度，同时尽量减少阿片类药物的使用。

局部阻滞在鼻窦手术中的应用

优化鼻窦手术疼痛管理的最重要的因

素是局部麻醉阻滞的质量。研究和荟萃分析的共识表明，局部麻醉药是减少此类手术术后疼痛的因素之一[85-90]。被研究的局部麻醉药包括丁哌卡因、左旋丁哌卡因和利多卡因，但没有发现任何一种药物的效果明显更好[91,92]。常用的局部麻醉药使用方案包括应用局部麻醉药浸泡鼻海绵，其术后镇痛效果可持续很长时间[73]，以及眶下神经和蝶腭神经节（SPG）的局部区域阻滞[87,93]，这些方法都已被证明非常有效[86,88,92,93]。

　　SPG（Meckel神经节或翼腭神经节）是在翼腭窝内被发现的副交感神经节，支配鼻、腭、眼眶和颊黏膜感觉，也是偏头痛、丛集性头痛和面神经痛患者的扳机点[94,95]。阻断SPG是鼻腔手术中被引用最多和最有用的局部区域阻滞之一，Scott等[96]报道了55例接受门诊上颌窦切开和筛窦切除术的患者，阻断SPG后都得到令人满意的镇痛效果，没有1例患者需要术后镇痛药。

　　作者已经成功地对SPG及其感觉分支进行了类似的阻断（图12.1）。应用1∶1000肾上腺素和1%利多卡因浸泡的棉

球浸润鼻腔后，用25号腰麻针从距其顶端1~2cm 45°弯曲，浸润中鼻甲附着处、靠近蝶腭孔的SPG区域（图12.2a），其次是下鼻甲尾部上方和下方，筛骨嵴和过渡带水平。这可以麻醉蝶腭神经和鼻腭神经以及上、下鼻外侧神经。虽然收回针头以避免直接注射到蝶腭动脉的分支很重要，但是通过加入1∶100 000浓度的肾上腺素也能提供良好的止血效果。接下来，浸润中鼻甲的钩突、头端和腋部（图12.2b），然后浸润侧鼻壁以麻醉筛前神经（图12.2c），最后浸润下鼻甲。

鼻窦手术的围术期镇痛

　　对于静脉用药，在乙酰氨基酚优化鼻腔手术的镇痛效果方面的证据最多。在诱导前加入对乙酰氨基酚可以改善术后疼痛评分，降低镇痛需求[89,97-100]。虽然对乙酰氨基酚应该在诱导前至少10min给药，但其优势在于风险最小，这使其成为一种极好的围术期药物。

　　尽管大多数研究强调考虑使用NSAID作为单一药物时应用高质量区域阻滞的重要性，但围术期应用非甾体抗炎药已被证

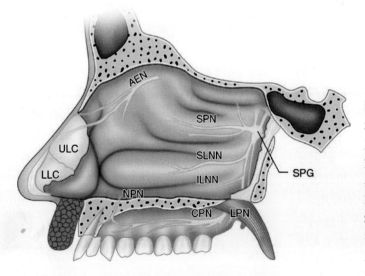

图12.1　鼻腔矢状面横截面图像显示鼻外侧壁和蝶腭神经节的感觉分支。蝶腭孔和部分翼状骨。AEN，筛前神经；GPN，腭大神经；ILNN，鼻下外侧神经；LLC，下外侧软骨；LPN，腭小神经；NPN，鼻腭神经；SLNN，鼻上外侧神经；SPG，蝶腭神经节；SPN，蝶腭神经；V2，三叉神经上颌支。

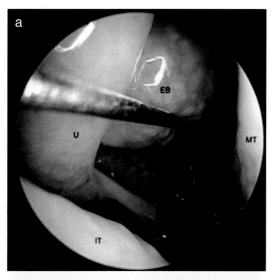

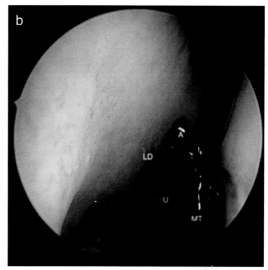

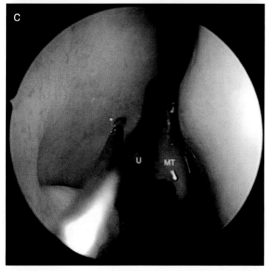

图12.2 （a）浸润蝶腭孔附近中鼻甲后附着处。（b）于中鼻甲窝注射。（c）沿鼻侧壁、中鼻甲前方和下鼻甲上方筛前神经注射，通常在泪道系统附近。A，中鼻甲窝；EB，下鼻甲；LD，泪管/泪囊；MT，中鼻甲；U，钩突。

实是减轻术后疼痛的有效方法[90,101-104]。虽然使用NSAID会增加出血风险仍是令人担忧的问题，但术中应用酮咯酸并未显示会显著增加出血风险，而且在最近的荟萃分析中没有一项研究将严重出血或血肿列为应用酮咯酸的并发症[89,90,103]。对接受鼻窦手术的患者使用非甾体抗炎药的另一个问题是潜在的不耐受，特别是息肉病患者。对于20%以上的患者，用药后恶心和呕吐的发生率也高于应用其他镇痛药

后，因此应该在术后即刻预防性使用止吐药[89,90]。

尽管α受体激动剂（如可乐定）以前被报道为鼻腔手术的潜在镇痛药，但大多数研究表明，其没有显著的镇痛优势，并未优于标准剂量的镇静药和阿片类药物[105-108]。然而，术中应用α受体激动剂在提供血流动力学稳定性方面有着明显的优势[105,109]。

鼻窦手术后镇痛

预测患者在术后可能面临的应激状态是十分重要的，因为这些应激会增加焦虑，并可能进一步加剧患者的疼痛[110]。因此，预测术后情况是很重要的，如可能会出现疼痛、麻木、鼻塞和鼻填塞。外科医师经常用阿片类药物来帮助缓解应激和焦虑，但这往往会导致过度用药和滥用[109,111]。

对乙酰氨基酚已被证明可作为代替阿片类药物的术后疼痛管理用药，特别是在作为预定剂量而不是按需用药的情况下，要求剂量最低[97,99]。定量镇痛效果和最小的副作用使其成为术后镇痛的首选药物。多项研究和荟萃分析显示，应用至少600mg的加巴喷丁也被证明可以显著降低术后的镇痛药需求和疼痛评分，但是6.3%的患者出现头晕和嗜睡，这可能会限制其对某些患者的应用[89,90,104,112]。

对于鼻中隔成形术或限制鼻窦的病例，通常会在最初的1~2天内单独给予泰诺，然后按需使用。每天给予600mg加巴喷丁，应用5天，适用于对阿片类药物反应不佳而对乙酰氨基酚镇痛不足的患者的补充治疗。对乙酰氨基酚和阿片类药物的联合用药，如泰诺3，在前两天也可被用作替代或补充药物，但要注意对乙酰氨基酚每天的总剂量，对于儿童、老年患者或肝病患者极为重要。对于更复杂的鼻窦病例，仍然推荐使用对乙酰氨基酚的预定方案，有时还会给予患者一种潜在的替代药物（如泰诺3或扑热息痛），应用5天，然后根据需要给予对乙酰氨基酚，在某些情况下，每天可加用加巴喷丁600mg。由于手术范围、患者年龄和对疼痛/镇痛药敏感性的不同，患者的术后疼痛需求可能有很大差异，每种方案都应该更具个性化，以适合每例患者。

结论

本章提供的系统综述将有望为外科医师和麻醉医师提供有用的资源，帮助他们管理耳鼻喉科患者的围术期镇痛。我们分析了最新的证据，以便为每个亚专科提供最佳的镇痛指南，希望这些指南能将患者的痛苦降到最低，同时有针对性和系统性地降低副作用和阿片类药物的使用。本章的重点之一是指导经常被忽视的药物指南，从而扩大从业人员的资料库，同时针对经常使用的药物（如麻醉药品）提出建议，这些药物往往可以减少使用。虽然这些指南是循证的，但医师应该熟悉这些药物的机制和潜在的副作用，从而根据患者情况制订个体化的镇痛方案。

（余剑波　吴晓炀 译　穆蕊 校）

参考文献

1. Thompson AR. Opioids and their proper use as analgesics in the management of head and neck cancer patients. Am J Otolaryngol. 2000;21(4):244–54. https://doi.org/10.1053/ajot.2000.0210244.

2. Dort JC, Farwell DG, Findlay M, et al. Optimal perioperative care in major head and neck cancer surgery with free flap reconstruction: a consensus review and recommendations from the enhanced recovery after surgery society. JAMA Otolaryngol Head Neck Surg. 2017;143(3):292–303. https://doi.org/10.1001/jamaoto.2016.2981.

3. Oltman J, Militsakh O, D'Agostino M, et al. Multimodal analgesia in outpatient head and neck surgery: a feasibility and safety study. JAMA Otolaryngol Head Neck Surg. 2017;143(12):1207–12. https://doi.org/10.1001/jamaoto.2017.1773.

4. Du E, Farzal Z, Stephenson E, et al. Multimodal analgesia protocol after head and neck surgery: effect on opioid use and pain control. Otolaryngol Head NeckSurg. 2019;161(3):424–30. https://doi.org/10.1177/0194599819841885.

5. Bahl V, Shuman AG, Hu HM, et al. Chemoprophylaxis for venous thromboembolism in otolar-

yngology. JAMA Otolaryngol Head Neck Surg. 2014;140(11):999–1005. https://doi.org/10.1001/jamaoto.2014.2254.

6. Schleiffarth JR, Bayon R, Chang KE, Van Daele DJ, Pagedar NA. Ketorolac after free tissue transfer: a comparative effectiveness study. Ann Otol Rhinol Laryngol. 2014;123(6):446–9. https://doi.org/10.1177/0003489414526849.

7. Smith E, Lange J, Moore C, Eid I, Jackson L, Monico J. The role of intravenous acetaminophen in post-operative pain control in head and neck cancer patients. Laryngoscope Investig Otolaryngol. 2019;4(2):250–4. https://doi.org/10.1002/lio2.254.

8. Simpson JC, Bao X, Agarwala A. Pain management in enhanced recovery after surgery (ERAS) protocols. Clin Colon Rectal Surg. 2019;32(2):121–8. https://doi.org/10.1055/s-0038-1676477.

9. Ljungqvist O, Hubner M. Enhanced recovery after surgery-ERAS-principles, practice and feasibility in the elderly. Aging Clin Exp Res. 2018;30(3):249–52. https://doi.org/10.1007/s40520-018-0905-1.

10. Ljungqvist O, Thanh NX, Nelson G. ERAS-value based surgery. J Surg Oncol . 2017;116(5): 608–12. https://doi.org/10.1002/jso.24820.

11. Adogwa O, Elsamadicy AA, Fialkoff J, Cheng J, Karikari IO, Bagley C. Early ambulation decreases length of hospital stay, perioperative complications and improves functional outcomes in elderly patients undergoing surgery for correction of adult degenerative scoliosis. Spine. 2017;42(18):1420–5. https://doi.org/10.1097/BRS.0000000000002189.

12. Steffens D, Beckenkamp PR, Hancock M, Solomon M, Young J. Preoperative exercise halves the postoperative complication rate in patients with lung cancer: a systematic review of the effect of exercise on complications, length of stay and quality of life in patients with cancer. Br J Sports Med. 2018;52(5):344. https://doi.org/10.1136/bjsports-2017-098032.

13. Pirson M, Dehanne F, Van den Bulcke J, Leclercq P, Martins D, De Wever A. Evaluation of cost and length of stay, linked to complications associated with major surgical procedures. Acta Clin Belg. 2018;73(1):40–9. https://doi.org/10.1080/17843286.2017.1338850.

14. Lee TS, Wang LL, Yi DI, Prasanna PD, Kandl C. Opioid sparing multimodal analgesia treats pain after head and neck microvascular reconstruction. Laryngoscope. 2019; https://doi.org/10.1002/lary.28402.

15. Chiu TW, Leung CCH, Lau EYK, Burd A. Analgesic effects of preoperative gabapentin after tongue reconstruction with the anterolateral thigh flap. Hong Kong Med J. 2012;18(1):30–4.

16. Strecker WB, Wood MB, Wedel DJ. Epidural anesthesia during lower extremity free tissue transfer. J Reconstr Microsurg. 1988;4(4):327–9. https://doi.org/10.1055/s-2007-1006939.

17. Erni D, Banic A, Signer C, Sigurdsson GH. Effects of epidural anaesthesia on microcirculatory blood flow in free flaps in patients under general anaesthesia. Eur J Anaesthesiol. 1999;16(10):692–8. https://doi.org/10.1046/j.1365-2346.1999.00565.x.

18. Delis KT, Knaggs AL, Mason P, Macleod KG. Effects of epidural-and-general anesthesia combined versus general anesthesia alone on the venous hemodynamics of the lower limb. A randomized study. Thromb Haemost. 2004;92(5):1003–11. https://doi.org/10.1160/TH04-04-0233.

19. Affairs (ASPA) AS of P. What is the U.S. Opioid Epidemic? HHS.gov. https://www.hhs.gov/opioids/about-the-epidemic/index.html. Published December 4, 2017. Accessed 13 Jan 2020.

20. Steele DW, Adam GP, Di M, Halladay CH, Balk EM, Trikalinos TA. Effectiveness of tympanostomy tubes for otitis media: a meta-analysis. Pediatrics. 2017;139(6) https://doi.org/10.1542/peds.2017-0125.

21. Campbell HT, Yuhan BT, Smith B, et al. Perioperative analgesia for patients undergoing otologic surgery: an evidence-based review. Laryngoscope. 2020;130(1):190–9. https://doi.org/10.1002/lary.27872.

22. Watcha MF, Ramirez-Ruiz M, White PF, Jones MB, Lagueruela RG, Terkonda RP. Perioperative effects of oral ketorolac and acetaminophen in children undergoing bilateral myringotomy. Can J Anaesth. 1992;39(7):649–54. https://doi.org/10.1007/BF03008224.

23. Bean-Lijewski JD, Stinson JC. Acetaminophen or ketorolac for post myringotomy pain in children? A prospective, double-blinded comparison. Paediatr Anaesth 1997;7(2):131–7. https://doi.org/10.1046/j.1460-9592. 1997.d01-47.x.

24. Tobias JD, Lowe S, Hersey S, Rasmussen GE, Werkhaven J. Analgesia after bilateral myringotomy and placement of pressure equalization tubes in children: acetaminophen versus acetaminophen with codeine. Anesth Analg. 1995;81(3):496–500. https://doi.org/10.1097/00000539-199509000-00012.

25. Lin Y-C, Tassone RF, Jahng S, et al. Acupuncture management of pain and emergence agitation in children after bilateral myringotomy and tympanostomy tube insertion. Paediatr Anaesth. 2009;19(11):1096–101. https://doi.org/10.1111/j.1460-9592.2009.03129.x.

26. Bhandari G, Shahi KS, Parmar NK, Asad M, Joshi HK, Bhakuni R. Evaluation of analgesic effect of two different doses of fentanyl in combination with bupivacaine for surgical site infiltration in cases of modified radical mastoidectomy: a double blind randomized study. Anesth Essays Res. 2013;7(2):243–7. https://doi.org/10.4103/0259-1162.118979.

27. Nalini R, Ezhilramya J. A comparative study of efficacy and safety of lornoxicam and diclofenac as postoperative analgesics after mastoidectomy surgery. 2017; https://doi.org/10.22159/ijpps.2017v9i2.15091.

28. Suresh S, Barcelona SL, Young NM, Seligman I, Heffner CL, Coté CJ. Postoperative pain relief in children undergoing tympanomastoid surgery: is a regional block better than opioids? Anesth Analg. 2002;94(4):859–62., table of contents. https://doi.org/10.1097/00000539-200204000-00015.

29. Suresh S, Barcelona SL, Young NM, Heffner CL, Coté CJ. Does a preemptive block of the great auricular nerve improve postoperative analgesia in children undergoing tympanomastoid surgery? Anesth Analg. 2004;98(2):330–3., table of contents. https://doi.org/10.1213/01.ane.0000097171.73374.ad.

30. Niiyama Y, Yotsuyanagi T, Yamakage M. Continuous wound infiltration with 0.2% ropivacaine versus a single intercostal nerve block with 0.75% ropivacaine for postoperative pain management after reconstructive surgery for microtia. J Plast Reconstr Aesthet Surg. 2016;69(10):1445–9. https://doi.org/10.1016/j.bjps.2016.05.009.

31. Mesolella M, Lamarca S, Galli V, Ricciardiello F, Cavaliere M, Iengo M. Use of remifentanil for sedo-analgesia in stapedotomy: personal experience. Acta Otorhinolaryngol Ital. 2004;24(6):315–20.

32. Parikh DA, Kolli SN, Karnik HS, Lele SS, Tendolkar BA. A prospective randomized double-blind study comparing dexmedetomidine vs. combination of midazolam-fentanyl for tympanoplasty surgery under monitored anesthesia care. J Anaesthesiol Clin Pharmacol. 2013;29(2):173–8. https://doi.org/10.4103/0970-9185.111671.

33. Nallam SR, Chiruvella S, Reddy A. Monitored anaesthesia care – comparison of nalbuphine/dexmedetomidine versus nalbuphine/propofol for middle ear surgeries: a double-blind randomised trial. Indian J Anaesth. 2017;61(1):61–7. https://doi.org/10.4103/0019-5049.198403.

34. Sommer M, Geurts JWJM, Stessel B, et al. Prevalence and predictors of postoperative pain after ear, nose, and throat surgery. Arch Otolaryngol Head Neck Surg. 2009;135(2):124–30. https://doi.org/10.1001/archoto.2009.3.

35. Chou R, Gordon DB, de Leon-Casasola OA, et al. Management of postoperative pain: a clinical practice guideline from the American Pain Society, the American Society of Regional Anesthesia and Pain Medicine, and the American Society of Anesthesiologists' Committee on Regional Anesthesia, Executive Committee, and Administrative Council. J Pain. 2016;17(2):131–57. https://doi.org/10.1016/j.jpain.2015.12.008.

36. Cramer JD, Wisler B, Gouveia CJ. Opioid stewardship in otolaryngology: state of the art review. Otolaryngol Head Neck Surg. 2018;158(5): 817–27. https://doi.org/10.1177/ 0194599818757999.

37. Morin C, Lund JP, Villarroel T, Clokie CM, Feine JS. Differences between the sexes in post-surgical pain. Pain. 2000;85(1–2):79–85. https://doi.org/10.1016/s0304-3959(99)00248-1.

38. Kalkman CJ, Visser K, Moen J, Bonsel GJ, Grobbee DE, Moons KGM. Preoperative prediction of severe postoperative pain. Pain. 2003;105(3):415–23. https://doi.org/10.1016/s0304-3959(03)00252-5.

39. Bisgaard T, Klarskov B, Rosenberg J, Kehlet H. Characteristics and prediction of early pain after laparoscopic cholecystectomy. Pain. 2001; 90(3):261–9. https://doi.org/10.1016/s0304-3959(00)00406-1.

40. Huston MN, Kamizi R, Meyer TK, Merati AL, Giliberto JP. Current opioid prescribing patterns after microdirect laryngoscopy. Ann Otol Rhinol Laryngol. 2019; https://doi.org/10.1177/0003489419877912.

41. Compton WM, Volkow ND. Major increases in opioid analgesic abuse in the United States: concerns and strategies. Drug Alcohol Depend. 2006;81(2):103–7. https://doi.org/10.1016/j.drugalcdep.2005.05.009.

42. Svider PF, Arianpour K, Guo E, et al. Opioid prescribing patterns among otolaryngologists: crucial insights among the medicare population. Laryngoscope. 2018;128(7):1576–81. https://doi.org/10.1002/lary.27101.

43. Orgill R, Krempl GA, Medina JE. Acute pain management following laryngectomy. Arch Otolaryngol Head Neck Surg. 2002;128(7):829–32. https://doi.org/10.1001/archotol.128.7.829.

44. Carr DB, Jacox AK, Chapman CR, et al. Acute pain management in adults: operative procedures, quick reference guide for clinicians. J Pain Palliat Care Pharmacother. 1993;1(1):63–84.

45. Follin SL, Charland SL. Acute pain management: operative or medical procedures and trauma. Ann Pharmacother. 1997;31(9):1068–76. https://doi.org/10.1177/106002809703100917.

46. Bové MJ, Jabbour N, Krishna P, et al. Operating room versus office-based injection laryngoplasty: a comparative analysis of reimbursement. Laryngoscope. 2007;117(2):226–30. https://doi.org/10.1097/01.mlg.0000250898.82268.39.

47. Rosen CA, Amin MR, Sulica L, et al. Advances in office-based diagnosis and treatment in laryngology. Laryngoscope. 2009;119(Suppl 2):S185–212. https://doi.org/10.1002/lary.20712.

48. Simpson CB, Amin MR, Postma GN. Topical anesthesia of the airway and esophagus. Ear Nose Throat J. 2004;83(7 Suppl 2):2–5.

49. Sulica L, Blitzer A. Anesthesia for laryngeal surgery in the office. Laryngoscope. 2000;110(10) Pt 1:1777–9. https://doi.org/10.1097/00005537-200010000-00040.

50. Sharma GK, Verma SP. Is nebulized lidocaine adequate topical anesthesia for diagnostic transnasal tracheoscopy? Ann Otol Rhinol Laryngol. 2015;124(7):545–9. https://doi.org/10.1177/0003489415570929.

51. Chung DC, Mainland PA, Kong AS. Anesthesia of the airway by aspiration of lidocaine. Can J Anaesth. 1999;46(3):215–9. https://doi.org/10.1007/BF03012598.

52. Crawley BK, Dehom S, Kutzner E, Murry T, Krishna P, Hata J. Perception and duration of pain after office-based vocal fold injection augmentation. Laryngoscope. 2018;128(4):929–34. https://doi.org/10.1002/lary.27061.

53. Groenewald CB, Rabbitts JA, Schroeder DR, Harrison TE. Prevalence of moderate-severe pain in hospitalized children. Paediatr Anaesth. 2012;22(7):661–8. https://doi.org/10.1111/j.1460-9592.2012.03807.x.

54. Verghese ST, Hannallah RS. Acute pain management in children. J Pain Res. 2010;3:105–23.

55. Srouji R, Ratnapalan S, Schneeweiss S. Pain in children: assessment and nonpharmacological management. Int J Pediatr. 2010; https://doi.org/10.1155/2010/474838.

56. Abu-Saad HH, Hamers JP. Decision-making and paediatric pain: a review. J Adv Nurs. 1997;26(5):946–52. https://doi.org/10.1046/j.1365-2648.1997.00416.x.

57. McGrath PJ, Latimer M, Finley GA, Chambers CT. Measurement of pain in children. Pain Res Manag. 2009;14(1):11.

58. Rodríguez MC, Villamor P, Castillo T. Assessment and management of pain in pediatric otolaryngology. Int J Pediatr Otorhinolaryngol. 2016;90:138–49. https://doi.org/10.1016/j.ijporl.2016.09.015.

59. Kelly LE, Sommer DD, Ramakrishna J, et al. Morphine or Ibuprofen for post-tonsillectomy analgesia: a randomized trial. Pediatrics. 2015;135(2):307–13. https://doi.org/10.1542/peds.2014-1906.

60. Franz AM, Dahl JP, Huang H, et al. The development of an opioid sparing anesthesia protocol for pediatric ambulatory tonsillectomy and adenotonsillectomy surgery-a quality improvement project. Paediatr Anaesth. 2019;29(7):682–9. https://doi.org/10.1111/pan.13662.

61. DeHart AN, Potter J, Anderson J, et al. Perioperative interdisciplinary approach for reduction of opioid use in pediatric tonsillectomy: protocol using dexmedetomidine and bupivacaine as adjunct agents. Am J Otolaryngol. 2019;40(3):382–8. https://doi.org/10.1016/j.amjoto.2019.02.007.

62. Hwang SH, Park IJ, Cho YJ, Jeong YM, Kang JM. The efficacy of gabapentin/pregabalin in improving pain after tonsillectomy: a meta-analysis. Laryngoscope. 2016;126(2):357–66. https://doi.org/10.1002/lary.25636.

63. Michael A, Buchinsky FJ, Isaacson G. Safety of preoperative ibuprofen in pediatric tonsillectomy. Laryngoscope. 2018;128(10):2415–8. https://doi.org/10.1002/lary.27241.

64. Martin AL, McGrath PA, Brown SC, Katz J. Anxiety sensitivity, fear of pain and pain-related disability in children and adolescents with chronic pain. Pain Res Manag. 2007;12(4):267–72.

65. Fisher E, Heathcote LC, Eccleston C, Simons LE, Palermo TM. Assessment of pain anxiety, pain catastrophizing, and fear of pain in children and adolescents with chronic pain: a systematic review and meta-analysis. J Pediatr Psychol. 2018;43(3):314–25. https://doi.org/10.1093/jpepsy/jsx103.

66. Russell P, von Ungern-Sternberg BS, Schug SA. Perioperative analgesia in pediatric surgery. Curr Opin Anaesthesiol. 2013;26(4):420–7. https://doi.org/10.1097/ACO.0b013e3283625cc8.

67. Boric K, Dosenovic S, Jelicic Kadic A, et al. Interventions for postoperative pain in children: an overview of systematic reviews. Paediatr Anaesth. 2017;27(9):893–904. https://doi.org/10.1111/pan.13203.

68. Whelan RL, McCoy J, Mirson L, Chi DH. Opioid prescription and postoperative outcomes in pediatric patients. Laryngoscope. 2019;129(6):1477–81. https://doi.org/10.1002/lary.27614.

69. Garren BR, Lawrence MB, McNaull PP, et al. Opioid-prescribing patterns, storage, handling, and disposal in postoperative pediatric urology patients. J Pediatr Urol. 2019;15(3):260.e1–7. https://doi.org/10.1016/j.jpurol.2019.02.009.

70. Reddy A, de la Cruz M, Rodriguez EM, et al.

Patterns of storage, use, and disposal of opioids among cancer outpatients. Oncologist. 2014;19(7):780–5. https://doi.org/10.1634/theoncologist.2014-0071.

71. Vessey JA, Carlson KL, McGill J. Use of distraction with children during an acute pain experience. Nurs Res. 1994;43(6):369–72.

72. Tak JH, van Bon WHJ. Pain- and distress-reducing interventions for venepuncture in children. Child Care Health Dev. 2006;32(3):257–68. https://doi.org/10.1111/j.1365-2214.2006.00578.x.

73. Lane E, Latham T. Managing pain using heat and cold therapy. Paediatr Nurs. 2009;21(6):14–8. https://doi.org/10.7748/paed2009.07.21.6.14.c7146.

74. Spicuzza L, Caruso D, Di Maria G. Obstructive sleep apnoea syndrome and its management. Ther Adv Chronic Dis. 2015;6(5):273–85. https://doi.org/10.1177/2040622315590318.

75. Rombaux P, Hamoir M, Bertrand B, Aubert G, Liistro G, Rodenstein D. Postoperative pain and side effects after uvulopalatopharyngoplasty, laser-assisted uvulopalatoplasty, and radiofrequency tissue volume reduction in primary snoring. Laryngoscope. 2003;113(12):2169–73. https://doi.org/10.1097/00005537-200312000-00023.

76. Ladha KS, Neuman MD, Broms G, et al. Opioid prescribing after surgery in the United States, Canada, and Sweden. JAMA Netw Open. 2019;2(9):e1910734. https://doi.org/10.1001/jamanetworkopen.2019.10734.

77. McClain K, Williams AM, Yaremchuk K. Ketorolac usage in tonsillectomy and uvulopalatopharyngoplasty patients. Laryngoscope. 2019; https://doi.org/10.1002/lary.28077.

78. Fujita H, Tanaka J, Maeda N, Sakanaka M. Adrenergic agonists suppress the proliferation of microglia through β2-adrenergic receptor. Neurosci Lett. 1998;242(1):37–40. https://doi.org/10.1016/S0304-3940(98)00003-2.

79. Holty J-EC, Guilleminault C. Surgical options for the treatment of obstructive sleep apnea. Med Clin North Am. 2010;94(3):479–515. https://doi.org/10.1016/j.mcna.2010.02.001.

80. Ponstein NA, Kim T-WE, Hsia J, Goode R, Borges P, Mariano ER. Continuous lesser palatine nerve block for postoperative analgesia after uvulopalatopharyngoplasty. Clin J Pain. 2013;29(12):e35–8. https://doi.org/10.1097/AJP.0b013e3182971887.

81. Day KM, Nair NM, Sargent LA. Extended release liposomal bupivacaine injection (Exparel) for early postoperative pain control following palatoplasty. J Craniofac Surg. 2018;29(5):e525–8. https://doi.org/10.1097/SCS.0000000000004591.

82. Li L, Feng J, Xie S, Geng L. Preemptive submucosal infiltration with ropivacaine for uvulopalatopharyngoplasty. Otolaryngol Head Neck Surg. 2014;151(5):874–9. https://doi.org/10.1177/0194599814545726.

83. Neruntarat C. Genioglossus advancement and hyoid myotomy under local anesthesia. Otolaryngol Head Neck Surg. 2003;129(1):85–91. https://doi.org/10.1016/s0194-5998(03)00094-9.

84. Sclafani AP, Kim M, Kjaer K, Kacker A, Tabaee A. Postoperative pain and analgesic requirements after septoplasty and rhinoplasty. Laryngoscope. 2019;129(9):2020–5. https://doi.org/10.1002/lary.27913.

85. Haytoğlu S, Kuran G, Muluk NB, Arıkan OK. Different anesthetic agents-soaked sinus packings on pain management after functional endoscopic sinus surgery: which is the most effective? Eur Arch Otorhinolaryngol. 2016;273(7):1769–77. https://doi.org/10.1007/s00405-015-3807-2.

86. Al-Qudah M. Endoscopic sphenopalatine ganglion blockade efficacy in pain control after endoscopic sinus surgery. Int Forum Allergy Rhinol. 2016;6(3):334–8.

87. Cekic B, Geze S, Erturk E, Akdogan A, Eroglu A. A comparison of levobupivacaine and levobupivacaine-tramadol combination in bilateral infraorbital nerve block for postoperative analgesia after nasal surgery. Ann Plast Surg. 2013;70(2):131–4.

88. DeMaria S, Govindaraj S, Chinosorvatana N, Kang S, Levine A. Bilateral sphenopalatine ganglion blockade improves postoperative analgesia after endoscopic sinus surgery. Am J Rhinol Allergy. 2012;26(1):e23–7.

89. Svider PF, Nguyen B, Yuhan B, Zuliani G, Eloy JA, Folbe AJ. Perioperative analgesia for patients undergoing endoscopic sinus surgery: an evidence-based review. Int Forum Allergy Rhinol. 2018;8(7):837–49. https://doi.org/10.1002/alr.22107.

90. Nguyen BK, Yuhan BT, Folbe E, et al. Perioperative analgesia for patients undergoing Septoplasty and Rhinoplasty: an evidence-based review. Laryngoscope. 2019;129(6):E200–12. https://doi.org/10.1002/lary.27616.

91. Friedman M, Venkatesan T, Lang D, Caldarelli D. Bupivacaine for postoperative analgesia following endoscopic sinus surgery. Laryngoscope. 1996;106(11):1382–5.

92. Kesimci E, Öztürk L, Bercin S, Kırış M, Eldem A, Kanbak O. Role of sphenopalatine ganglion block for postoperative analgesia after functional endoscopic sinus surgery. Eur Arch Otorhinolaryngol. 2012;269(1):165–9.

93. Mariano E, Watson D, Loland V, et al. Bilateral infraorbital nerve blocks decrease postoperative pain but do not reduce time to discharge following outpatient nasal surgery. Journal Canadien D'anesthesie [Can J Anaesth]. 2009;56(8):584–9.

94. Waldman S. Sphenopalatine ganglion block via the transnasal approach. Atlas Pain Manag Inj Techniq. 2017:57–9.

95. Waldman S. Sphenopalatine ganglion block: transnasal approach. Atlas Interv Pain Manag. 2015:11–4.

96. Scott GM, Diamond C, Micomonaco DC. Assessment of a lateral nasal wall block technique for endoscopic sinus surgery under local anesthesia. Am J Rhinol Allergy. 2018;32(4):318–22. https://doi.org/10.1177/1945892418770263.

97. Koteswara C, Sheetal D. A study on pre-emptive analgesic effect of intravenous paracetamol in functional endoscopic sinus surgeries: a randomized, double-blinded clinical study. J Clin Diagn Res.2014;8(1):108–11.

98. Kemppainen T, Kokki H, Tuomilehto H, Seppä J, Nuutinen J. Acetaminophen is highly effective in pain treatment after endoscopic sinus surgery. Laryngoscope. 2006;116(12):2125–8.

99. Kemppainen T, Tuomilehto H, Kokki H, Seppä J, Nuutinen J. Pain treatment and recovery after endoscopic sinus surgery. Laryngoscope. 2007;117(8):1434–8.

100. Tyler M, Lam K, Ashoori F, et al. Analgesic effects of intravenous acetaminophen vs placebo for endoscopic sinus surgery and postoperative pain: a randomized clinical trial. JAMA Otolaryngol Head Neck Surg. 2017;143(8):788–94.

101. Elhakim M. A comparison of intravenous ketoprofen with pethidine for postoperative pain relief following nasal surgery. Acta Anaesthesiol Scand. 1991;35(4):279–82.

102. Leykin Y, Casati A, Rapotec A, et al. Comparison of parecoxib and proparacetamol in endoscopic nasal surgery patients. Yonsei Med J. 2008;49(3):383–8.

103. Moeller C, Pawlowski J, Pappas A, Fargo K, Welch K. The safety and efficacy of intravenous ketorolac in patients undergoing primary endoscopic sinus surgery: a randomized, double-blinded clinical trial. Int Forum Allergy Rhinol. 2012;2(4):342–7.

104. Turan A, Memiş D, Karamanlioğlu B, Yağiz R, Pamukçu Z, Yavuz E. The analgesic effects of gabapentin in monitored anesthesia care for ear-nose-throat surgery. Anesth Analg. 2004;99(2):375–8. table of contents

105. Guven DG, Demiraran Y, Sezen G, Kepek O, Iskender A. Evaluation of outcomes in patients given dexmedetomidine in functional endoscopic sinus surgery. Ann Otol Rhinol Laryngol. 2011;120(9):586–92. https://doi.org/10.1177/000348941112000906.

106. Karaaslan K, Yilmaz F, Gulcu N, Colak C, Sereflican M, Kocoglu H. Comparison of dexmedetomidine and midazolam for monitored anesthesia care combined with tramadol via patient-controlled analgesia in endoscopic nasal surgery: a prospective, randomized, double-blind, clinical study. Curr Ther Res Clin Exp. 2007;68(2):69–81.

107. Karabayirli S, Ugur K, Demircioglu R, et al. Surgical conditions during FESS; comparison of dexmedetomidine and remifentanil. Eur Arch Otorhinolaryngol. 2017;274(1):239–45.

108. Humphreys MR, Grant D, McKean SA, Eng CY, Townend J, Evans AS. Xylometazoline hydrochloride 0.1 per cent versus physiological saline in nasal surgical aftercare: a randomised, single-blinded, comparative clinical trial. J Laryngol Otol. 2008;123:1–6.

109. Tang C, Huang X, Kang F, et al. Intranasal dexmedetomidine on stress hormones, inflammatory markers, and postoperative analgesia after functional endoscopic sinus surgery. Mediat Inflamm. 2015; https://doi.org/10.1155/2015/939431.

110. Bicer C, Eskitascioglu T, Aksu R, Ulgey A, Yildiz K, Madenoglu H. Comparison of preincisional infiltrated levobupivacaine and ropivacaine for acute postoperative pain relief after Septorhinoplasty. Curr Ther Res Clin Exp. 2011;72(1):13–22. https://doi.org/10.1016/j.curtheres. 2011.02.003.

111. Patel S, Sturm A, Bobian M, Svider PF, Zuliani G, Kridel R. Opioid use by patients after Rhinoplasty. JAMA Facial Plast Surg. 2018;20(1):24–30. https://doi.org/10.1001/jamafacial.2017.1034.

112. Kazak Z, Mortimer N, Sekerci S. Single dose of preoperative analgesia with gabapentin (600 mg) is safe and effective in monitored anesthesia care for nasal surgery. Eur Arch Otorhinolaryngol. 2010;267(5):731–6.

第 13 章

颅骨和颅底手术围术期镇痛

Khashayar Arianpour, Meredith Allen, Peter Ashman, Adam J. Folbe

本章重点介绍颅骨和颅底手术围术期镇痛的现状。正如本章后续内容所要展示的，围术期的疼痛控制在不同的亚专科甚至是特定的手术之间有很大的差异。这就要求针对围术期疼痛管理制订亚专科水平的指南。此外，本章还将举例说明在当前阿片类药物过度使用的情况下，非阿片类镇痛药的使用情况。

颅骨手术在历史记录中早已存在。事实上，早在史前时期的新石器时代，就有在头骨上开孔的考古证据[1]。今天，从活检到开颅手术，颅骨手术的广度和侵袭程度都很大。开颅手术的方法也各不相同，包括但不限于双额扩展入路、枕下入路、乙状窦后入路、眶颧部入路，以及经迷路入路。最近，颅内手术的微创方法已经出现，包括图像引导的激光消融术和神经内镜手术。重要的是，颅底微创内镜入路的出现，使得以前需要接近脑下表面的高致残率手术数量急剧减少。

微创颅脑手术的发展趋势也使得跨学科合作的增加。跨学科团队可以由神经外科医师、耳鼻喉科医师、颌面部外科医师和（或）放射科医师组成，这取决于手术所采用的方法。颅底手术可分为前颅底和侧颅底手术。前颅底通常是在耳鼻喉科医师的协助下从鼻内接近。相比之下，侧颅底入路通常需要受过神经科培训的耳鼻喉科医师合作进行。从解剖学上讲，前颅底可行手术切除的结构包括：垂体、蝶鞍、鞍上池和鞍前池、斜坡、岩尖、前颅颈交界处、嗅沟、筛状板、眼眶和海绵窦、额骨、蝶窦和筛窦、翼腭窝和颞下窝。相比之下，侧颅底可行手术切除的结构包括但不限于桥小脑角、幕骨、面神经和三叉神经、鼓室盖和颈静脉孔。

2016年，美国疾病预防控制中心发布了一项共识性指南，适用于癌症活动期、姑息治疗和临终关怀之外的慢性疼痛环境中的阿片类药物处方[2]。然而，在围术期急性疼痛管理方面，特别是对于非慢性疼痛或对阿片类药物不敏感的患者，还没有类似的指南发布。在达成这些共识方面存在一定障碍，这些障碍已经在前面的章节中讨论过了。尽管在一些特定专业中存在障碍，但也有一些是所有专业的外科医师共同面临的挑战。这些挑战包括众多可供选择的非阿片类药物，使其难以建立一个强大的多模式非阿片类药物镇痛计划。此外，鉴于做出这种决定的影响因素很多，需要确定处方的确切数量和持续时间是非常困难的。此外，术后疼痛的性质和围术期对早期疼痛控制的需要，使得我们很难按照慢性疼痛开具阿片类药物的处方，因为我们不能简单地滴定到最低有效剂量并进一步监测。此外，疼痛程度与手术性质和侵袭性相关，外科医师的培训和教育经历都对镇痛选择有极大的影响。因此，为了解决这些问题，应该在更精细的层面上制订围术期疼痛管理的指南。例如，如果能根据特定患者的特定手术建立相关指南，包括对阿片类药物过敏者和慢性疼痛患者之间的区别，更容易确定多模式镇痛计划的准确剂量。

颅脑外科

多年来颅内手术一直是术后急性疼痛管理的争议话题[3]。长期以来的传统观念是：开颅患者术后经历的疼痛要比其他类型手术的患者少。然而，在20世纪90年代初，这种主要基于传闻的传统观点受到了广泛挑战。除了一份现已被驳斥的回顾性报道强化了旧观念外[4]，此后大量的证据支持相反的观点[3,5]。开颅手术后，急性疼痛发生率为30%~90%。疼痛发生率的变化部分反映了导致术后疼痛的众多围术期因素，但也凸显了目前缺乏强有力的前瞻性病因学研究[3,5]。开颅术后疼痛的围术期风险因素很多，遗憾的是，这些因素往往相互矛盾。Chowdhury等人对围术期因素进行了全面回顾，包括年龄、性别、手术部位、手术技术、心理因素和肿瘤特征[3]。值得强调的研究结果包括：年龄越大，疼痛越轻；开颅手术引起的疼痛要比颅骨切除术轻；在后颅窝开颅手术后行颅骨整形，可减少术后疼痛；颞肌和颈后肌的切除范围与疼痛增加有关；与后穹隆或枕下入路相比，听神经瘤的经蝶窦入路引起的持续性疼痛更轻[3]。术后1~3天内，没有发现急诊与非急诊病例的开颅手术后急性疼痛

存在差异[6]。在时间方面，69%和48%的患者分别在术后第1天和第2天主诉中度至重度疼痛（分值为0~10分：≥4分）。更多的研究显示，多数患者的疼痛发生在开颅手术后的第1个48h内[5,7]，其性质是脉冲式和冲击式的[3]。尽管有大量数据反驳了旧的观点，并支持开颅术后严重急性疼痛的发生率较高，但越来越多的证据表明，开颅术后的急性疼痛常常被忽视，且治疗不充分[3,5,8,9]。尽管其确切原因尚待阐明，但开颅术后疼痛管理存在特殊挑战，这可能与缺乏建立标准化治疗方案共识有关。这反过来又增加了疼痛管理不足的可能性。在神经外科，人们更担心使用阿片类镇痛药引起的不良反应，因为大剂量应用阿片类药物可能导致呼吸抑制，且由此引起的高碳酸血症，可导致颅内高压。这不仅会增加开颅术后并发症（如颅内出血）的发生风险，而且会影响神经系统检查，使得这些患者在术后住院期间难以监测[3,5]。另一方面，镇痛不足可激活交感神经，其已被证明会增加颅内压。反过来，这又会增加开颅术后并发症发生率和死亡率、延长住院时间[3,5]。这种以抑制中枢抑制为代价的疼痛控制对于神经外科医师和神经麻醉师来说都是一种额外挑战。因此，考虑到应用非阿片类镇痛药引起的中枢效应较少，为支持其效用而做出的大量努力就不足为奇。值得注意的是，适当的开颅术后镇痛不仅仅是为了避免颅内高压和随之而来的术后并发症。有证据表明，神经外科手术后急性疼痛的强度和长时间的炎症会增加慢性疼痛的发生[9]。虽然开颅术后慢性疼痛的管理超出了本章的范围，但这种疼痛的重要性不应被忽视。一项研究估计，在接受幕上入路的患者中，有高达56%的患者在术后2个月主诉疼痛。开颅手

术后的慢性疼痛是普遍存在的，给患者和医疗系统带来了经济负担。有证据表明，降低开颅手术后的急性剧烈疼痛能降低术后慢性疼痛的发生风险[10]。

头皮浸润

假设控制开颅术后急性疼痛的需求被认可并被视为标准做法，那么可供选择的药物是多种多样的。除了所有学科都有的无数阿片类和非阿片类镇痛选择外，开颅手术特有的其他选择包括头皮局部麻醉浸润和头皮神经阻滞。对于头皮浸润，常在术前10min使用局部麻醉药（通常是罗哌卡因）对手术部位进行浸润。此外，头皮阻滞可以通过长效局部麻醉药（如罗哌卡因）选择性地阻滞眶上、耳上、耳颞、枕部和耳后大神经分支[10,11]。有人提出，联合使用局部镇痛与全身镇痛，能够优化颅脑手术患者术后镇痛方案，减少阿片类药物用量[10-12]。尽管局部镇痛能够改善术中血流动力学和提高麻醉稳定性，但其对术后急性疼痛的改善程度仍在研究之中，其结果往往也是相互矛盾的。此外，头皮阻滞的具体方法在给药部位和时间上也是不尽相同的[10]。已发表的关于头皮阻滞的随机对照试验数量比较有限；英国的一项荟萃分析表明，区域头皮阻滞能够降低患者术后8h内疼痛评分。这项研究还表明，如果在术后立即进行局部阻滞，其镇痛时间可以延长到12h[13]。尽管如此，对于头皮阻滞的作用仍在继续研究中。2020年，一项纳入89例患者的随机对照试验表明，术后使用丁哌卡因和肾上腺素进行双侧头皮阻滞，不能在术后24h内降低平均术后疼痛评分，也不能减少阿片类药物的用量[14]。硬脑膜不受周围神经支配，而且幕下组织缺乏一致和独特的周围神经支配，因此认为头皮阻滞本身不能提供足够的镇痛，特别是在幕下剥离的情况下[10]。

全身治疗

传统上，开颅手术后的急性疼痛常应用低剂量的阿片类药物来处理，以避免应用高剂量阿片类药物影响神经功能监测。因此，当进行开颅手术时，逐渐开始采用多模式镇痛方法，以弥补低剂量阿片类药物的使用[15]。在现代制药时代，术后镇痛的全身用药选择非常广泛，开颅手术也不例外。2019年Galvin等的系统综述是近期评估预防开颅手术术后急性疼痛最全面的综述，该综述纳入了42项已完成的随机对照试验，包括3548名参与者[16]。该研究提供了高质量的证据，证明非甾体抗炎药（NSAID）可以减少术后24h的疼痛（表13.1）。其他非阿片类药物包括头皮阻滞或局部浸润右美托咪定、普瑞巴林或加巴喷丁，其镇痛效果不太确定，证据质量很低至中等。此外，该研究发现了头皮阻滞和右美托咪定在减少总体镇痛需求方面的作用，但证据质量不高。此外，对乙酰氨基酚在术后12h和24h内并不能减少疼痛，分别为中等质量和高质量证据[16]。最后，以前的文献推荐使用许多非阿片类镇痛药，因为其固有的次要特性被认为对神经外科手术有益。例如，加巴喷丁类药物可以改善恶心症状，术中应用右美托咪定可以减少开颅术后的高血压[15]。然而，Galvin等人则指出，这种说法只有低质量的证据支持[16]。表13.1列出了每种镇痛药最常见的风险；但Galvin等人的研究显示，最常见的不良反应是恶心和呕吐。对开颅手术后患者应用非甾体抗炎药的一个共同点是出血风险。目前，支持这种风险的文献很少，但其理论上的风险已经引起了很多人的担忧。一项病例对照研究显示，围术期使用氟比洛芬镇痛的患者发生开颅手术后血肿的风险明显增加[17]。另一项回顾性研究则显示，儿童患者围术期的开颅术后血肿与酮咯酸之间没有关联。尽管需要更多的研究来得出明确的结论，但严格意义上来讲，需要权衡非甾体抗炎药的疗效和术后出血风险。

目前，尽管阿片类药物镇痛在开颅术后管理中存在弊端，但由于其具有减少疼痛的功效，其使用仍然很广泛。此外，关于如何选择阿片类药物和给药途径的随机对照试验非常少。尽管一般的术后指南提倡当应用阿片类药物时采用患者控制的镇痛（PCA）而不是单次给药，最近的一项临床试验也阐明了其在开颅手术后的安全性，但人们对其使用仍然犹豫不决[15,18]。然而，多模式镇痛模式的发展趋势引发了许多评估无阿片类药物方法的临床试验，这可能证明其对神经外科手术特别有用。

前颅底和侧颅底手术

颅底过去需要采用开放性手术切除的浸润性肿瘤，现在可以用微创的内镜方法来完成。最近，有一种经眼眶进入颞下窝和咽旁间隙的方法[19]。这是一种能够替代经颅途径的方法，其可显著地减少颅脑手术围术期的镇痛要求。基于颅底病例的复杂性，以及微创手术（MIS）的发展，颅底领域多为跨学科，通常涉及耳鼻喉科和神经外科，有时也涉及眼科和整形外科。由于这种"颅底团队"的专业背景不同，其在围术期镇痛管理方面也存在不同的立场。这种差异可能是许多人口统计学的结果，包括外科医师的经验、外科医师受训的时代和围术期镇痛的培训水平，以及阿片类药物与非阿片类药物选择。例如，有研究表明，在耳鼻喉科领域，处于职业生涯中期（11~20年）的男性更有可能开出50张以上的处方，其中处方数量最多的地区是中西部地区[20]。这不仅凸显了在单一领域内缺乏共识，而且让人猜测在其他领域也可能存在这种情况。

行颅底手术后，65%~85%的患者出现疼痛[21]，但是这种疼痛在这一患者群体中的总体严重程度还没有被讨论。许多关于颅底肿瘤围术期镇痛的文献都是关于前颅底手术，特别是经蝶窦垂体手术。经颅手术的一个重要方面就是充分镇痛。镇痛不足会导致躁动、高血压和呕吐，这又会增加术后出血和再次手术的风险。通常情况下，非甾体抗炎药被用于经蝶窦手术的术后疼痛，一些文献强调患者自控镇痛（表13.2）[21]。随着颅底手术向MIS转变，手术野更小，对周围组织的侵袭更少，从而减少了术后疼痛，此外，住院时间更短，恢复工作的时间更短，治疗总费用更低[22]。其他经常被考虑的更安全的非阿片类镇痛替代物包括对乙酰氨基酚、加巴喷丁、局部麻醉剂和α受体-激动剂。阿片类药物替代品的价值已经在耳鼻喉科得到了探讨，但还没有研究说明其在前颅底手术中的总体证据质量。Flynn和Nemergut的一项大型系列研究表明，接受经蝶窦手术的患者的术后镇痛需求实际上非常低。人们认为这是因为手术过程中对脑垂体的操作释放了内源性阿片类药物，因此术后几乎不需要外源性阿片类药物[23]。Dunn和Nemergut的一篇综述支持了这一点，该综述引用了一项对900例患者的回顾性研究，发现此类患者对术后阿片类药物需求的中位数为4mg以下吗啡[24]。据推测，更积极的围术期镇痛可能会减少长期疼痛，但这一点还没有

表13.1　开颅手术围术期镇痛选择

镇痛类型	证据等级	效力	优点	风险/并发症	效益/风险评估	成本
对乙酰氨基酚	中-高等级	无止痛功效	轻-中度镇痛药,安全性好	肝毒性,肾毒性,超敏反应	利弊平衡	低
加巴喷丁/普瑞巴林	低等级	轻-中度	减少术后恶心和呕吐的风险	中枢神经系统抑制,呼吸抑制,高血压	利大于弊	中
局部麻醉剂	低-中等级	轻-中度	起效快,切口疼痛减轻,安全性好	心血管毒性,高血压	利大于弊	低-中
低剂量阿片类药物/PCA	高等级	高	中-重度疼痛的高效疼痛管理	中枢神经系统抑制,呼吸抑制,便秘,恶心,依赖性	利弊平衡	中
NSAID	高等级	高	轻-中度镇痛药,安全性好	出血,胃溃疡,肾毒性,超敏反应的风险	利弊平衡	低-中
神经阻滞	低-中等级	轻-中度	快速起效,减少切口疼痛,可减少对全身药物的需求	局部麻醉药全身毒性,神经损伤	利大于弊	高

表13.2　前颅底和侧颅底手术围术期镇痛选择

镇痛类型	证据等级	优点	风险/并发症	效益/风险评估	成本
对乙酰氨基酚	低	轻-中度镇痛药,安全性好	肝毒性,肾毒性,超敏反应	利大于弊	低
加巴喷丁/普瑞巴林	低	减少术后恶心和呕吐的风险	中枢神经系统抑制,呼吸抑制	利大于弊	中
局部麻醉剂	低	起效快,切口疼痛减轻,安全性好	心血管毒性,高血压	利大于弊	低-中
低剂量阿片类药物/PCA	高	中-重度疼痛有效的疼痛管理	中枢神经系统抑制,呼吸抑制,便秘,依赖性	利弊平衡	中
NSAID	高	高效的轻-中度镇痛药,安全性好	出血,胃溃疡,肾毒性,超敏反应的风险	利大于弊	低-中
神经阻滞	低	快速起效,减少切口疼痛,可减少对全身药物的需求	局部麻醉药全身毒性,神经损伤	利大于弊	高

得到证实。

对接受鼻中隔整形术、鼻整形术和鼻窦内镜手术的患者已经进行了系统回顾，但对于前颅底手术还没有这样的系统回顾[25,26]。这些研究引用了即时和积极的术后镇痛在潜在地减少阿片类药物需求方面的效用。据报道，早期的疼痛管理可以减少炎症细胞因子、术后焦虑和其他疼痛相关的并发症。通过制订围术期疼痛管理计划，加强患者与医师的沟通，提供知情同意，并提高患者的整体满意度，可以进一步减少患者和家属的焦虑。对蝶窦内镜手术围术期镇痛的系统综述讨论了加巴喷丁用于围术期镇痛的效用，并指出其对疼痛评分和患者对其他镇痛药的需求都有显著的影响，特别是在术后第1个24h内。

虽然本章总结了侧颅底围术期管理的一些内容，因为其通常需要采取开颅手术（后枕部和中颅窝入路），但也需要提及一些无须行开颅操作的耳科手术。乳突切除术可以通过经鼻的方法接近侧面的颅底。在这种情况下，可以应用非阿片类药物以及低剂量阿片类药物来管理围术期疼痛，这在鼓室乳突切除术的随机对照试验的综述中已经显示出来（表13.2）[27]。小剂量阿片类药物与对乙酰氨基酚和非甾体抗炎药联合使用，在减少术后疼痛方面具有同等效力。一项RCT研究显示，单独使用对乙酰氨基酚的镇痛效果不如非甾体抗炎药或联合应用对乙酰氨基酚和可待因。在处理乳突切开术后疼痛方面，也有相互矛盾的证据，一项RCT显示其没有优势，而另一项RCT研究则显示50%的患者得到完全的镇痛[28,29]。目前还没有随机对照试验来评价单纯局部浸润治疗侧颅底手术疼痛的效果；然而这是一种低成本、低风险的方式，并且获得了广泛的应用。表13.2中列

出了前颅底和侧颅底手术围术期镇痛选择的最常见风险。同样，值得注意的是，由于理论上非甾体抗炎药有增加出血的风险，外科医师在前颅底（有鼻出血和血肿形成的风险）和侧颅底（有血肿形成的风险）手术围术期使用非甾体抗炎药时需要慎重。没有高质量的证据显示，在这些颅底手术中使用NSAID会增加出血和血肿形成的风险。因此，在进行进一步的高质量研究之前，必须权衡围术期使用NSAID的镇痛效果和出血风险。

尽管在颅骨和颅底手术中，处理围术期疼痛是非常复杂的，但这项工作常常由外科培训生来完成。外科住院医师在开具麻醉剂处方医师中占了很大比例；但不同专业住院医师关于阿片类药物处方的培训是不同的。2018年，耶鲁大学医学院外科学系进行了一项研究，调查了所有研究生阶段的普通外科分类和初级住院医师的阿片类药物处方习惯、影响和培训经验。该研究发现，90%的住院医师没有接受过疼痛管理或阿片类药物处方最佳实践的培训[30]。Davis和Carr在2016年进行的另一项调查研究发现，只有5个州要求几乎所有医师需要获得疼痛管理和受控药物处方的继续医学教育。这两项研究都支持需要加强医师对术后疼痛管理的教育，有助于降低阿片类药物相关并发症的发病率和死亡率[31]。此外，尽管在围术期疼痛管理方面存在着明显的专业差异，但对耳鼻喉科和神经外科住院医还没有进行过调查研究。需要进一步调查这些领域住院医师的培训现状，这对于改善围术期疼痛是非常有价值的。

结论

颅内和颅底手术是有记录以来最早的

外科手术之一。这些解剖区域的固有特点是需要采用侵入性方法来实现疾病的消除，因此增加了术后出现严重疼痛的可能性。众多因素使颅骨和颅底手术的围术期镇痛变得复杂。这些因素包括对术后疼痛的发生率和严重程度的历史争议，不受控制的疼痛对术后部位的直接影响，以及由此引起的并发症，阿片类药物的过度使用对术后监测的影响，专业间和专业内手术的广泛性，没有伴随镇痛需求下降的MIS方法的发展趋势，以及鼓励复杂的多模式管理而不向外科住院医师或研究员提供充分教育的趋势。尽管我们对这些因素的理解有了很大的提高，但仍然需要对颅骨和颅底手术的围术期镇痛进行高质量的特定程序随机对照试验和系统的循证审查，包括阿片类药物和非阿片类药物的多模式方法。

（张圆 译　董树安 校）

参考文献

1. Zabihyan S, Etemadrezaie H, Baharvahdat H. The origin of cranial surgery. World Neurosurg. 2010;74(1):7–8. https://doi.org/10.1016/j.wneu.2010.08.014.

2. Dowell D, Haegerich TM, Chou R. CDC guideline for prescribing opioids for chronic pain-United States, 2016. JAMA. 2016;315(15): 1624–45. https://doi.org/10.1001/jama.2016.1464.

3. Chowdhury T, Garg R, Sheshadri V, et al. Perioperative factors contributing the post-craniotomy pain: a synthesis of concepts. Front Med. 2017;4(Mar) https://doi.org/10.3389/fmed.2017.00023.

4. Dunbar PJ, Visco E, Lam AM. Craniotomy procedures are associated with less analgesic requirements than other surgical procedures. Anesth Analg. 1999;88(2):335–40. https://doi.org/10.1097/00000539-199902000-00021.

5. Dunn LK, Naik BI, Nemergut EC, Durieux ME. Post-craniotomy pain management: beyond opioids. Curr Neurol Neurosci Rep. 2016;16(10) https://doi.org/10.1007/s11910-016-0693-y.

6. Albano S, Quadri SA, Ajaz M, Khan YR, Siddiqi J. Postoperative craniotomy pain in emergent versus non-emergent cases. Cureus. 2019; https://doi.org/10.7759/cureus.5525.

7. Gottschalk A, Berkow LC, Stevens RD, et al. Prospective evaluation of pain and analgesic use following major elective intracranial surgery. J Neurosurg. 2007;106(2):210–6. https://doi.org/10.3171/jns.2007.106.2.210.

8. de Gray LC, Matta BF. Acute and chronic pain following craniotomy: a review. Anaesthesia. 2005;60(7):693–704. https://doi.org/10.1111/j.1365-2044.2005.03997.x.

9. Flexman AM, Ng JL, Gelb AW. Acute and chronic pain following craniotomy. Curr Opin Anaesthesiol. 2010;23(5):551–7. https://doi.org/10.1097/ACO.0b013e32833e15b9.

10. Papangelou A, Radzik BR, Smith T, Gottschalk A. A review of scalp blockade for cranial surgery. J Clin Anesth. 2013;25(2):150–9. https://doi.org/10.1016/j.jclinane.2012.06.024.

11. Geze S, Yilmaz AA, Tuzuner F. The effect of scalp block and local infiltration on the haemodynamic and stress response to skull-pin placement for craniotomy. Eur J Anaesthesiol. 2009;26(4):298–303. https://doi.org/10.1097/EJA.0b013e32831acdb2.

12. Yang X, Ma J, Li K, et al. A comparison of effects of scalp nerve block and local anesthetic infiltration on inflammatory response, hemodynamic response, and postoperative pain in patients undergoing craniotomy for cerebral aneurysms: a randomized controlled trial. BMC Anesthesiol. 2019;19(1) https://doi.org/10.1186/s12871-019-0760-4.

13. Guilfoyle MR, Helmy A, Duane D, Hutchinson PJA. Regional scalp block for postcraniotomy analgesia: a systematic review and meta-analysis. Anesth Analg. 2013;116(5):1093–102. https://doi.org/10.1213/ANE.0b013e3182863c22.

14. Rigamonti A, Garavaglia MM, Ma K, et al. Effect of bilateral scalp nerve blocks on postoperative pain and discharge times in patients undergoing supratentorial craniotomy and general anesthesia: a randomized-controlled trial. Can J Anesth. 2020;67(4):452–61. https://doi.org/10.1007/s12630-019-01558-7.

15. Ban VS, Bhoja R, McDonagh DL. Multimodal analgesia for craniotomy. Curr Opin Anaesthesiol. 2019;32(5):592–9. https://doi.org/10.1097/ACO.0000000000000766.

16. Galvin IM, Levy R, Day AG, Gilron I. Pharmacological interventions for the prevention of acute postoperative pain in adults following brain surgery. Cochrane Database Syst Rev. 2019;(11) https://doi.org/10.1002/14651858.CD011931.

pub2.

17. Jian M, Li X, Wang A, Zhang L, Han R, Gelb AW. Flurbiprofen and hypertension but not hydroxyethyl starch are associated with post-craniotomy intracranial haematoma requiring surgery. BJA. 2014;113(5):832–9. https://doi.org/10.1093/bja/aeu185.

18. Akcil EF, Korkmaz Dilmen O, Ertem Vehid H, Yentur E, Tunali Y. The role of "integrated pulmonary index" monitoring during morphine-based intravenous patient-controlled analgesia administration following supratentorial craniotomies: a prospective, randomized, double-blind controlled study. Curr Med Res Opin. 2018;34(11):2009–14. https://doi.org/10.1080/03007995.2018.1501352.

19. Gerges MM, Godil SS, Younus I, Rezk M, Schwartz TH. Endoscopic transorbital approach to the infratemporal fossa and parapharyngeal space: a cadaveric study. J Neurosurg. 2019:1–12. https://doi.org/10.3171/2019.7.jns191743.

20. Svider PF, Arianpour K, Guo E, et al. Opioid prescribing patterns among otolaryngologists: crucial insights among the medicare population. Laryngoscope. 2018;128(7):1576–81. https://doi.org/10.1002/lary.27101.

21. Scott Jellish W, Leonetti J, Marzo S, Anderson D. Perioperative pain management in patients undergoing skull base tumor resection. Skull Base Surgery. 2007;16(S 1):A026. https://doi.org/10.1055/s-2006-958293.

22. Gao H, Liu C, Zhang Y. Neuro-endoscope for skull base tumors. Clin Neurol Neurosurg. 2018;170:102–5. https://doi.org/10.1016/j.clineuro.2018.05.009.

23. Flynn BC, Nemergut EC. Postoperative nausea and vomiting and pain after transsphenoidal surgery: a review of 877 patients. Anesth Analg. 2006;103(1):162–7. https://doi.org/10.1213/01.ane.0000221185.08155.80.

24. Dunn LK, Nemergut EC. Anesthesia for transsphenoidal pituitary surgery. Curr Opin Anaesthesiol.
2013;26(5):549–54. https://doi.org/10.1097/01.aco.0000432521.01339.ab.

25. Nguyen BK, Yuhan BT, Folbe E, et al. Perioperative analgesia for patients undergoing Septoplasty and Rhinoplasty: an evidence-based review. Laryngoscope. 2019;129(6):E200–12. https://doi.org/10.1002/lary.27616.

26. Svider PF, Nguyen B, Yuhan B, Zuliani G, Eloy JA, Folbe AJ. Perioperative analgesia for patients undergoing endoscopic sinus surgery: an evidence-based review. Int Forum Allergy Rhinol. 2018;8(7):837–49. https://doi.org/10.1002/alr.22107.

27. Campbell HT, Yuhan BT, Smith B, et al. Perioperative analgesia for patients undergoing otologic surgery: an evidence-based review. Laryngoscope. 2020;130(1):190–9. https://doi.org/10.1002/lary.27872.

28. Suresh S, Barcelona SL, Young NM, Seligman I, Heffner CL, Coté CJ. Postoperative pain relief in children undergoing tympanomastoid surgery: is a regional block better than opioids? Anesth Analg. 2002;94(4):859–62. https://doi.org/10.1097/00000539-200204000-00015.

29. Suresh S, Barcelona SL, Young NM, Heffner CL, Coté CJ. Does a preemptive block of the great auricular nerve improve postoperative analgesia in children undergoing Tympanomastoid surgery? Anesth Analg. 2004;98(2):330–3. https://doi.org/10.1213/01.ANE.0000097171.73374.AD.

30. Chiu AS, Healy JM, DeWane MP, Longo WE, Yoo PS. Trainees as agents of change in the opioid epidemic: optimizing the opioid prescription practices of surgical residents. J Surg Educ. 2018;75(1):65–71. https://doi.org/10.1016/j.jsurg.2017.06.020.

31. Davis CS, Carr D. Physician continuing education to reduce opioid misuse, abuse, and overdose: many opportunities, few requirements. Drug Alcohol Depend. 2016;163:100–7. https://doi.org/10.1016/j.drugalcdep.2016.04.002.

第14章

骨科手术围术期镇痛

Jessica Hanley, Anthony LoGiudice

引言

骨科手术通常是最痛苦的手术之一。在2001年，对患者疼痛的治疗成为医疗界的重点，之后疼痛被确定为"第五大生命体征"[1-3]。这为应用麻醉药物积极治疗疼痛创造了优先条件，但也导致了麻醉药依赖性和成瘾性的增加。对麻醉性镇痛药物的严重依赖使其被广泛应用，这导致阿片类药物相关并发症的发生率急剧增加，如成瘾、注意力转移和致命的过量服用。因此，当前阿片类药物流行是一个全国性问题，应注重合适、合理的疼痛治疗。在控制患者疼痛和过度依赖麻醉性镇痛药之间应维持一个微妙的平衡。为了减少麻醉药物在围术期疼痛控制的用量，人们越来越关注所有外科手术中疼痛控制的替代方法。CDC已经强制性规定了每日麻醉性镇痛药用量或OME[4,5]。然而，外科医师也有责任了解有助于减少术后疼痛不适的多种可用方法。

骨科是一门广泛、全面的外科专业，其手术的侵入性和（或）疼痛程度各不相同。传统上，我们将骨科手术分为大手术和小手术，具体取决于软组织剥离或骨性操作的程度、住院时间、并发症、术后康复的复杂性以及术后预期疼痛程度。

骨科大手术通常在全身麻醉或者监护麻醉下进行，有或无区域麻醉。例如，全关节成形术/置换术（髋关节、膝关节、踝关节、肘关节和肩关节）、大多数关节旁骨折护理、长骨或骨盆创伤、脊柱手术、肿瘤和保肢手术，以及主要韧带修复或重建（肩袖、关节唇、前交叉韧带等），包括关节镜手术。这些手术中的任何一种都可能涉及对骨骼和（或）韧带/软组织的有创操作，并伴有关节间隙和深筋膜室的破坏，这些常导致严重的术后疼痛，患者通常需要在术后住院至少一晚。

此外，骨科小手术可以在全身麻醉和局部麻醉监护下进行，或者采用一种"完全清醒且无止血带局部麻醉"技术，通常称之为WALANT。这些病例大多行门诊手术，通常不会导致与大手术相同程度的术后不适。骨科小手术包括闭合性骨折复位、神经减压、撕裂伤修补、伤口清创、活检或肌腱松解。

无论外科医师实施的是大手术还是小手术，与患者交流整个围术期的疼痛控制策略和预期效果是非常重要的[6]。根据手术的部位和性质，术前、术中和术后多模式疼痛控制有多种选择。本章旨在概述外科医师在考虑给予骨科患者围术期疼痛控制时须选择的众多方法。

术前

在创伤更大或范围更广的手术中，患者到达术前等候室时就可能预先给予其静脉或口服药物，最常见的包括静脉注射或口服对乙酰氨基酚、非甾体抗炎药（NSAID）或口服神经调节剂，如加巴喷丁或普瑞巴林[7-9]。有很多研究支持超前多模式镇痛[10]。

然而，骨科大手术中最常用的辅助手段是使用短效、中效和（或）长效局部麻醉药进行区域神经阻滞。通常由麻醉医师于手术前在神经刺激或超声引导下进行。外周神经阻滞通常可以减少麻醉性镇痛药的需求，能更好地控制术后疼痛[11-16]。根据手术部位选择外周神经阻滞的方法或组合，可以进行单次神经阻滞或置入导管进行连续阻滞。单次神经阻滞是指将一次性剂量的局部麻醉药物注射到相关神经周围，通常持续12h或更长时间；连续神经导管阻滞是指临时植入药物泵，允许在术中和术后缓慢而稳定地输注麻醉药。

上肢神经阻滞

臂丛阻滞是许多上肢手术，尤其是肩部手术的主要麻醉方式。上肢最常用的神经阻滞是肌间沟、锁骨上、锁骨下和肩胛上/腋窝神经阻滞[11,17,18]。

肌间沟

肌间沟阻滞位于前斜角肌和后斜角肌之间，胸锁乳突肌的后方，可以阻滞臂丛大部分分支（C5~C8），但通常不能充分阻滞包括C8在内的臂丛下干，这被称为尺侧保留，可能会导致需要阻滞C8覆盖的腋窝、手臂内侧、肘部和前臂等手术困难[11,17]。因此，肌间沟阻滞通常用于锁骨、肩关节或肱

骨近端手术；如果在上肢较远端手术中行肌间沟阻滞，通常需要额外行尺神经阻滞。

肌间沟阻滞的并发症主要与局部麻醉药外渗到周围神经有关，许多区域性阻滞也是如此。通常导致膈肌功能（膈神经）或声带功能（喉返神经）所必需的运动神经暂时麻痹。70%~100%的肌间沟阻滞会引起膈神经（C3~C5）暂时性麻痹[18,19]。声带功能障碍可表现为声音嘶哑和发声困难，而膈神经麻痹可表现为不同程度的呼吸短促以及胸片所示单侧膈肌抬高。通常应避免对患有严重呼吸系统基础疾病的患者行肌间沟阻滞，因为其会导致呼吸功能进一步下降。

锁骨上

锁骨上神经阻滞是指在锁骨上方第一肋处注射局部麻醉药，其可以阻滞大部分远端神经，但用于近端和肩部手术的效果不佳。因此，锁骨上神经阻滞常被用于肱骨远端、肘部、前臂、腕部和手部的手术。

锁骨上神经阻滞的并发症同样也包括膈神经麻痹，但比肌间沟阻滞少得多。研究表明，17%~50%的锁骨上神经阻滞手术中会发生膈神经麻痹[20]。由于解剖位置接近，锁骨上注射有气胸和锁骨下动脉损伤的风险[17]。

锁骨下

锁骨下阻滞是在位于锁骨以下臂丛水平处给药。锁骨下阻滞不能很好地覆盖肩关节，因此不推荐用于锁骨、肩关节或大多数肱骨手术。该阻滞可为手臂、肘部、前臂、手腕和手的远端2/3提供最佳镇痛效果[11,17]。锁骨下阻滞的并发症发生率低，尤其是气胸，其发病风险小于1%[21]。

肩胛上和腋窝

肩胛上神经阻滞很少单独使用，通常与腋路神经阻滞联合使用。这种联合阻滞非常适合用于肩部手术，特别是对于患有呼吸系统疾病、慢性阻塞性肺疾病和睡眠呼吸暂停或肺部并发症高风险的患者。与近端神经阻滞相比，肩胛上神经联合腋路神经阻滞在肩部手术中的镇痛效果相似，但可减少呼吸系统并发症[22,23]。这种联合阻滞适用于典型的肩部手术，包括关节镜与开放式肩袖修复术、肱二头肌松解和（或）肌腱固定术、盂唇修复术、肩锁关节切除术/远端锁骨切除术，其并发症发生率非常低，包括意外神经内浸润或术后长期运动障碍[24]。

下肢神经阻滞

下肢神经阻滞有多种应用，通常采用腰骶神经丛远端的阻滞。此外，椎管内阻滞被用于许多患者。骨科常用的局部神经阻滞包括腰丛阻滞、股神经阻滞、坐骨神经阻滞、隐神经阻滞和腘窝阻滞。椎管内阻滞包括脊髓或硬膜外麻醉。这些阻滞可用于择期关节置换术、软组织修复和（或）重建，以及某些骨折患者的围术期护理。

腰丛/腰大肌阻滞

腰丛神经阻滞又被称为腰大肌阻滞，腰丛阻滞通常通过L4棘突外侧的椎旁入路进入腰大肌间隙，尤其适用于髋关节、大腿和膝关节前部手术，并可与坐骨神经阻滞联合使用，以增强下肢的镇痛效果[25,26]。类似上肢神经阻滞，副作用和并发症通常是镇痛药物不慎扩散的结果，在3%~27%的病例中观察到硬膜外弥散，直接鞘内注射可导致全脊髓麻醉[27,30]。其他并发症通常与血管内注射有关，可能会发生腹膜后血肿，如果患者在阻滞恢复之前尝试在没有帮助的情况下下地行走或由于神经损伤而残留运动障碍，则有跌倒的风险[31]。

股神经阻滞

股神经阻滞被广泛应用于择期膝关节手术，包括开放和关节镜手术[32]。股神经阻滞在股三角内（Scarpa三角），即股动脉外侧进行。关于单独进行股神经阻滞对疼痛控制的效果，文献中存在一些争论。有研究表明，疼痛评分得到显著改善，麻醉药剂量降低；但也有一些研究显示，术后效果并不显著[33-36]。股神经阻滞可以与坐骨神经阻滞联合使用，其已被证实有利于复杂膝关节手术中的疼痛控制[37,38]。虽然并发症并不常见，但股神经阻滞存在的风险可能带来很大挑战。股动脉的近距离暴露所致血管内误入发生率为5.7%[39]，神经内注射可导致毒性、增加长期甚至永久性股四头肌无力相关的跌倒风险[39,40]。

坐骨神经阻滞

如上所述，坐骨神经阻滞常与股神经或腰大肌阻滞联合使用，适用于大腿或膝关节手术。然而，单独使用坐骨神经阻滞也可以为仅涉及小腿、踝关节或足部的手术提供足够的阻滞范围[26,36]。类似于股神经阻滞，其并发症很少见但非常严重，包括直接神经损伤、血管内注射或血管穿刺/损伤（6.6%）。如果长时间的神经阻滞没有及时恢复，可能导致足跟溃疡和运动障碍，如足下垂[31,39]。

隐神经阻滞

在更多的下肢肢端手术中，这种阻滞常与腘窝或坐骨神经阻滞联合使用。隐神经阻滞可在大腿中部的内收肌管内或膝关节下方进行，具体取决于所需的麻醉区域[15,26,32,41]。这种阻滞只支配感觉神经，对小腿内侧软组织手术特别有效，包括关节镜下半月板部分切除术。据报道，对于这些患者，隐神经阻滞可改善静息疼痛、活动疼痛和负重疼痛[42]。

腘窝阻滞

如上所述，在膝关节、足部和踝关节手术中，这种阻滞常与隐神经阻滞联合使用[15,26,43]，在腘窝处进行注射[44]。值得注意的并发症包括神经内或血管内注射及相关损伤、局部脓肿、血肿形成、持续性足下垂，以及潜在的足底压力性坏死的风险[15,45]。

硬膜外/腰麻

椎管内麻醉是指蛛网膜下隙和硬膜外麻醉，其已被广泛应用于择期下肢关节置换术，特别是髋关节和膝关节。鉴于每年进行的全髋关节和全膝关节置换术的规模，已有大量患者被纳入关于椎管内麻醉与全身麻醉效果的研究。虽然外科医师和麻醉医师的实施方式各不相同，但椎管内麻醉的疗效和安全性在很大程度上被认为与全身麻醉相当[46]。

尽管文献证明了椎管内麻醉适当的安全性和（或）至少等同于全身麻醉，但并非所有研究都能够描述哪些患者可能受益。2005—2016年，研究人员对18 000余例接受初次和翻修全关节置换术的患者进行了大量队列研究，根据术前衰弱指数将其分为"衰弱""脆弱"和"非衰弱"亚组[47-51]。对于"非衰弱"和"衰弱"患者，全身麻醉和椎管内麻醉的风险没有差异；然而，对于"脆弱"患者群体，死亡率和伤口相关并发症发生率显著降低。其他研究也得出了类似的结论，至少在全膝关节置换术和全髋关节置换术中患者的预后是相同的，且通常会得到改善[46,47]。

椎管内麻醉的并发症包括感染、硬膜渗漏、硬膜后头痛、硬膜外和脊髓血肿、神经损伤或神经麻痹[52]。这些显著增加了患者术后活动和功能障碍的发病率。此外，接受抗凝治疗的患者、既往有脊柱外伤或有潜在神经功能缺损或疾病（如多发性硬化症）、接受过脊柱融合术或患有晚期脊柱退行性疾病的患者，可能是椎管内麻醉的禁忌证[53]。

术中

由于患者在骨科手术中几乎总是行气管插管或镇静，疼痛控制在很大程度上依赖麻醉医师提供的静脉药物。麻醉药物，如盐酸氢吗啡酮或芬太尼常被用于在大型骨科手术中提供充分的镇痛。然而，有许多辅助药物，如对乙酰氨基酚和酮咯酸，可用于补充或减少对高剂量麻醉性镇痛药的需求。

酮咯酸是一种非甾体抗炎药（NSAID），可口服、静脉注射和肌内注射。它可以为接受大型和小型骨科手术的成人和儿童患者提供充分的镇痛及减少吗啡需求量。对于没有潜在肾脏疾病或出血风险增加等禁忌证的患者，它是一种很好的替代或辅助用药[54-57]。

骨科学界对术中或术后使用酮咯酸和其他NSAID存在一些担忧，因为有报道称在某些手术中（如腰椎融合术）骨折不愈合发生率较高[58-60]。在骨愈合至关重要的情况下，对于是否应避免使用 NSAID 和酮咯酸尚未达成一致共识。这通常是由外科医师自行决定的，常根据患者独特的生物学特性、吸烟状况和其他并发症来判定患者骨折不愈合的风险。如前所述，静脉输注对乙酰氨基酚作为一种辅助手段，可以减少无明显肝病或其他禁忌证患者的麻醉性镇痛药用量[61]。

如果术前未进行神经阻滞，也可在术中应用单神经阻滞、区域阻滞或关节周围注射，以加强镇痛并减少术后麻醉性镇痛药需求。例如，外科医师可以在桡骨远端骨折固定术后施行正中神经阻滞，以控制术后疼痛。有证据表明，外科医师在术中采取的局部阻滞与术前麻醉医师采取的神经阻滞同样有效[62]。使用或不使用肾上腺素的区域阻滞都在手术范围较小的骨科手术中普遍应用，如手部手术或单节段脊柱手术。

关节周围注射或"关节鸡尾酒"也是一种日益流行和有效的处理术后疼痛方法，注射部位、方法和药物配方大不相同，其通常由局部麻醉剂组成，然后与阿片类药物、神经调节剂和包括类固醇在内的抗炎药物联合应用。与在同一区域注射单一药物相比，多模式药物混合物已被证明在减少麻醉性镇痛药需求和镇痛方面更具有优越性[9,63]。有证据支持，在许多情况下采取关节周围注射，如关节置换术或髋部骨折固定术，除了可以减少对止痛药的需求外，还可以促使患者更早地进行关节活动和康复[64,65]。

术后

麻醉性镇痛药在几乎所有骨科手术术后普遍使用，患者和医师认为这是手术后镇痛的主要方法，直到可以过渡到非阿片类药物，如对乙酰氨基酚或NSAID。正如骨科病例治疗前期所提倡的那样，与单一药物治疗相比，术后多模式镇痛已被证明具有更好的效果[65]。目前，术后疼痛治疗方案可以广泛地结合麻醉性镇痛药、非甾体抗炎药、对乙酰氨基酚、局部麻醉剂、肌肉松弛剂和手术后局部注射。

在过去的几十年里，大多数外科医师已经将麻醉性镇痛药作为医疗保健的一个重要方面，越来越多的人担心这主要用于提高患者的满意度。许多研究不仅调查了麻醉性镇痛药及其并发症的关系，还调查了术后的一般处方。有证据表明，许多医师可能会预防性地开出大量药物，以避免患者术后因为疼痛紧急就诊及再次入院[66-68]。最近的一项研究表明，患者被开具的阿片类药物剂量是必需量的3倍[69]。

值得注意的是，这些剩余麻醉性镇痛药的用途越来越多，它们被用于娱乐、自我治疗或销售，已成为一个不断发展的焦点。Goyal等人证明了术前指导的有效性，不仅可以保持患者预后评分，还可减少术后麻醉性镇痛药的用量。作者研究了305例接受上肢手术的221例患者，并确定了阿片类药物消耗增加的风险因素；然后，这些数据被用于开发"阿片类药物计算器"，以确定接受类似手术的患者的麻醉性镇痛药的必需量。该计算方案还与标准化的术前和术后手术指导相结合，其中包括额外药物的处理指导说明。结果表明，阿片类药物的处方量减少了63%，阿片类药物的使用量减少了58%，导致阿片类药物浪费/转移减少了62%，这些结果强调了通过仔细判断、患者教育和非阿片类药物辅助来进行术后疼痛管理的必要性[70]。

专注于客观和主观结果评分的广泛研究已经影响了医师治疗的各个层面，尤其是在术后治疗阶段。根据手术的规模，患者可能会预期术后疼痛控制需要采取多模式镇痛结合麻醉药物的方案，并持续数天到数周。对于患者来说，当他们出院回家时，外科医师团队仔细地告知他们预期的疼痛过程和处理方法是非常重要的。通常情况下，根据外科医师的偏好，在麻醉性镇痛药戒断的过程中可以加用冰敷、热敷、抬高、加压和早期运动（适当时）等方法，以提升舒适度和减轻肿胀。

结论

骨科是一门广泛的外科亚专业，涵盖从脊柱融合、肢体重建到踝关节骨折、扳机指松解术等方面。骨科手术后所经历的疼痛程度存在很大差异，因为每个手术操作都大不相同，且每例患者对疼痛的反应和耐受性也各不相同。至关重要的是，各级层面的医疗保健提供者需要尽可能了解不同的镇痛药物组合，以减轻骨科手术后的不适，同时通过对患者进行知情教育和指导，最大限度地减少其对麻醉镇痛药物的依赖性。

（史佳 译 宫丽荣 校）

参考文献

1. Phillips DM. JCAHO pain management standard are unveiled. J Am Med Assoc. 2000;284(4):428–9.
2. Baker D. The Joint Commission's pain standards: origins and evolution. Oakbrook Terrace: The Joint Commission; 2017.
3. VHA. Pain as the 5th vital sign toolkit. Washington, DC: Veterans Health Administration; 2000.
4. Wyles CC, Hevesi M, Ubl DS, et al. Implementation of procedure-specific opioid guidelines. JBJS Open Access. 2020;5(1):e0050.
5. Dowell D, Haegerich TM, Chou R. CDC guideline for prescribing opioids for chronic pain-United States, 2016. JAMA. 2016; https://doi.org/10.1001/jama.2016.1464.
6. Syed UAM, Aleem AW, Wowkanech C, et al. Neer award 2018: the effect of preoperative education on opioid consumption in patients undergoing arthroscopic rotator cuff repair: a prospective, randomized clinical trial. J Shoulder Elb Surg. 2018;27(6):962–7.
7. Chakravarthy V, Yokoi H, Manlapaz MR, Krishnaney AA. Enhanced recovery in spine surgery and perioperative pain management. Neurosurg Clin N Am. 2020;31(1):81–91. https://doi.org/10.1016/j.nec.2019.08.010
8. Nir RR, Nahman-Averbuch H, Moont R, Sprecher E, Yarnitsky D. Preoperative preemptive drug administration for acute postoperative pain: a systematic review and meta-analysis. Eur J Pain (United Kingdom). 2016;20(7):1025–43.
9. Summers S, Mohile N, McNamara C, Osman B, Gebhard R, Hernandez VH. Analgesia in total knee arthroplasty. J Bone Joint Surg Am. 2020;102-A(8):719–27.
10. Il KS, Ha KY, Oh IS. Preemptive multimodal analgesia for postoperative pain management after lumbar fusion surgery: a randomized controlled trial. Eur Spine J. 2016;25(5):1614–9.
11. Srikumaran U, Stein BE, Tan EW, Freehill MT, Wilckens JH, Henze EP. Upper-extremity peripheral nerve blocks in the perioperative pain management of orthopaedic patients: AAOS exhibit selection. J Bone Joint Surg Am. 2013;95(24):1–13.
12. Hughes M, Marava M, Wright R, Brophy R, Smith M. Interscalene brachial plexus block for arthroscopic shoulder surgery: a systematic review. J Bone Joint Surg Am. 2013;95-A(14):1318–24.
13. Brown AR, Weiss R, Greenberg C, Flatow EL, Bigliani LU. Interscalene block for shoulder arthroscopy: comparison with general anesthesia. Arthroscopy. 1993;9(3):295–300.
14. Garlich J, Pujari A, Debbi E, et al. Time to block: early regional anesthesia improves pain control in geriatric hip fractures. J Bone Joint Surg Am. 2020;102(10):866–72.
15. Stein BE, Srikumaran U, Tan EW, Freehill MT, Wilckens JH. Lower-extremity peripheral nerve blocks in the perioperative pain management of orthopaedic patients: AAOS exhibit selection. J Bone Joint Surg Am. 2012;94(22):1–13.
16. Borgeat A, Ekatodramis G, Schenker C. Postoperative nausea and vomiting in regional anesthesia:

a review. Anesthesiology. 2003;98:530–47.

17. Mian A, Chaudhry I, Huang R, Rizk E, Tubbs RS, Loukas M. Brachial plexus anesthesia: a review of the relevant anatomy, complications, and anatomical variations. Clin Anat. 2014;27(2):210–21.

18. Jones MR, Novitch MB, Sen S, et al. Upper extremity regional anesthesia techniques: a comprehensive review for clinical anesthesiologists. Best Pract Res Clin Anaesthesiol. 2019;34(1):e13–29.

19. Urmey WF, Talts KH, Sharrock NE. One hundred percent incidence of hemidiaphragmatic paresis associated with interscalene brachial plexus anesthesia as diagnosed by ultrasonography. Anesth Analg. 1991;72(4):498–503.

20. Mak PHK, Irwin MG, Ooi CGC, Chow BFM. Incidence of diaphragmatic paralysis following supraclavicular brachial plexus block and its effect on pulmonary function. Anaesthesia. 2001;56(4):352–6.

21. Desroches J. The Infraclavicular brachial plexus block by the coracoid approach is clinically effective: an observational study of 150 patients. Can J Anesth. 2003;50(3):253–7.

22. Chang K-V, Wu W, Hung C-Y, Han D, Yang R, Chang C. Comparative effectiveness of Suprascapular nerve block in the relief of acute post-operative shoulder pain: a systematic review and meta-analysis. Pain Physician. 2016;19:445–56.

23. Hussain N, Goldar G, Ragina N, Banfield L, Laffey JG, Abdallah FW. Suprascapular and Interscalene nerve block for shoulder surgery. Anesthesiology. 2017;127(6):998–1013.

24. Kay J, Memon M, Hu T, et al. Suprascapular nerve blockade for postoperative pain control after arthroscopic shoulder surgery: a systematic review and meta-analysis. Orthop J Sports Med. 2018;6(12):1–17.

25. De Leeuw MA, Zuurmond WWA, Perez RSGM. The psoas compartment block for hip surgery: the past, present, and future. Anesthesiol Res Pract. 2011;2011:1–6.

26. Murray JM, Derbyshire S, Shields MO. Lower limb blocks. Anaesthesia. 2010;65(Suppl 1):57–66.

27. Touray ST, De Leeuw MA, Zuurmond WWA, Perez RSGM. Psoas compartment block for lower extremity surgery: a meta-analysis. Br J Anaesth. 2008;101(6):750–60.

28. Capdevila X, Macaire P, Dadure C, et al. Continuous psoas compartment block for postoperative analgesia after total hip arthroplasty: new landmarks, technical guidelines, and clinical evaluation. Anesth Analg. 2002;94(6):1606–13.

29. Cram P, Lu X, Kaboli P, et al. Clinical character-istics and outcomes of Medicare patients undergoing total hip arthroplasty, 1991–2008. J Am Med Assoc. 2011;305(15):1560–7.

30. Biboulet P, Morau D, Aubas P, Bringuier-Branchereau S, Capdevila X. Postoperative analgesia after total-hip arthroplasty: comparison of intravenous patient-controlled analgesia with morphine and single injection of femoral nerve or psoas compartment block. A prospective, randomized, double-blind study. Reg Anesth Pain Med. 2004;29(2):102–9.

31. Jeng C, Torrillo T, Rosenblatt M. Complications of peripheral nerve block. Br J Anaesth. 2010;105(51):i97–i107.

32. Enneking FK, Chan V, Greger J, Hadžić A, Lang SA, Horlocker TT. Lower-extremity peripheral nerve blockade: essentials of our current understanding. Reg Anesth Pain Med. 2005;30(1):4–35.

33. Wulf H, Löwe J, Gnutzmann KH, Steinfeldt T. Femoral nerve block with ropivacaine or bupivacaine in day case anterior crucial ligament reconstruction. Acta Anaesthesiol Scand. 2010;54(4):414–20.

34. Iskandar H, Benard A, Ruel-Raymond J, Cochard G, Manaud B. Femoral block provides superior analgesia compared with intra-articular ropivacaine after anterior cruciate ligament reconstruction. Reg Anesth Pain Med. 2003;28(1):29–32.

35. Mall NA, Wright RW. Femoral nerve block use in anterior cruciate ligament reconstruction surgery. Arthroscopy. 2010;26(3):404–16.

36. Hunt KJ, Bourne MH, Mariani EM. Single-injection femoral and sciatic nerve blocks for pain control after total knee arthroplasty. J Arthroplast. 2009;24(4):533–8.

37. Williams BA, Kentor ML, Vogt MT, et al. Femoral-sciatic nerve blocks for complex outpatient knee surgery are associated with less postoperative pain before same-day discharge: a review of 1,200 consecutive cases from the period 1996–1999. Anesthesiology. 2003;98(5):1206–13.

38. Zorrilla-Vaca A, Li J. The role of sciatic nerve block to complement femoral nerve block in total knee arthroplasty: a meta-analysis of randomized controlled trials. J Anesth. 2018;32(3):341–50.

39. Wiegel M, Gottschaldt U, Hennebach R, Hirschberg T, Reske A. Complications and adverse effects associated with continuous peripheral nerve blocks in orthopedic patients. Anesth Analg. 2007;104(6):1578–82.

40. Brull R, McCartney CJL, Chan VWS, El-Beheiry H. Neurological complications after regional anesthesia: contemporary estimates of risk. Anesth Analg. 2007;104(4):965–74.

41. Kim CW, Hong JP. Lower extremity reconstruction under popliteal sciatic nerve (tibioperoneal trunk) and saphenous nerve block. Plast Reconstr Surg. 2005;115(2):563–6.

42. Akkaya T, Ersan O, Ozkan D, et al. Saphenous nerve block is an effective regional technique for post-meniscectomy pain. Knee Surg Sports Traumatol Arthrosc. 2008;16(9):855–8.

43. Grosser DM, Herr MJ, Claridge RJ, Barker LG. Preoperative lateral popliteal nerve block for intraoperative and postoperative pain control in elective foot and ankle surgery: a prospective analysis. Foot Ankle Int. 2007;28(12):1271–5.

44. Fraser TW, Doty JF. Peripheral nerve blocks in foot and ankle surgery. Orthop Clin North Am. 2017;48(4):507–15. https://doi.org/10.1016/j.ocl.2017.06.008.

45. Anderson JG, Bohay DR, Maskill JD, et al. Complications after popliteal block for foot and ankle surgery. Foot Ankle Int. 2015;36(10):1138–43.

46. Memtsoudis SG, Cozowicz C, Bekeris J, et al. Anaesthetic care of patients undergoing primary hip and knee arthroplasty: consensus recommendations from the international consensus on anaesthesia-related outcomes after surgery group (ICAROS) based on a systematic review and meta-analysis. Br J Anaesth. 2019;123(3):269–87.

47. Johnson RL, Abdel MP, Frank RD, Chamberlain AM, Habermann EB, Mantilla CB. Impact of frailty on outcomes after primary and revision total hip arthroplasty. J Arthroplast. 2019;34(1):56–64.e5.

48. Chamberlain AM, Rutten LJF, Manemann SM, et al. Frailty trajectories in an elderly population-based cohort. J Am Geriatr Soc. 2016;64(2):285–92.

49. McNallan SM, Chamberlain AM, Gerber Y, et al. Measuring frailty in heart failure: a community perspective. Am Heart J. 2013;166(4):768–74.

50. Johnson RL, Kopp SL, Burkle CM, et al. Neuraxial vs general anaesthesia for total hip and total knee arthroplasty: a systematic review of comparative-effectiveness research. Br J Anaesth. 2016;116(2):163–76.

51. Rockwood K, Andrew M, Mitnitski A. A comparison of two approaches to measuring frailty in elderly people. J Gerontol A Biol Sci Med Sci. 2007;62(7):738–43.

52. Memtsoudis SG, Sun X, Chiu YL, et al. Perioperative comparative effectiveness of anesthetic technique in orthopedic patients. Anesthesiology. 2013;118(5):1046–58.

53. Olawin A, Das J. Spinal anesthesia. Treasure Island: StatPearls Publishing; 2020. p. 1–6.

54. Pichard CP, LaPorte DM. Use of ketorolac (toradol) in hand surgery. J Hand Surg Am. 2009;34(8):1549–50.

55. Kinsella J, Moffat AC, Patrick JA, Prentice JW, Mcardle CS, Kenny GNC. Ketorolac trometamol for postoperative analgesia after orthopaedic surgery. Br J Anaesth. 1992;69(1):19–22.

56. Mcnicol ED, Rowe E, Cooper TE. Ketorolac for postoperative pain in children. Cochrane Database Syst Rev. 2018;7(7):CD012294.

57. Anthony D, Jasinski DM. Postoperative pain management: morphine versus ketorolac. J Perianesth Nurs. 2002;17(1):30–42.

58. Kurd MF, Kreitz T, Schroeder G, Vaccaro AR. The role of multimodal analgesia in spine surgery. J Am Acad Orthop Surg. 2017;25(4):260–8.

59. Glassman S, Rose M, J D, Puno R, Campbell M, Johnson J. The effect of postoperative nonsteroidal anti-inflammatory drug administration on spinal Fusion. Spine (Phila Pa 1976). 1998;23:834–48.

60. Li Q, Zhang Z, Cai Z. High-dose ketorolac affects adult spinal fusion: a meta-analysis of the effect of perioperative nonsteroidal anti-inflammatory drugs on spinal fusion. Spine (Phila Pa 1976). 2011;36(7):461–8.

61. Huang PS, Gleason SM, Shah JA, Buros AF, Hoffman DA. Efficacy of intravenous acetaminophen for postoperative analgesia in primary Total knee Arthroplasty. J Arthroplast. 2018;33(4):1052–6.

62. Greenky MR, McGrath ME, Levicoff EA, et al. Intraoperative surgeon administered Adductor Canal blockade is not inferior to anesthesiologist administered Adductor Canal blockade: a prospective randomized trial. J Arthroplast. 2020;35(5):1228–32.

63. Tammachote N, Kanitnate S, Manuwong S, Panichkul P. Periarticular multimodal drug injection is better than single anesthetic drug in controlling pain after total knee arthroplasty. Eur J Orthop Surg Traumatol. 2018;28(4):667–75.

64. Koehler D, Marsh JL, Karam M, Fruehling C, Willey M. Efficacy of surgical-site, multimodal drug injection following operative management of femoral fractures: a randomized controlled trial. J Bone Joint Surg Am. 2017;99(6):512–9.

65. Milani P, Castelli P, Sola M, Invernizzi M, Massazza G, Cisari C. Multimodal analgesia in total knee arthroplasty: a randomized, double-blind, controlled trial on additional efficacy of periarticular anesthesia. J Arthroplast. 2015;30(11):2038–42.

66. Shrank WH. Our bulging medicine cabinets – the other side of medication nonadherence. N Engl J Med. 2011;364(17):1591–3.

67. Rodgers J, Cunningham K, Fitzgerald K, Finnerty E. Opioid consumption following outpatient upper extremity surgery. J Hand Surg Am. 2012;37(4):645–50.

68. Bates C, Laciak R, Southwick A, Bishoff J. Overprescription of postoperative narcotics: a look at postoperative pain medication delivery, consumption and disposal in urological practice. J Urol. 2011;185(2):551–5.

69. Kim N, Matzon JL, Abboudi J, et al. A prospective evaluation of opioid utilization after upper-extremity surgical procedures: identifying consumption patterns and determining prescribing guidelines. J Bone Joint Surg Am. 2016;98-A(20):1–9.

70. Jamieson MD, Everhart JS, Lin JS, Jain SA, Awan HM, Goyal KS. Reduction of opioid use after upper-extremity surgery through a predictive pain calculator and comprehensive pain plan. J Hand Surg Am. 2019;44(12):1050–1059.e4.

第15章

基于循证医学证据的泌尿外科手术围术期镇痛管理

Fahad Sheckley, Shaw Benotakeia, Ravi Munver

疼痛评估

疼痛客观化评估一直是众多研究人员、临床医师及医院管理人员的研究目标。近年来，理解不同个体对疼痛的感知机制一直是一个难点。摆在我们面前的问题包括我们如何给予患者镇痛治疗，以及如何选择有效的疼痛管理方法。

多种方法可用于评估疼痛程度，最常用的是视觉模拟量表（VAS）[1]。疼痛评分从0分（无痛）逐渐增加到10分（最严重/痛苦/无法忍受的疼痛）（图15.1）。

其他简单的方法包括数字分级法。此外，还可以询问患者镇痛是否充分，以评估患者疼痛情况。对于术后住院患者，每天至少2~3次使用疼痛量表来确定患者镇痛是否充分。外科医师在查房时询问患者上述问题是非常必要的。如上所述，并非所有疼痛量表都能客观地评估疼痛。"最严重的疼痛"是主观的，且因人而异。为了选择最合适的治疗方法，我们必须评估患者对疼痛的反应并进行相应的记录。

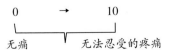

图15.1 视觉模拟量表：评估疼痛的测量工具。

泌尿生殖系统的神经支配

掌握泌尿生殖系统的神经支配对于了解疼痛对机体的影响，以及如何处理疼痛至关重要。目前，有两种理论解释疼痛是如何传递的。模式理论认为，体内任何刺激所对应的受体都会根据空间和时间模式产生不同的体验[2]。

另一方面，特异性理论认为，疼痛反应会通过特异性受体向疼痛中心传递信号，从而引起机体特异性反应[3]。输尿管中存在两种传入神经元。一种阈值较低，对输尿管扩张和蠕动有反应。另一种阈值较高，对严重的输尿管扩张能够产生特异性反应，对梗阻引起的疼痛刺激有反应[4]。

膀胱的传入神经支配由非常小的有髓和无髓的交感神经（腹下神经），以及副交感神经（盆神经）组成。膀胱扩张会刺激有髓传入纤维，从而产生与膀胱容量增加相关的压力感觉。感染性膀胱炎或间质性膀胱炎患者的膀胱黏膜炎症诱导内脏感觉机制，导致膀胱刺激征和疼痛[5,6]。

男性生殖器官区域富含由A和C类神经纤维发出的游离神经末梢。睾丸/附睾区有许多有髓和无髓传入纤维。睾丸的躯体感觉神经通常来自髂腹股沟神经和生殖股神经的生殖支[7]。从S2到S4发出的骶神经根经阴部神经支配阴茎。

泌尿生殖系统手术围术期疼痛的处理

超前镇痛

针对泌尿外科手术，许多医疗机构采用超前镇痛的方式防止术后疼痛的中枢反应，从而防止患者术后产生严重疼痛。其在泌尿外科的大手术中尤为重要。超前镇痛的主要目标是提高患者的舒适度，减轻患者术后产生更严重的疼痛反应。

大手术可能需要联合全身用药的方式来降低疼痛发生率。例如，在我们机构，我们常采用以下术前给药方案：

- 加巴喷丁1200mg口服；
- 塞来昔布400mg口服；
- 泰诺975mg口服。

上述药物在行根治性膀胱切除术前2h给完。

目前对超前镇痛在大手术中的益处还没有达成共识。多篇文献认为，超前镇痛有效，而另一些研究则认为其缺乏有效性。超前镇痛并不是强制性的，也不是大手术前疼痛治疗的标准方案，其主要取决于外科医师或医疗机构的偏好[8]。

预防性疼痛管理

除了超前镇痛，对于接受大手术的患者，术中我们也给予预防性镇痛。根据Steffen等人在德国的研究，预防性镇痛能降低术后阿片类药物的需求量[9]。

局部麻醉药能够显著减轻患者术后疼痛程度。丁哌卡因（0.25%~0.5%）是切口浸润最常用的局部麻醉药物。

对有痛觉高敏病史的患者，我们常应用硬膜外镇痛。硬膜外镇痛一直用于泌尿外科手术，包括前列腺切除术和膀胱切除术的镇痛。腰麻和硬膜外联合镇痛可使术后疼痛显著减少，从而促使骨科手术、腹部手术及血管手术等多个领域的手术广泛使用预防性硬膜外镇痛[10]。

泌尿手术疼痛管理的另一项重要的预防技术是用利多卡因或丁哌卡因进行背神经阻滞。其通常被用于男性生殖器手术，通过阻断S2~S4神经支配发挥作用，可降低包皮环切术等术后疼痛的发生率[11,12]。阴部神经阻滞是另一种类似于背神经阻滞的技术，主要用于产科和妇科手术。在泌尿外科，这种阻滞可被用于女性骨盆重建手术，以减少术后疼痛[13]。

术后疼痛管理

尽管术前和术中都进行了疼痛管理，但患者在手术后仍需要一定程度的疼痛控制。如前所述，每个人对疼痛的感知是不同的。严重疼痛是大手术后的常见症状。在膀胱镜检查、输尿管镜检查或阴囊手术等泌尿外科手术中，疼痛程度较前列腺切除术和肾切除术等大手术轻。与切口较大的开放式手术相比，机器人或腹腔镜手术的疼痛程度较轻，这是非常容易理解的。手术侵入性的严重程度和分级决定了疼痛的处理方式。非甾体抗炎药（NSAID）或对乙酰氨基酚与阿片类药物联合使用可减少全身阿片类药物使用量并减轻术后疼痛[14-17]。在微创手术中使用阿片类药物的概率很高，因为这些药物可以减少患者投诉并提高满意度，但没有考虑到大量使用的不良反应，包括尿潴留等泌尿系统不良反应，导致住院时间延长。一项针对密歇根州2392例外科患者的回顾性研究显示，阿片类药物处方的中位数为30片，但平均使用的数量仅为9片[18,19]，这意味着药物处方明显过量。

在泌尿外科大手术中使用多模式疼痛疗法是常见的。"平衡"或"多模式"镇痛的概念最早由丹麦医师Henrik Kehlet于20世纪90年代提出，其包括静脉和口服给药的阿片类和非类阿片药物方案。通常从阿片类药物开始，然后过渡到非类阿片药物；给药方式应从静脉注射开始，然后调整为口服用药[20]。

除使用药物外，还有其他辅助方法被用来管理疼痛，包括提高饮食耐受性、早期步行，当患者疼痛达到一定阈值时，可使用这些方法来减少患者对镇痛药物的依赖性。这些非药物干预是多模式疼痛治疗的一部分，应作为一个系统的协作过程与疼痛药物一起使用。

术后排除其他引起疼痛的原因是非常重要的，如可能需要额外干预的手术并发症。术后疼痛不应被忽视或被视为常规疼痛。排除紧急情况后，需要使用上述疼痛评估工具对疼痛进行评估[21]。

– 无疼痛，每次轮班时可重新评估疼痛；

– 轻微疼痛（VAS评分为1~3分），常见于冲击波碎石术、经尿道和经阴道手术；

– 中度疼痛（VAS评分为4~6分），常见于腹腔镜、阴囊、阴茎和腹股沟手术；

– 严重疼痛（VAS评分为7~10分），常见于会阴、经腹膜、腹膜后、腹膜外、胸腹、耻骨上和侧腹切口等较大的开放性手术。

泌尿外科的全身镇痛药物

非阿片类药物

对乙酰氨基酚

多年来，对乙酰氨基酚一直是一种安全有效的围术期镇痛药物[22]。其被广泛用于轻度至中度疼痛[23]。通常采用静脉和口服的方式治疗泌尿外科轻度疼痛。在美国，对乙酰氨基酚一直仅作为口服药物使用，直到2010年FDA批准静脉注射使用对乙酰氨基酚，从而使无法口服药物的患者可以静脉注射对乙酰氨基酚[22]。从那时起，静脉注射对乙酰氨基酚被广泛应用于泌尿外科领域，多项研究将其与其他已有的静脉注射药物进行了比较。

Morgan等的研究发现，静脉注射对乙酰氨基酚可显著减轻肾绞痛[24]。2012年Serinken等进行的另一项研究比较了静脉注射乙酰氨基酚和静脉注射吗啡治疗肾绞痛的疗效，发现两种药物的疗效相当[25]。Bektas等进行的一项研究表明，静脉注射对乙酰氨基酚能够有效镇痛并减少包括吗啡在内的阿片类镇痛药的用量[26]。一项针对244例患者的随机临床试验发现，与静脉注射安慰剂比较，静脉应用对乙酰氨基酚能够有效缓解腹腔镜腹部手术后疼痛并提升患者对疼痛的耐受度[27]。在我们机构，对乙酰氨基酚常用于轻度疼痛（VAS 1~3）的治疗或与其他镇痛药物联合使用。

NSAID

酮咯酸、双氯芬酸和COX-2抑制剂等NSAID被广泛用于术后疼痛治疗[28]。NSAID通过抑制环氧合酶发挥作用。由于它们可以松弛输尿管平滑肌，抑制输尿管痉挛，主要被用于减少与梗阻相关的炎症[29]。早期研究表明，NSAID在治疗与泌尿外科手术相关的疼痛方面同样有效，正如Labrecque等在20世纪90年代早期进行的荟萃分析（综述了60余篇文章）的结果显示，胃肠外应用NSAID与阿片类药物在治疗肾绞痛方面疗效相当[30]。2001年，Chow等的一项前瞻性研究发现，酮咯酸可减轻腹腔镜泌尿外科手术后患者主观疼痛程度，减少阿片类药物用量[31]。此外，凤凰城梅奥诊所进行的一项研究发现，在经皮肾镜取石术和腹腔镜供体肾切除术后，持续输注酮咯酸是一种安全的非麻醉性镇痛方案[32]。

NSAID的有效期短，可达75~150 min，相当于10mg吗啡[33,34]。NSAID可引起多种不良反应，最常见的是胃肠道毒性、消化性溃疡，罕见的不良反应包括肾损害和呼吸窘迫，因此，有胃肠道或肺部症状的患者应避免使用[35]。COX-2抑制剂是疼痛治疗的另一种选择，但尚未被广泛用于泌尿外科手术。在我们机构，术前口服塞来昔布400mg可用于根治性膀胱切除术的超前镇痛方案。

静脉注射利多卡因

静脉注射利多卡因在泌尿外科手术中的数据有限，但其确能减轻腹腔镜和开放式非泌尿外科手术患者的术后疼痛。McCarthy等对764例接受非泌尿外科腹腔镜和开腹手术的患者进行了系统回顾，一半患者接受静脉注射利多卡因，结果表明患者术后疼痛程度显著减轻，且阿片类药物用量减少；此外，患者肠道功能恢复时间较早，住院时间更短[36]。De Oliveira等的另一项系统性研究结果类似，也表明静脉注射利多卡因的患者恢复更快，且阿片类药物用量减少[37]。这两项研究得出结论，在腹腔镜和开腹手术中，静脉注射利多卡因是一种有效、安全且成本较低的疼痛治疗方法。在泌尿外科手术中，埃及阿西乌特大学医院于2019年进行的一项研究显示，对111例行膀胱全切回肠代膀胱术的患者静脉注射利多卡因，可以减轻术后疼痛，促进肠功能的早期恢复[38]。这是一种非常有前景的镇痛方法，需要进一步研究以改善泌尿外科手术后患者的健康质量。

普瑞巴林和加巴喷丁

据报道，泌尿外科手术后出现神经病理性疼痛，被认为是某些手术后最难处理的并发症之一[39]。研究表明，一些患者表示使用加巴喷丁治疗后难治性疼痛有所改善；然而其不是泌尿外科手术后疼痛控制的一线方案[40,41]。Lee等报道，对行内镜泌尿外科手术的患者应用普瑞巴林（单剂量300mg），可以减少阿片类药物引起的痛觉过敏[42]。但将加巴喷丁和普瑞巴林用于疼痛治疗仍需要进一步研究。在我们机构，对于行根治性膀胱切除术的患者，我们通常于手术前2h让患者口服1200mg加巴喷丁，以减少术后神经病理性疼痛的发生。

阿片类药物

有天然和合成类物质与阿片叉体结合。阿片类药物根据作用程度可分为弱阿片类、强阿片类药物。

弱阿片类药物

可待因

可待因是一种作用非常弱的阿片类药物，被广泛用于术后疼痛治疗，尤其是与对乙酰氨基酚联合使用时，术后镇痛经济又有效，且阿片类药物副作用较少[43]。然而，加拿大药品和健康技术署在2019年发表了一份报告，指出尚缺乏关于可待因单用或与对乙酰氨基酚联合用于泌尿外科手术后镇痛的文献支持[44]。

曲马多

曲马多是一种合成的阿片类药物，半衰期为5~6h。曲马多可高剂量单独使用，或低剂量与对乙酰氨基酚联合用于术后镇痛。研究表明，两种方案的结果具有可比性[45]。此外，曲马多含有阿片类和非阿片类成分，作为一种弱阿片类药物，其可以降低阿片类药物副作用的严重程度，同时具有比乙酰氨基酚和NSAID更强的镇痛作用[46]。因此，曲马多是许多泌尿外科医师对中度疼痛患者行术后镇痛的首选药物[47]。

哌替啶

哌替啶是另一种合成阿片类药物，自20世纪30年代以来，其一直被用作强效镇痛药，它比吗啡更安全、成瘾性更低，比其他镇痛药更便宜。此外，其药效介于可待因与吗啡之间，是治疗中度疼痛很好的药物[48]。1943年，Climenko等在《泌尿学杂志》上发表文章揭示了集合系统痉挛所致的疼痛是由副交感神经系统引起的。他们进一步阐明，哌替啶的阿托品样特征具有解痉作用，能够缓解痉挛所致的泌尿系统疼痛[49]。由于具有神经毒性，哌替啶在美国已不受欢迎，但在英国和其他国家仍被广泛使用[50]。

强阿片类药物

吗啡

吗啡是术后较常用的阿片类药物之一。由于其副作用，如术后尿潴留、肠功能恢复延迟及住院时间延长等，泌尿外科领域有逐渐停用吗啡的趋势[51]。吗啡等强阿片类药物通过抑制膀胱副交感神经来降低膀胱的充盈感，通过刺激交感神经系统增加膀胱括约肌张力，增加术后尿潴留的发生率，这是住院患者较常见的泌尿系统问题之一[52]。Evans等在*Nature*杂志上发表的一项回顾性研究表明，术前单剂量鞘内给予长效硫酸吗啡联合术后静脉注射酮咯酸可以减轻根治性前列腺切除术导致的术后神经性疼痛，提高患者满意度，减少阿片类药物的用量[53]。

其他强阿片类

氢可酮和羟考酮正在成为治疗泌尿外科手术后疼痛的参考性镇痛药[54]。多项研究表明，这些强效阿片类药物在泌尿外科术后镇痛中有效。Schroeder等的研究表明，阿片类药物镇痛取得突破性进展，在泌尿外科手术儿童疼痛管理方面获得显著效果[55]。Jinguo等的研究表明，对于经尿道前列腺电切术患者，术前单次静脉注射羟考酮可改善术后镇痛效果，并延迟术后第一次服用止痛药的时间，同时减少曲马多的总用量。此外，此方案对下尿路的副作用最小[56]。然而，一些泌尿外科手术通常不需要阿片类药物。Flynn等的研究表明，输尿管镜手术患者术后1周内很少需要阿片类药物，并且处方中的阿片类药物有一半未使用[57]。因此，根据不同手术类型和侵入性程度，泌尿外科术后疼痛的处方有很大差异。但目前对于每一种单独手术操作需要何种特定药物还没有达成共识。Ziegelmann等对11 829例接受21种不同类型泌尿外科手术患者的研究同样得出类似的结论，并强调需要针对泌尿外科阿片类药物的处方制订标准化指南[58]。

对于需行围术期疼痛治疗的手术患者，制订阶梯治疗方案。根据WHO，疼痛药物的选择可以简化为"镇痛阶梯"[59]，如图15.2所示。

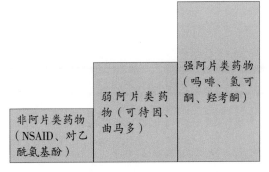

图15.2　WHO关于术后疼痛治疗的镇痛阶梯图示。

2010年4月，欧洲泌尿外科协会于发布了由Brader等撰写的泌尿外科疼痛管理指南。药物剂量和频率详见表15.1和表15.2。

轻度至中度疼痛的治疗方法如下：

—对乙酰氨基酚；

—NSAID（布洛芬、酮咯酸等）；

—弱阿片类药物可联合使用。

对于未用过阿片类药物的患者，中度至重度疼痛可按以下方式进行治疗：

—吗啡；

—曲马多；

—氢吗啡酮；

—羟考酮。

对于依赖阿片类药物的患者，当疼痛

表15.1 经尿道手术的镇痛选择

药物	剂量	给药方式及频率	常见不良反应
对乙酰氨基酚[22]	650~975mg（PO）	经口或静脉	肝毒性
	1000mg（IV）	每6h	
酮咯酸[28]	10mg（PO）	经口或静脉	胃肠道出血
	15~30mg（IV）	每6h	肾损伤
布洛芬[28]	200~800mg（PO）	经口	胃肠道出血
		每6~8h	
曲马多[45]	50~100mg（PO）	经口	便秘
		每6h	呼吸抑制
哌替啶[48]	50~100mg（PO）	经口、肌内注射或静脉	便秘
	25~100mg（IV）	每4~6h	呼吸抑制

PO，口服；IV，静脉注射。

表15.2 腹腔镜、机器人和开放式泌尿外科手术后的镇痛选择

药物	剂量	给药方式及频率	常见不良反应
对乙酰氨基酚[22]	650mg（PO）	经口或静脉	肝毒性
	1000mg（IV）	每6h	
酮咯酸[28]	10mg（PO）	经口或静脉	胃肠道出血
	15~30mg（IV）	每6h	肾损伤
吗啡[51]	1~10mg（IV）	静脉	便秘
		每天6~12次	呼吸抑制
			尿潴留
曲马多[45]	50~100mg（PO）	经口	便秘
		每6h	呼吸抑制
羟考酮[54]	5~10mg（PO）	经口	便秘
		每4~6h	呼吸抑制
			尿潴留
氢吗啡酮[54]	1~12mg（PO）	经口或静脉	便秘
	0.2~4mg/h（IV）	每4~6 h	呼吸抑制
		每小时	尿潴留

PO，口服；IV，静脉注射。

持续或严重时，标准剂量和突破剂量可增加25%，并减少给药频率。

如果这些方案失败，可能需要进行疼痛管理咨询。临床医师需要意识到处方药物的副作用，以及可能增加改善肠道功能或呼吸治疗，以防止不良反应发生。

患者自控镇痛（PCA）

理想情况下，患者可在泌尿外科手术后自行控制疼痛，主要通过硬膜外导管或静脉导管完成。在静脉PCA中，患者使用装有阿片类药物的输液泵自行给药。Gust等研究了对100例行前列腺切除术和肾切除术患者术后应用氰苯双哌酰胺（芬太尼当量）静脉PCA的镇痛效果，结果显示镇痛效果令人满意，但同时需要对这些患者进行严密监测，以防止药物过度使用导致呼吸抑制[60]。患者自控硬膜外镇痛（PCEA）是另一种选择，其在硬膜外腔放置导管。Liu等研究了对1030例患者（其中126例接受过泌尿外科手术）术后应用PCEA的效果，结果表明其是一种安全有效的镇痛方式[61]。多项研究比较了PCA和PCEA的效果。Winer等的研究显示，对于根治性膀胱切除术患者，PCA和PCEA两种镇痛方式在住院时间、肠功能恢复和其他并发症方面没有差异[62]。Rahbany等的另一项研究发现，在30例接受大型泌尿外科盆腔手术的患者中，PCEA的镇痛效果比静脉PCA更好，患者恢复速度更快[63]。

特殊泌尿外科手术的疼痛管理

经尿道手术

经尿道手术是泌尿外科领域最常见的手术。行经尿道手术的患者很多。影响术前选择何种镇痛药物的因素包括所用器械的大小、支架的使用、留置导管的使用、尿道开口的大小、病史或先前的手术史及术后疼痛程度。术中脊髓麻醉已被证明可降低术后疼痛的发生率[64]。此外，在膀胱镜硬镜和软镜检查中使用咪达唑仑镇静可能是安全有效的，并能有效缓解术后疼痛[65]。

据Kara等的研究报道，经尿道手术后6h，应用NSAID的镇痛效果优于对乙酰氨基酚[66]。除了NSAID和对乙酰氨基酚，在经尿道手术中还可以使用其他药物来减轻疼痛。鞘内给予150μg吗啡可提供适当的镇痛效果，使疼痛耐受性较低的患者获益[67]。

Schede等建议对男性患者行经尿道手术时可注射2%利多卡因凝胶以缓解疼痛[68]。在我们机构，在尿道内固定前后通常经尿道注射2%利多卡因凝胶。我们发现，经尿道局部给药后，患者术后疼痛明显减轻。导尿管的大小直接影响疼痛程度和强度。大多数疼痛的患者，尤其是男性，主诉有烧灼感，这可能由尿管在尿道口水平移动所致。在某些手术（如经尿道前列腺切除术或膀胱肿瘤切除术）结束时，一些外科医师常牵拉留置的导尿管，使得充气的导尿管球囊压迫膀胱颈水平的前列腺，有助于减少术后出血。这种情况下，患者常诉不适，可能与尿管刺激膀胱黏膜有关。

任何经尿道的内镜置入都会刺激膀胱黏膜，导致膀胱痉挛，这对某些患者来说是非常痛苦的。解痉药物可缓解膀胱痉挛。在某些情况下，医师常为患者开具非那吡啶（处方药），因为非那吡啶对膀胱黏膜有镇痛作用，其机制为抑制对机械敏感的薄髓鞘Aδ神经纤维[69]；但仍缺乏足够的数据支持这一理论。在我们机构，我们发现按需给予患者口服100mg或200mg非那吡啶可以明显减轻疼痛症状。其轻微的副作用包括恶心和头痛，非常罕见的严重不良反应包括肾损伤和肝损伤。必须告知患者服用非那吡啶会导致尿液呈橙色，这种情况常见且无副作用，不需要采取任何医疗措施处理。

其他解痉药包括抗胆碱能药物，其中最常见的是奥昔布宁（5~10mg），它是一种毒蕈碱拮抗剂。对于行经尿道手术的大多数老年患者，奥昔布宁可引起口干和抗胆碱能作用，如镇静、精神错乱和谵妄。

机器人、腹腔镜和经皮手术

经皮肾手术，包括肾造口术，通常在患者清醒情况下进行，无须全身麻醉。术中通常使用0.5%丁哌卡因（10~20mL）等药物进行局部麻醉，可能还需要咪达唑仑或其他镇静药物进行镇静，以减少手术过程中患者的疼痛和不适[70]。术后可使用NSAID或对乙酰氨基酚，很少使用阿片类药物。

机器人和腹腔镜手术常需要建立二氧化碳气腹。患者常诉术后肩部疼痛，主要由于气腹对膈肌的刺激，通过膈神经将疼痛传导至肩部。此外，戳卡切口是术后疼痛的常见位置。使用0.5%丁哌卡因进行局部麻醉可减少戳卡切口部位疼痛[71]。

多项研究表明，多模式镇痛方案在缓解腹腔镜和机器人泌尿外科手术后的疼痛方面最为有效。上述镇痛阶梯方案可用于术后镇痛。短期静脉应用强阿片类药物治疗可显著改善术后疼痛，提高患者舒适度和满意度。但由于静脉使用阿片类药物的不良反应明显，故有必要将静脉用药调整为口服用药。这些不良反应除了增加阿片类药物成瘾的发生率外，还可能使患者术后病情恶化和住院时间延长，最终导致严重的长期不良反应[72-74]。

开放式手术

开放式手术需要术中对切口部位进行局部麻醉，以提供有效的镇痛，降低术后疼痛的发生率。

根据手术的类型，围术期可以采用适当的疼痛管理方案。如前文所述，阴囊和阴茎小手术可以应用对乙酰氨基酚和NSAID联合背部神经阻滞进行镇痛。对于睾丸扭转患者，需要手术探查，以使睾丸复位并恢复血供[75]。对于病因不明或输精管切除术所致慢性神经痛，可由显微外科行精索去神经治疗[76]。如果药物治疗无效，可对附睾局限性疼痛的患者行附睾切除术[77]。大手术，如肾切除术、前列腺切除术和膀胱切除术的患者常需要高强度镇痛，起初需要静脉应用强阿片类药物，并根据疼痛情况逐渐停药，然后过渡到口服NSAID和对乙酰氨基酚。

加速康复外科（ERAS）策略

ERAS是一种多模式策略，旨在缩短患者恢复时间和减少术后并发症。该方案已在外科领域使用，并已被成功应用于泌尿外科，尤其是根治性膀胱切除术。目前，ERAS仍处于不断调整中，以改善患者预后，包括疼痛[78]。表15.3总结了该方案。

肾绞痛（结石手术）

尿路梗阻可引起肾绞痛，最常见于梗阻性结石。输尿管结石或输尿管狭窄引起的尿流阻塞会导致输尿管和肾盂梗阻和扩张。肾组织扩张和输尿管痉挛导致腹痛或腰痛。输尿管蠕动波可加剧这种疼痛，导致"绞痛"。尿路梗阻性疼痛也可能是持续性的。

肾绞痛一般分为以下几个阶段：

—急性期通常指梗阻发生后的2h内，可持续18h。在急性期，疼痛强度通常逐渐增加，2h内达到高峰；

—持续期指疼痛持续存在，直至治疗或尿路梗阻自行解除，是患者最常见的就诊阶段；

—缓解期是指治疗后疼痛迅速缓解的阶段，通常持续1~2h。

从神经学角度来说，疼痛受体常位于肾盂黏膜下层。肾盂扩张是大部分疼痛的原因。然后疼痛被传递到位于肾脏中的痛觉神经纤维，为节前交感神经，在T11~L2水平到达脊髓，通过脊髓丘脑束将疼痛传递到大脑。疼痛也可从下输尿管传导至髂腹股沟神经和生殖股神经，可导致腹股沟区的牵涉痛。因此，男性可表现为阴囊区域疼痛，女性则表现为大阴唇区域疼痛。

既往，常通过肾盂区域（第11~12肋周围）注射利多卡因神经阻滞的办法来缓解疼痛[79]。因为梗阻可导致患者败血症和死亡，所以任何治疗手段的最终目的都应该

表15.3　根治性膀胱切除术术后ERAS策略[*]

术前	术前会诊
	充足的碳水化合物与液体
	胸段硬膜外放置
	预防性使用抗生素和低分子肝素
	手术前6~8h常规饮食
	胸段硬膜外镇痛
术中	短效麻醉剂
	胸段硬膜外镇痛
术后	拔出鼻胃管
	早期活动
	早期营养支持
	促进胃肠蠕动
	必要时止吐
	非阿片类镇痛

[*]Cerantula等通过医疗咨询和建议制订的术前、术中和术后策略。

是解决梗阻。

根据梗阻原因，长期治疗目标是解除梗阻，从而使肾绞痛达到缓解。短期目标是在解除梗阻的同时缓解肾绞痛，主要手段是松弛患者尿道平滑肌。

根据美国泌尿学协会指南，对于小结石（<1cm），可以通过药物促使其排出体外，主要通过鼓励患者多饮水，进而增加尿道压，促使结石由输尿管排入膀胱，然后可很容易从尿道排出。除了鼓励患者多饮水外，还需镇痛，减少疼痛刺激，直到结石排出体外或采取手术治疗。

NSAID，特别是酮咯酸（15~30mg），常被用于减少与梗阻相关的炎性反应，松弛输尿管平滑肌，从而降低输尿管痉挛发生率[29]。阿片类药物可被用于控制剧烈疼痛，其机制是通过与阿片受体结合抑制中枢神经系统活化。多项研究表明，NSAID在治疗肾绞痛方面与阿片类药物一样有效，且不良反应更少[80]。

钙通道阻滞剂（CCB）主要通过抑制钙与钙受体的结合来松弛泌尿系统平滑肌，从而防止输尿管的收缩、痉挛和蠕动。CCB存在血压变化问题，而且起效缓慢。因此，不推荐使用[81,82]。

选择性α-肾上腺素受体拮抗剂（坦索罗辛）是近年来治疗结石疼痛最常用的药物。坦索罗辛可松弛平滑肌，从而减少输尿管和肾盂痉挛。当结石>5mm且<10mm时，应用坦索罗辛治疗4周可加快结石排出，其成本低且不良反应极少[83]。

其他正在研究的药物包括他达拉非（磷酸二酯酶5型抑制剂）、糖皮质激素和西洛多辛（选择性α-1A受体拮抗剂）。目前，在进一步调查研究之前不建议将这些药物用于排石治疗[84]。如果药物排石治疗失败，肾结石>1cm，或者除疼痛外，患者

还有其他症状，外科干预是缓解疼痛的必要手段。通过经皮肾造瘘术或输尿管支架置入术来解除梗阻。手术后患者疼痛立即缓解，阻塞的结石可以随后得到处理。

支架置入术后，患者常出现一系列症状。有些患者主诉不适，而有些患者则主诉重度疼痛。这种疼痛的原因为支架对尿路黏膜造成刺激，或排尿时尿液经膀胱输尿管逆行回流入肾脏。有时，这种疼痛是无法忍受的，患者常需要服用止痛药。

上述药物可用于治疗这种刺激，尤其是坦索罗辛。研究表明，坦索罗辛可通过松弛输尿管内平滑肌来缓解刺激症状。除了上述用于治疗结石引起疼痛的药物外，还有其他用于治疗植入支架引起绞痛的药物[85,86]。非那吡啶、抗胆碱能药物（即奥昔布宁、托特罗定）和苯二氮䓬类药物通常被用于缓解患者尿路刺激症状[87]。

体外冲击波碎石术（ESWL）

几乎50%行ESWL治疗的患者不需要镇痛治疗[88,89]。目前，尚无ESWL围术期疼痛管理相关指南；但外科医师更倾向于使用各种药物行超前镇痛，以更好地控制疼痛并提高术后患者的满意度。术前30~60min服用NSAID和（或）咪达唑仑可以减轻疼痛。术前给予患者咪达唑仑2~5mg，然后服用NSAID、丁丙诺啡或曲马多，可减少强阿片类药物的用量，并可将无痛率提高至70%[90,91]。

有些患者术后诉严重疼痛，且非阿片类药物治疗无效。此类患者术前可使用阿片类药物，如芬太尼。已有多项研究结果表明芬太尼的有效性，不仅能为冲击波碎石术患者进行镇痛，还能明显改善结石治疗的结局。但阿片类药物也存在缺点，包括其固有的不良反应，因此应用阿片类药物时需要对患者进行动态监测[92,93]。

癌痛

泌尿外科系统癌痛管理是泌尿外科最具挑战性的领域之一。在新发癌症患者中，疼痛的发生率可高达25%，在晚期癌症患者中，疼痛的发生率高达75%[94]。

泌尿系统癌症疼痛治疗常需多学科共同处理，以有效缓解疼痛症状。通常需要泌尿科医师、肿瘤内科医师、放射肿瘤科医师、骨科医师、神经外科医师、疼痛科医师、内分泌科医师和肾脏科医师及其他专家协同制订最佳方案。

泌尿系统癌症患者的疼痛管理首先从疼痛评估开始。如前所述，评估和治疗需要个体化，从局部治疗开始，然后再转向系统治疗。癌症患者疼痛管理的主要目标包括延长生存期和优化舒适度。

泌尿系统癌症患者疼痛的最明确治疗方法是手术切除恶性肿瘤。然而，在某些情况下，患者无手术适应证，或者肿瘤可能已经转移到手术无法干预的位置。泌尿系统癌症最容易出现骨转移，引起局限于脊柱部位的伤害性疼痛，以及神经压迫引起的神经性疼痛，除了神经性疼痛外，还可引起患者运动和感觉障碍[95,96]。除了镇痛外，对骨转移患者还需要行激素治疗、放射治疗、化学治疗或联合治疗。对于骨转移患者，常用促进钙代谢药物，如二膦酸盐和狄诺塞麦，以促进钙进入骨骼，降低患者骨折风险，缓解骨痛[97]。

对于骨转移引起的神经病理性疼痛，可以咨询疼痛科医师。多种药物已被应用于骨转移患者，且取得了一定的效果：

—三环类抗抑郁药（阿米替林）[39]。

—择性5-羟色胺再摄取抑制剂（SSRI）（帕罗西汀和氟西汀）[39]。

—抗惊厥药（加巴喷丁和普瑞巴林）[40,42]。

—阿片类药物[44,54]。

—药物（利多卡因和辣椒素）[10,71,73]。

—类固醇[84]。

淋巴结病也是引起癌症患者疼痛的另一个原因。此类型的疼痛通常是由于肌肉和神经受到压迫而产生的机械性疼痛。治疗淋巴结病所致疼痛最有效的手段是化学治疗，可使受累性淋巴结缩小，从而缓解压痛。泌尿外科术后淋巴囊肿的形成也可能导致疼痛，常需要外科手术引流淋巴囊肿[98-101]。肿块效应也与癌症疼痛有关，泌尿系统梗阻是疼痛的一种常见病因。肿瘤的位置是疼痛严重程度的决定因素。有些情况下，肿瘤可使尿路阻塞，导致尿路痉挛性疼痛。

鉴于管状器官细长和狭窄的特殊结构，阻塞的发生率更高。最常发生梗阻的部位是输尿管，无论是外生性还是内生性肿瘤，都会导致肾积水和输尿管积水相关的疼痛[102,103]。如果输尿管受累，疼痛处理与经皮肾造口术取石相似，在存在压迫性疼痛的情况下，其效果明显优于逆行输尿管支架置入术。其主要原因是外生性肿瘤可压迫内置支架[104]。

另一个受肿块效应影响的位置是尿道，疼痛常继发于尿路上皮癌或伴有膀胱出口梗阻的阴茎癌。疼痛常始于耻骨上，其原因是膀胱无法排空，与严重的前列腺肥大病例类似。排空膀胱和防止膀胱扩张是治疗此类疼痛的主要手段。对于此类患者，需考虑耻骨上置管。如果耻骨上置管不可行，可采用经皮肾造瘘术引流尿液。若肿瘤不累及膀胱，如阴茎癌，可以行切除会阴（基质内）尿道造口术[105]。

膨胀型阴茎假体植入手术（IPP）

膨胀型阴茎假体植入术是治疗难治性勃起功能障碍的金标准[106]。术前行脊髓麻醉和局部麻醉的镇痛效果已在文献中得到充分证实。但术后镇痛效果尚未明确，多项研究表明，需制订与此类手术相关的疼痛治疗最新指南[107]。NSAID和阿片类药物是IPP术后最常用的镇痛药物[108]。

结论

疼痛治疗是诊疗过程中最重要的任务之一。疼痛是住院患者最常见的表现。泌尿外科的围术期疼痛管理与许多其他外科领域相似。根据泌尿外科手术类型，镇痛方式也不一样。治疗前需要对疼痛进行评估和相应的记录，以确定合适的镇痛方式。应采用多模式循证医学的方法镇痛。由于患者对疼痛的感知差异性较大，耐心倾听患者主观诉求并给予相应的处理是非常重要的。

（董树安 译　史佳 校）

参考文献

1. Gould D, et al. Visual analogue scale (VAS). J Clin Nurs. 2001;10:697–706; Peng PW, Wijeysundera DN, Li CC. Use of gabapentin for perioperative pain control – a meta-analysis. Pain Res Manag 2007;12(2):85–92

2. Nafe JP. A quantitative theory of feeling. J Gen Psychol. 1929;2:199–211.

3. Dallenbach KM. Pain: history and present status. Am J Psychol. 1939;52:331–47.

4. Cervero F, Sann H. Mechanically evoked responses of afferent fibres innervating the Guinea-pig's ureter: an in vitro study. J Physiol. 1989;412:245–66.

5. Häbler H-J, Jänig W, Koltzenburg M. Activation of unmyelinated afferent fibres by mechanical stimuli and inflammation of the urinary bladder in the cat.

J Physiol (London). 1990;425:545–62.

6. Bahns E, Halsband U, Jänig W. Functional characteristics of sacral afferent fibres from the urinary bladder, urethra, colon, and anus. Pflügers Arch. 1987;410:296–303.

7. Patel A. Anatomy and physiology of chronic scrotal pain. Transl Androl Urol. 2017;6(Suppl 1):S51–6.

8. Woolf CJ, Chong MS. Pre-emptive analgesia – treating postoperative pain by preventing the establishment of central sensitisation. Anesth Analg. 1993;77:362–79.

9. Steffen P, Drück A, Krinn E. Investigations on the use of non-opioid analgesics in postoperative pain therapy II. Quantification of the analgesic efficacy of metamizol (dipyrone) in combination with diclofenac using patient-controlled analgesia. Anästhesiol Intensivmed Notfallmed Schmerzther. 1996;31:216–21.

10. Enneking FK. Gynecology and urology. In: Brown DL, editor. Regional anesthesia and analgesia. Philadelphia: WB Saunders; 1996. p. 537–47.

11. Berde CB. Toxicity of local anesthetics in infants and children. J Pediatr. 1993;122(5) Pt 2:S14–20.

12. Szmuk P, Ezri T, Ben Hur H, Caspi B, Priscu L, Priscu V. Regional anaesthesia for circumcision in adults: a comparative study. Can J Anaesth. 1994; 41(12):1181–4.

13. Vancaillie T, Eggermont J, Armstrong G, Jarvis S, Liu J, Beg N. Response to Pudendal nerve block in women with Pudendal neuralgia. Pain Med. 2012;13(4):596–603.

14. Jin F, Chung F. Multimodal analgesia for postoperative pain control. J Clin Anesth. 2001;13:524–39.

15. ASA-2004: ASA Task Force. Practice guidelines for acute pain management in the perioperative setting: an updated report by the American Society of Anesthesiologists Task Force on acute pain management. Anesthesiology. 2004;100:1573–81.

16. White PF, Kehlet H, Neal JM, et al. Fast-track surgery study group. The role of the anesthesiologist in fast-track surgery: from multimodal analgesia to perioperative medical care. Anesth Analg. 2007;104:1380–96.

17. Kehlet H. Multimodal approach to postoperative recovery. Curr Opin Crit Care. 2009;15:355–8.

18. Barnett ML, Olenksi AR, Jena AB. Opioid prescribing by emergency physicians and risk of Long-term use. N Engl J Med. 2017;376(19):1896.

19. Howard R, Fry B, Gunaseelan V, Lee J, Waljee J, Brummett C, Campbell D Jr, Seese E, Englesbe M, Vu J. Association of opioid prescribing with opioid consumption after surgery in Michigan. JAMA Surg. 2019;154(1):e184234. Epub 2019 Jan 16.

20. Kehlet H, Dahl JB. The value of 'multimodal' or 'balanced' analgesia in postoperative pain treatment. Anesth Analg. 1993;77:1048–56.

21. Paez Borda A, Charnay-Sonnek F, Fonteyne V, Papaioannou EG. Guidelines on pain management & palliative care © European Association of Urology 2014. https://uroweb.org/wp-content/uploads/25-Pain-Management_LR.pdf.

22. Pasero C, Stannard D. The role of intravenous acetaminophen in acute pain management: a case-illustrated review. Pain Manag Nurs. 2012;13(2):107–24. https://doi.org/10.1016/j.pmn.2012.03.002.

23. Mackenzie R, Lockey DJ. Pre-hospital anaesthesia. J R Army Med Corps. 2001;147(3):322–34.

24. Morgan S. Intravenous paracetamol in patients with renal colic. Emerg Nurse. 2011;18(9):22–5. https://doi.org/10.7748/en2011.02.18.9.22.c8337.

25. Serinken M, Eken C, Turkcuer I, Elicabuk H, Uyanik E, Schultz CH. Intravenous paracetamol versus morphine for renal colic in the emergency department: a randomised double-blind controlled trial. Emerg Med J. 2012;29(11):902–5. https://doi.org/10.1136/emermed-2011-200165.

26. Dektas I, Eken C, Karadeniz O, Goksu E, Cubuk M, Cete Y. Intravenous paracetamol or morphine for the treatment of renal colic: a randomized, placebo-controlled trial. Ann Emerg Med. 2009;54(4):568–74.

27. Wininger SJ, Miller H, Minkowitz HS, Royal MA, Ang RY, Breitmeyer JB, et al. A randomized, double-blind, placebo-controlled, multicenter, repeat-dose study of two intravenous acetaminophen dosing regimens for the treatment of pain after abdominal laparoscopic surgery. Clin Ther. 2010;32(14):2348–69. https://doi.org/10.1016/j.clinthera.2010.12.011.

28. Forrest JB, Camu F, Greer IA, Kehlet H, Abdalla M, Bonnet F, Ebrahim S, Escolar G, Jage J, Pocock S, et al. Ketorolac, diclofenac, and ketoprofen are equally safe for pain relief after major surgery. Br J Anaesth. 2002;88:227–33.

29. Cole RS, Fry CH, Shuttleworth KE. The action of the prostaglandins on isolated human ureteric smooth muscle. Br J Urol. 1988;61:19.

30. Labreque M, Dostaler LP, Rousselle R, Nguyen T, Poirer S. Efficacy of nonsteroidal anti-inflammatory drugs in the treatment of acute renal colic. A meta-analysis. Arch Intern Med. 1994;154:1381–7.

31. Chow GK, Fabrizio MD, Steer T, Potter SR, Jarrett TW, Gelman S, Kavoussi LR. Prospective double-blind study of effect of ketorolac administration after laparoscopic urologic surgery. J Endourol. 2001;15(2):171–4.

32. Grimsby GM, Conley SP, Trentman TL, Castle EP, Andrews PE, Mihalik LA, et al. A double-blind randomized controlled trial of continuous intravenous ketorolac vs placebo for adjuvant pain control after renal surgery. Mayo Clin Proc. 2012;87(11):1089–97.

33. Power I, Noble DW, Douglas E, Spence AA. Comparison of i.m. ketorolac trometamol and morphine sulphate for pain relief after cholecystectomy. Br J Anaesth. 1990;65:448–55.

34. McPherson ML. Demystifying opioid conversion calculations: a guide for effective dosing. Bethesda: ASHP; 2009.

35. Vadivelu N, Gowda AM, Urman RD, Jolly S, Kodumudi V, Maria M, Taylor R, Pergolizzi JV. Ketorolac Tromethamine—routes and clinical implications. Pain Pract. 2015;15:175–93.

36. McCarthy GC, Megalla SA, Habib AS. Impact of intravenous lidocaine infusion on postoperative analgesia and recovery from surgery. Drugs. 2010;70:1149–63.

37. De Oliveira GS Jr, Fitzgerald P, Streicher LF, Marcus RJ, McCarthy RJ. Systemic lidocaine to improve postoperative quality of recovery after ambulatory laparoscopic surgery. Anesth Analg. 2012;115:262–7.

38. Moeen SM, Moeen AM. Usage of intravenous lidocaine infusion with enhanced recovery pathway in patients scheduled for open radical cystectomy: a randomized trial. Pain Physician. 2019;22(2):E71–80.

39. Heid F, Jage J. The treatment of pain in urology. BJU Int. 2002;90(5): 481–8.

40. Sasaki K, Smith CP, Chuang YC, Lee JY, Kim JC, Chancellor MB, et al. Oral gabapentin (neurontin) treatment of refractory genitourinary tract pain. Tech Urol. 2001;7:47–9.

41. Kim YT, Kwon DD, Kim J, Kim DK, Lee JY, Chancellor MB. Gabapentin for overactive bladder and nocturia after anticholinergic failure. Int Braz J Urol. 2004;30:275–8.

42. Lee HW, Kim JN. Effect of oral pregabalin on opioid-induced hyperalgesia in patients undergoing laparo-endoscopic single-site urologic surgery. Korean J Anesthesiol. 2013;64:19–24.

43. Moore A, Collins S, Carroll D, McQuay H. Paracetamol with and without codeine in acute pain: a quantitative systematic review. Pain. 1997;70: 193–201.

44. Marchand DK. Ford codeine for acute pain for urological or general surgery patients: a review of clinical effectiveness. Ottawa: CADTH; 2019. (CADTH rapid response report: summary with critical appraisal). ISSN: 1922-8147.

45. Dogar SA, Khan FA. Tramadol-Paracetamol combination for postoperative pain relief in elective single-level microdiscectomy surgery. J Neurosurg Anesthesiol. 2017;29(2):157–60. https://doi.org/10.1097/ANA.0000000000000274.

46. Raffa RB, Friderich E, Reimann W, et al. Opioid and nonopioid components independently contribute to the mechanism of action of tramadol, an atypical opioid analgesic. J Pharmacol Exper Ther. 1992;260:275–85.

47. Schug SA. The role of tramadol in current treatment strategies for musculoskeletal pain. Ther Clin Risk Manag. 2007;3(5):717–23.

48. Fischer J, Ganellin C. Analogue-based drug discovery. Weinheim:Wiley; 2006. p. 52X.

49. Climenko, D. R. AND Berg, H.: The effects of Demerol in the contractions of the ureter J Urol, 1943, 49: 255.

50. Rossi S. Australian medicines handbook. Adelaide: The Australian Medicines Handbook Unit Trust; 2013.

51. Ellsworth P, Elsamra SE. Effects of analgesic and anesthetic medications on lower urinary tract function. Urol Nurs. 2012;32(2):60–8.

52. Durant PA, Yaksh TL. Drug effects on urinary bladder tone during spinal morphine-induced inhibition of the micturition reflex in unanesthetized animals. Anesthesiology. 1988;68(3):325–34.

53. Evans CP, et al. Can single dose preoperative intrathecal morphine sulfate provide cost-effective postoperative analgesia and patient satisfaction during radical prostatectomy in the current era of cost containment? Prostate Cancer Prostatic Dis. 2002;5:226–30.

54. Kuman N, Rowbotham DJ. Piritramide. Br J Anaesth. 1999;82:3–5.

55. Schröder A, Campbell FA, Farhat WA, Pippi Salle JL, Bägli DJ, Lorenzo AJ, et al. Postoperative pain and analgesia administration in children after urological outpatient procedures. J Pediatr Urol. 2018;14(2):171.e1–6. https://doi.org/10.1016/j.jpurol.2017.11.014.

56. Wang J, Fu Y, Ma H, Wang N. Effect of preoperative intravenous oxycodone after transurethral resection of prostate under general anesthesia. Int Surg. 2018;102(7–8):377–81.

57. Flynn K, Guidos P, Francis S, Simmering J, Polgreen P, Tracy C, Erickson B. Outcomes from a text messaging study performed to better predict post-ureteroscopy opioid use. J Urol. 2018;199(4S):21.

58. Ziegelmann M, et al. Wide variation of postoperative urologic surgery opioid prescribing in tertiary care centers. J Urol. 2018;199(4S):e1090.

59. Stjernsward J. WHO cancer pain relief pro-gramme. Cancer Surv. 1988;7(1):195–208.

60. Gust VR, Weber R, Henn-Beilharz A, Krier C. Patient-controlled analgesia (PCA) after urologic interventions. Anaesthesiol Reanim. 1995;20(5):134–8.

61. Liu SS, Allen HW, Olsson GL. Patient-controlled epidural analgesia with bupivacaine and fen-tanyl on hospital wards: prospective experience with 1,030 surgical patients. Anesthesiology. 1998;88(3):688–95.

62. Winer AG, Sfakianos JP, Puttanniah VG, Bochner BH. Comparison of perioperative outcomes for epidural versus intravenous patient-controlled an-algesia after radical cystectomy. Reg Anesth Pain Med. 2015;40:239–44.

63. Rahbany PE, Naccache NM, Narchi PK, Antakly MC. Post operative analgesia after major pelvic urologic surgery PCEA versus PCA. ASA Annual Meet. 2003;99(3A):A1044.

64. Tyritzis SI, Stravodimos KG, Vasileiou I, et al. Spinal versus general anaesthesia in post-operative pain management during transure-thral procedures. ISRN Urol. 2011; https://doi. org/10.5402/2011/895874

65. Song Y, Song E, Kim K, Park Y, Ku J. Midazolam anesthesia during rigid and flexible cystoscopy. Urol Res. 2007;35(3):139–42.

66. Kara C, Resorlu B, Cicekbilek I, Unsal A. Anal-gesic efficacy and safety of nonsteroidal anti-in-flammatory drugs after transurethral resection of prostate. Int Braz J Urol. 2010;36:49–54.

67. Ozbek H, Deniz MN, Erakgun A, Erhan E. Com-parison of 75 and 150μg doses of intrathecal morphine for postoperative analgesia after trans-urethral resection of the prostate under spinal an-esthesia. J Opioid Manag. 2013;9:415–20. https://doi.org/10.5055/jom.2013.0184.

68. Schede J, Thuroff JW. Effects of intraurethral in-jection of an aesthetic gel for transurethral instru-mentation. BJU Int. 2006;97:1165–7.

69. Aizawa N, Wyndaele JJ. Effects of phenazopyri-dine on rat bladder primary afferent activity, and comparison with lidocaine and acetaminophen. Neurourol Urodyn. 2010;29(8):1445–50.

70. Wang J, Zhao C, Zhang C, et al. Tubeless vs stan-dard percutaneous nephrolithotomy: a meta-analy-sis. BJU Int. 2012;109:918–24.

71. Batley SE, Prasad V, Vasdev N. Post-operative pain Management in Patients Undergoing Robotic Urological Surgery. Curr Urol. 2016;9(1):5–11.

72. Trabulsi EJ, Patel J, Viscusi ER, Gomella LG, Lallas CD. Preemptive multimodal pain regimen reduces opioid analgesia for patients undergoing robotic-assisted laparoscopic radical prostatecto-my. Urology. 2010;76:1122–4.

73. Yoost TR, McIntyre M, Savage SJ. Continuous infusion of local anesthetic decreases narcotic use and length of hospitalisation after laparoscopic renal surgery. J Endourol. 2009;23:632–6.

74. Freilich DA, Houck CS, Meier PM, Passerotti CC, Retik AB, Nguyen HT. The effectiveness of aerosolized intraperitoneal bupivacaine in reduc-ing postoperative pain in children undergoing ro-botic-assisted laparoscopic pyeloplasty. J Pediatr Urol. 2008;4:337–40.

75. Ringdahl E, Teague L. Testicular torsion. Am Fam Physician. 2006;74:1739–43.

76. Gordhan CG, Sadeghi-Nejad H. Scrotal pain: evaluation and management. Korean J Urol. 2015;56:3–11.

77. Siu W, Ohl DA, Schuster TG. Long-term fol-low-up after epididymectomy for chronic epididy-mal pain. Urology. 2007;70:333–5.

78. Cerantola Y, Valerio M, Persson B, Jichlinski P, Ljungqvist O, Hubner M, Patel HRH. Guidelines for perioperative care after radical cystectomy for bladder cancer: enhanced recovery after surgery (ERAS®) society recommendations. Clin Nutr. 2013;32(6):879–87.

79. Nikiforov S, Cronin AJ, Murry WB, Hall VE. Subcutaneous paravertebral block for renal colic. Anesthesiology. 2001;94:531–2.

80. Holdgate A, Pollock T. Nonsteroidal anti-in-flammatory drugs (NSAIDs) versus opioids for acute renal colic. Cochrane Database Syst Rev. 2004;(1):CD004137. https://doi.org/10.1002/14651858.CD004137.pub2.

81. Preminger GM. Editorial comment. The value of intensive medical management of distal ureteral calculi in an effort to facilitate spontaneous stone passage. Urology. 2000;56:582.

82. Porpiglia F, Destefanis P, Fiori C, Fontana D. Effectiveness of nifedipine and deflazacort in the management of distal ureter stones. Urology. 2000;56:579.

83. Yilmaz E, Batislam E, Basar MM, et al. The comparison and efficacy of 3 different alpha1-ad-renergic blockers for distal ureteral stones. J Urol. 2005;173:2010.

84. Jayant K, Agrawal R, Agrawal S. Tamsulosin ver-sus tamsulosin plus tadalafil as medical expulsive therapy for lower ureteric stones: a randomized controlled trial. Int J Urol. 2014;21: 1012.

85. Sameh WM, Eid AA. Pressure transmission through ureteric stents: a novel in vivo human study. Urology. 2012;79:766.

86. Erturk E, Sessions A, Joseph JV. Impact of ureter-

al stent diameter on symptoms and tolerability. J Endourol. 2003;17:59.

87. Norris RD, Sur RL, Springhart WP, et al. A prospective, randomized, double-blinded placebo-controlled comparison of extended release oxybutynin versus phenazopyridine for the management of postoperative ureteral stent discomfort. Urology. 2008;71:792.

88. Kraebber DM, Torres SA. Extracorporeal shock wave lithotripsy: review of the first 100 cases at the kidney stone Center of Southeast Georgia. South Med J. 1988;81(1):48–51.

89. Liston TG, Montgomery BS, Bultitude MI, et al. Extracorporeal shock wave lithotripsy with the Storz Modulith SL20: the first 500 patients. Br J Urol. 1992;69(5):465–9.

90. Bach C, Karaolides T, Buchholz N. Extracorporeal shock wave lithotripsy: what is new? Arab J Urol. 2012;10(3):289–95.

91. Dawson C, Vale JA, Corry DA, et al. Choosing the correct pain relief for extracorporeal lithotripsy. Br J Urol. 1994;74(3):302–7.

92. Gupta N, Kumar A. Analgesia for pain control during extracorporeal shock wave lithotripsy: current status. Ind J Urol. 2008;24(2):155–8.

93. Chi-Fai N, Thompson T, Tolley D. Characteristics and treatment outcome of patients requiring additional intravenous analgesia during extracorporeal shockwave lithotripsy with Dornier Compact Delta Lithotriptor. Int Urol Nephrol. 2007;39(3):731–5. https://doi.org/10.1007/s112 55-006-9124-3.

94. Paice JA, Ferrell B. The management of cancer pain. CA Cancer J Clin. 2011;61(3):157–82. http://www.ncbi.nlm.nih.gov/pubmed/21543825.

95. Mercadante S. Malignant-bone pain. Pathophysiology and treatment. Pain. 1997;69:1–18.

96. Grond S, Zech D, Diefenbach C, Radbruch L, Lehmann KA. Assessment of cancer pain: a prospective evaluation in 2266 cancer patients referred to a pain service. Pain. 1996;64:107–14.

97. Porta-Sales J, Garzon-Rodriguez C, Llorens- Torrome S, Brunelli C, Pigni A, Caraceni A. Evidence on the analgesic role of bisphosphonates and denosumab in the treatment of pain due to bone metastases: a systematic review within the European Association for Palliative Care guidelines project.

Palliat Med. 2017;31(1):5–25.

98. Fallick ML, Long JP. Laparoscopic marsupialisation of lymphocele after laparoscopic lymph node dissection. J Endourol. 1996;10:533–413.

99. Thurlow JP, Gelpi J, Schwaitzberg SD, Rohrer RJ. Laparoscopic fenestration and internal drainage of lymphoceles after renal transplantation. Surg Laparosc Endosc. 1996;6:290–5.

100. Gruessner RW, Fasola C, Benedetti E, Foshager MC, Gruessner AC, Matas AJ, et al. Laparoscopic drainage of lymphoceles after kidney transplantation. Indications and limitations. Surgery. 1995;117:288–95.

101. Stolzenburg JU, Wasserscheid J, Rabenalt R, Do M, Schwalenberg T, McNeill A, et al. Reduction in incidence of lymphocele following extraperitoneal radical prostatectomy and pelvic lymph node dissection by bilateral peritoneal fenestration. World J Urol. 2008;26:581–6.

102. Zeidel ML. Obstructive uropathy. In: Goldman L, Schafer AI, editors. Goldman's Cecil medicine. 24th ed. chap 125. Philadelphia: Saunders Elsevier; 2011.

103. Kasabe P, Jaykar RD, Wagh R. Clinical study of unilateral or bilateral noncalculus hydronephrosis and or hydroureter. Int J Recent Trends Sci Technol. 2014;10(3):438–46.

104. Shoshany O, et al. Ureteric stent versus percutaneous nephrostomy for acute ureteral obstruction – clinical outcome and quality of life: a bi-center prospective study. BMC Urol. 2019;19:79. https://doi.org/10.1186/s12894-019-0510-4.

105. Papagiannopoulos D, Deane LA. Perineal urethrostomy: still essential in the armamentarium for transurethral surgery. Rev Urol. 2017;19:72–5.

106. Henry GD, et al. Advances in prosthetic urology. Adv Urol. 2012; https://doi.org/10.1155/2012/681918.

107. Reinstatler L, Shee K, Gross MS. Pain Management in Penile Prosthetic Surgery: a review of the literature. Sex Med Rev. 2018;6:162–9. https://doi.org/10.1016/j.sxmr.2017.05.005.

108. Ellis JL, Higgins AM, Simhan J. Pain management strategies in penile implantation. Asian J Androl. 2020;22(1):34–8. https://doi.org/10.4103/aja.aja_91_19.

第 **16** 章

妇产科手术围术期镇痛

Tyler Muffly, Javier Gonzalez

引言

21世纪伊始，美国国会将2000—2010年称为"疼痛控制和研究的10年"[1]，制订了政府批准的疼痛管理指南，并扩大了对疼痛基础科学的研究。以往的妇科手术术后疼痛管理强烈依赖于阿片类镇痛药的使用，导致延迟发病和明显的副作用。现在围术期多模式疼痛管理的目标为减轻痛苦，实现子宫切除术后早期活动，缩短住院时间，使患者满意[2]。

子宫切除术是美国女性最常见的大手术，每年进行超过50万例手术[3]。其已成为盆腔脏器脱垂和异常子宫出血的主要治疗手段，临床上对妇科手术的需求不断增加。虽然子宫切除术能够达到持久的长期临床疗效，但妇科手术后早期疼痛问题令人担忧，会给患者带来痛苦，往往需要应用阿片类药物进行治疗。为了促进术后早期康复，充分的术后疼痛管理至关重要。

妇科手术后疼痛通常来源于两部分：躯体和内脏。两者都由伤害性感受器刺激引发。机械、化学和热刺激都会诱发伤害性感受器的激活，伤害性感受器通过脊髓丘脑束传递至脑干和躯体感觉皮层。前列腺素是强有力的化学刺激物，其抑制作用是NSAID发挥作用的基础。阿片受体作为神经递质和内源性阿片类物质（如脑啡肽和内啡肽）的靶点，在中枢神经系统不同水平的痛觉传递中发挥着不可或缺的作用。

单一的镇痛药并不能充分缓解子宫切除术后导致的大多数中度或重度疼痛，因此，围术期疼痛管理应包括多种药物和非药物治疗方法，其中包括区域阻滞和局部麻醉或分离麻醉。非药物治疗包括认知行为干预和局部热敷、冷敷，以及其他治疗方法。急性术后疼痛管理方案基于患者情况、妇科手术类型，以及当前和所预期的术后疼痛程度。本章提供了术前、术中和术后疼痛管理的循证概述，重点介绍妇科手术镇痛管理中阿片类药物的保留效应[4]。

术前教育与围术期疼痛管理规划

有效的围术期疼痛管理始于子宫切除术术前，应全面了解患者及其家属的期望，并评估术后疼痛的预期水平和持续时间。患者和家属需要清楚并简单了解具体的手术程序、预期疼痛的严重程度，以及可用的药物和非药物治疗手段。这种讨论需兼顾患者的教育水平，最好用患者的母语交流。在术前设定明确的疼痛预期和疼痛管理方案可更快地减轻术后疼痛，减少术前焦虑，并提高术后疼痛控制的满意度[5]。

术前咨询是处理术前疼痛最初的非药物手段。子宫切除术和妇科手术加速康复（ERAS）方案的出现，为多种术前药物治疗方案提供了循证指南，这些药物治疗针对炎症通路，可调节疼痛反应，减少手术患者的阿片类药物总用量。ERAS是一种专注于术前、术中和术后的治疗方案，旨在缩短住院时间和促进康复。除妇科外的许多专科得到的数据表明，在保证患者护理质量的同时，并发症发生率和治疗成本都有所降低。Kalogera等人研究并概述了妇科手术的ERAS方案，重点是术前教育、饮食、镇痛和避免肠道准备、术中液体管理、预防恶心、术后镇痛和避免置管、术后恢复正常饮食等方面。这些策略旨在最大限度地减少阿片类镇痛药的使用量。关于术后疼痛，我们在这里分享类似的循证策略，以优化妇科手术患者的术后疼痛管理方案。

系统药物疗法

NSAID

NSAID因其对围术期血小板功能的影响而受到关注；然而，有证据表明，使用NSAID通常不会增加围术期出血的风险[6,7]。虽然需要更多的研究来证实NSAID在辅助生殖术中的确切作用，但对于大多数子宫切除术患者来说，考虑到良好的安全性，术前或术中应用NSAID是合理的。

环氧合酶-2抑制剂已被确定可减少术后阿片类药物用量。COX-2抑制剂以前列腺素途径中炎症产物的合成为靶点，可减少外周痛觉敏化和组织炎症。术前给予COX-2抑制剂与术后24h内减少吗啡用量显著相关[7]。

对乙酰氨基酚

对乙酰氨基酚可能通过抑制中枢COX酶和激活中枢5-羟色胺能发挥作用，但是其镇痛机制尚不完全清楚[6,8]。在以阿片类药物为基础的术后疼痛治疗中应用对乙酰氨基酚，可减少各种类型的妇科手术术后24h内的阿片类药物应用量20%~40%[9]。此外，荟萃分析表明，经静脉应用对乙酰氨基酚是一种有效的镇痛方式，适用于多种外科手术，如腹腔镜手术时应用1g[10]。

加巴喷丁

加巴喷丁类药物的作用机制复杂，并通过多种途径发挥作用。术前给予加巴喷丁类药物可以减少手术刺激引起的痛觉过敏和超敏反应[11]。疼痛调节的可能途径为通过钙通道依赖性抑制突触神经递质的释放导致组织损伤时引起疼痛的外周阻滞[12]。一项对接受开腹子宫切除术患者的荟萃分析显示，使用加巴喷丁类药物可以减少阿片类药物的使用量。Jokela等人发现，妇科腹腔镜手术前联合口服普瑞巴林150mg和布洛芬800mg，术后早期镇痛效果更好。术前应用加巴喷丁，没有降低术后24h内镇痛评分[13]，但术前应用加巴喷丁被证明可以减轻腹腔镜妇科手术后患者的肩部疼痛[11]。

术中疼痛控制

术中疼痛是女性患者疼痛管理的一个重要方面。有很多因素可对术后疼痛过程产生积极影响：从麻醉药物选择到区域阻滞，再到手术技术。最终目标是为治疗提供充足的镇痛，在确保患者的安全性和获益的同时，尽量减少身体不适和负面心理。

子宫切除术的围术期疼痛是由组织创伤（如外科切口、解剖、热烧伤）的炎症引起，而直接神经损伤（如神经横断、拉伸或压迫）引起的炎症则较少。子宫切除术中的组织创伤可能很严重，因为该操作依赖于夹住组织的蒂部而不是分离特定的血管。除了组织损伤，术后其他疼痛还包括内脏疼痛和肩部疼痛。内脏疼痛主要发生在术后24h内，持续时间短，不受活动的影响，咳嗽时加重。内脏和切口疼痛在手术当天最为强烈，而后减轻。相反，肩部疼痛逐渐加重，在术后24h达到峰值[14]。下文将讨论影响术后疼痛的术中因素。

子宫切除术手术路径影响疼痛

任何妇科医师的首选都是子宫切除术。美国妇产科医师学会建议将经阴道子宫切除术作为良性指征的"金标准"，与其他子宫切除术相比，此术式的疼痛最轻。尽管美国妇产科医师学会提出了此建议，但腹腔镜子宫切除术的方式仍有所增加，而经阴道子宫切除术的方式却减少了[15]。

带血管封闭器的经阴道子宫切除术以避免疼痛

组织封闭装置（LigaSure，美敦力，明尼苏达州明尼阿波利斯）可在不影响经阴道子宫切除术手术过程的情况下，可缩短手术时间和改善患者术后疼痛。虽然这些手术器械被越来越多地应用到外科实践中，但它们的使用并不广泛。由于需要反映住院医师和学员的标准教学和资源的限制，标准的传统缝合方法可能被更广泛地使用[16]。相对于术后疼痛，外科医师的舒适度和患者的安全被优先考虑。

腹腔镜子宫切除术及局部麻醉的应用

使用传统的或长效的局部麻醉药是一种简单的技术，可以在腹腔镜手术过程中进行，而不需要额外的专业知识或人员参与。然而，局部麻醉药的有效时间相对较短，关于最佳药剂和理想注射量也存在不确定性。此外，在长效制剂中，峰值血药浓度通常出现在注射后大约24h，术后早期患者并不能从局部麻醉药获益。丁哌卡因脂质体是一种长效局部麻醉药，通过阻断组织损伤区和腹膜的内脏伤害性感觉，被用于内脏的伤口浸润。经腹膜表面对局部麻醉药的全身吸收也可能通过减弱伤害性感受而发挥镇痛作用[17,18]。

与开腹子宫切除术相比，腹腔镜子宫切除术痛苦小，恢复时间短，住院时间短。以前的研究表明，通过局部麻醉药渗透的超前镇痛可以减弱传入脊髓的伤害性信号，在控制手术刺激后的疼痛方面具有相对较好的效果[19]。

腹腔镜子宫切除术技术以避免肩部疼痛

实施腹腔镜子宫切除术前，需要向腹膜内注入CO_2，取Trendelenburg体位以暴露盆腔。肩部疼痛是由腹膜迅速扩张（与血管撕裂、神经创伤牵引和炎症介质释放有关）和膈神经兴奋引起。90%的腹腔镜子宫切除术患者出现术后肩部疼痛[17,20]。

在充气压力与术后疼痛关系的研究中，两组随机对照试验结果表明，在腹腔镜检查中对192例患者使用8mmHg的低腹腔内压（与≥12mmHg相比），术后即刻（≤6h）疼痛减少，24h无显著差异。尽管有统计学意义，但疼痛差异无显著的临床意义，因为两组患者的住院时间没有差异，在两个试验中都没有包括关于镇痛药使用的报道[14,21]。从术后疼痛的角度来看，妇科腹腔镜手术中不推荐使用较低的腹膜内压力。

释放气腹的特殊技术（延长辅助通气或主动吸入腹内气体）可在24h内减轻肩部疼痛的严重程度。值得注意的是，与标准腹腔镜相比，非气腹腹腔镜可能增加术后72h内肩部疼痛的严重程度[14]。在24~48h内，使用加温和增湿的CO_2的疼痛评分没有差异[22]。我们也不建议放置腹腔内引流管来释放气腹。

腹腔镜子宫切除术应用子宫切割术以避免疼痛

要取出大的子宫标本，偶尔需要手动粉碎技术。在行腹腔镜子宫切除术时，对所有经阴道取出术和经腹小切口微创手术进行了比较。据报道，经小切口和经阴道手术的疼痛评分相似[23]。这项研究的局限性是随访时间较短，仅8周。需要长期随访以评估进一步的术后结局（如腹壁疝的形成）。同一研究小组的另一项研究表明，经脐小切口与耻骨上小切口途径相比，切口症状，如疼痛或感染的发生情况没有差异[24]。虽然这些研究有多方面的局限性，但基于外科医师的舒适度和患者的安全考虑，这两种方法都可以被用于取出大的子宫标本。

腹腔镜子宫术切除术缝合筋膜以避免疼痛

与腹腔镜切口疼痛相关的因素包括戳卡的大小、腹部的切口位置和筋膜闭合。使用筋膜闭合装置［例如，Carter-Thomason装置（Cooper Surgical，康涅狄格州特兰伯尔）］与传统的缝线和S形牵引器相比，闭合腹直肌筋膜的速度更快。Lyapis等人证实，当关闭腹腔镜切口时，使用筋膜闭合装置与使用牵引器直接观察筋膜相比，在术后第一天，使用筋膜闭合装置的疼痛评分更高。值得注意的是，这项研究是在接受机器人辅助腹腔镜子宫切除术的患者中进行的，在上腹部12mm的切口放置装置。筋膜封闭装置与术后24h的严重疼痛显著相关（3.01分对1.50分，$P=0.028$），但与术后2周的疼痛无关（1.74分对0.99分，$P=0.102$）。两组手术时间无明显差异。这些数据表明，筋膜闭合装置的使用不会减少手术时间，可能与增加术后即刻疼痛有关。由于混杂变量，如基线慢性疼痛和药物（麻醉药、NSAID、抗抑郁药、神经药物）等因素没有限制，对结果可能会有一定影响。

腹腔注射利多卡因以缓解疼痛

1951年，Griffin等人首次描述了将局部麻醉药直接注射到腹腔的方法。根据妇科和普外科文献，腹腔内注射局部麻醉药可以减少腹腔镜手术后的肩部疼痛和镇痛药用量。尽管存在研究的异质性，但腹腔镜检查期间于腹腔内注入局部麻醉药似乎可以减轻早期术后腹痛，同时也是相当安全的[25,26]。

子宫切除术结束后阴道填塞

在手术结束时，外科医师通常会考虑用无菌纱布填充阴道，以减少出血和血肿。一项权威的随机对照试验表明，这种填充物在预防血肿方面没有效果，而有可能使患者携带着阴道填充物出院，从而导致患者不适[27]。

术后疼痛控制

术后疼痛和恶心是子宫切除术最常见

的并发症。两者都会延长康复和出院时间，特别是疼痛，并导致门诊手术后患者意外入院。疼痛和疲劳在手术当天和次日最为强烈[28]。尽管有多模式镇痛方案，但大剂量使用阿片类药物往往是必需的。这可能会进一步导致多种不良反应，如嗜睡和呼吸障碍，以及加重术后恶心呕吐。子宫切除术后呕吐会引起阴道袖带和（或）腹膜周围的炎症或局部刺激，进一步加剧疼痛。

术后疼痛管理的目标是最大限度地发挥术后功能，同时限制阿片类药物的使用以促进康复。子宫切除术中仅使用阿片类药物的镇痛方案通常与阿片类药物相关的不良反应有关。症状包括恶心、呕吐、呼吸抑制、嗜睡、瘙痒、睡眠障碍、尿潴留、便秘和药物耐受，这些都可能影响患者术后恢复日常生活[29]。对阿片类药物的单纯依赖及疼痛控制不充分带来的长期不良影响已得到证实。这些后果包括伤害诱导的中枢敏化和阿片类药物诱导的继发性痛觉过敏。这两种机制都可能与持续性外科疼痛的发病机制有关[30]。此外，阿片类药物的使用可能导致阿片依赖和成瘾。

减免应用阿片类药物的术后多模式镇痛是首选方案，并将在下文进一步讨论。应注意的是，术后疼痛和阿片类药物需求的减少始于术前，采用增强的恢复方案，并在术后进一步优化。无论子宫切除术的路径如何，多模式镇痛的原则都可以被广泛应用于术后疼痛控制，同样也可以被应用于其他非子宫切除术的妇科手术。

非甾体抗炎药

NSAID的使用及其作用机制已在本章的术前部分进行了阐述。在减少术后吗啡用量的系统综述中，已经证实了它们在术后期间应用的优势。与阿片类药物相比，

术后应用酮咯酸镇痛有效，且未发现失血量显著增加[7,31,32]。除非有禁忌证，强烈建议使用对乙酰氨基酚、NSAID和选择性COX-2抑制剂。术前、术中和术后疼痛控制方式的药物总结见表16.1。

局部镇痛

在妇科手术中使用局部麻醉药，即术后即刻在手术部位使用丁哌卡因脂质体，已在前文讨论，并且已发现其可以减少吗啡总用量，应考虑常规应用[19]。对外周神经阻滞（如腹横肌平面阻滞）进行了术后疼痛管理评估，数据显示，这种特殊的方法在短期内（24h内）可有效降低疼痛评分和吗啡用量，但在48h内并不能提供持续的镇痛效果，故不建议常规使用，但可酌情考虑[33-35]。与全身性应用阿片类药物相比，硬膜外麻醉可以提供更好的镇痛效果；然而，必须权衡其副作用，包括膀胱功能障碍、低血压、瘙痒和恶心/呕吐[36]。对区域麻醉模式的综述见表16.2。

替代模式

针灸作为术后疼痛的辅助疗法已被研究。荟萃分析表明，针灸在减少术后阿片类药物应用方面是有效的；然而，研究表明，样本中存在显著的异质性，因此应谨慎得出结论[37]。

其他常见的非药物疗法包括冷疗法和热疗法，但是否提倡在妇科手术中应用两种疗法，尚无强有力的研究得出定论。在妇科手术人群中没有相关研究可供分析。经皮神经电刺激（TENS）等方法已被发现可以减少术后镇痛药的使用量，尽管具体的使用方案在文献中有所不同[29,38]。

表16.1 管理术前、术中和术后疼痛的药物总结

	使用剂量	使用途径	使用频率	作用机制	备注
术前					
对乙酰氨基酚	1000mg	口服	一次，术前	COX酶抑制剂	所有途径的剂量不超过4g，调整剂量以预防肝功能损害
加巴喷丁	600mg	口服	一次，术前	神经递质释放的钙通道抑制剂	
塞来昔布	400mg	口服	一次，术前	COX-2酶抑制剂	
术中					
丁哌卡因脂质体	最高266mg(20mL)	浸润	一次，术中	去极化抑制，钠离子阻断剂	术后于手术切口注射
腹腔内局部麻醉	以体重为基础，特定于麻醉剂	浸润	一次，术中	去极化抑制，钠离子阻断剂	腹腔内滴注，其毒性取决于使用的任何种局部麻醉剂，以体重为基础
术后					
对乙酰氨基酚	1000mg	口服	每隔6h一次，按计划	COX酶抑制剂	所有来源的剂量不超过4g，调整剂量以预防肝功能损害
酮咯酸	15~30mg	静脉注射/肌内注射	每隔6h一次，按计划	COX酶抑制剂	不得与布洛芬同时使用
布洛芬	800mg	口服	每隔6h一次，按计划	COX酶抑制剂	不得与酮咯酸同时使用
羟考酮	5~10mg	口服	按需，每4h一次	阿片受体激动剂	

表16.2 区域麻醉方式总结

区域麻醉方法	持续时间	优势	局限性
腹横肌平面阻滞	24~28h	易于管理	持续时间短
硬膜外麻醉	立即起效，直到拔除	显著的镇痛效果	副作用：膀胱功能障碍，血流动力学影响，瘙痒，恶心/呕吐

认知行为模式

与其他替代疗法一样，认知行为疗法和方案已被认为对术后镇痛有一定的积极效果，然而，实践上有很大的差异和异质性。在本章中，应该考虑这些方法，但是对其术后应用还没有达成共识[29]。

结论

妇科手术的疼痛控制需要患者、外科医师、麻醉医师、护理人员和辅助人员之间广泛的多学科协作。始于术前的多模式治疗方式对于为手术患者提供充分干预是必不可少的。许多术前、术中和术后的干预措施和管理策略都是可用的，并且仍在继续发展，以减轻和管理术后疼痛。

随着在门诊基础上进行大型妇科手术的经济成本增加，任何能够缩短住院时间和降低致残率的疼痛管理策略会显著对患者在住院期间的总治疗成本和收入损失产生重大影响。

妇科围术期疼痛管理指南应促进循证、有效和安全的女性术后疼痛管理，涉及的领域包括术前教育、围术期疼痛管理计划、多模式药物和非药物方法的使用，以及向门诊干预的过渡。

（穆蕊 译　余剑波 吴晓炀 校）

参考文献

1. Congress t. H.R.3244 – Victims of Trafficking and Violence Protection Act of 2000. 1999 cited; Available from: https://www.congress.gov/bill/106th-congress/house-bill/3244/text

2. Dowdy SC, Kalogera E, Scott M. Optimizing preanesthesia care for the gynecologic patient. Obstet Gynecol. 2019;134(2):395–408.

3. Azari L, Santoso JT, Osborne SE. Optimal pain management in total abdominal hysterectomy. Obstet Gynecol Surv. 2013;68(3):215–27.

4. Kalogera E, Bakkum-Gamez JN, Jankowski CJ, Trabuco E, Lovely JK, Dhanorker S, et al. Enhanced recovery in gynecologic surgery. Obstet Gynecol. 2013;122(2 Pt 1):319–28.

5. Bateman BT, Cole NM, Maeda A, Burns SM, Houle TT, Huybrechts KF, et al. Patterns of opioid prescription and use after cesarean delivery. Obstet Gynecol. 2017;130(1):29–35.

6. Jozwiak-Bebenista M, Nowak JZ. Paracetamol: mechanism of action, applications and safety concern. Acta Pol Pharm. 2014;71(1):11–23.

7. Nir RR, Nahman-Averbuch H, Moont R, Sprecher E, Yarnitsky D. Preoperative preemptive drug administration for acute postoperative pain: a systematic review and meta-analysis. Eur J Pain. 2016;20(7):1025–43.

8. Botting R, Ayoub SS. COX-3 and the mechanism of action of paracetamol/acetaminophen. Prostaglandins Leukot Essent Fatty Acids. 2005;72(2):85–7.

9. Prabhu M, Bortoletto P, Bateman BT. Perioperative pain management strategies among women having reproductive surgeries. Fertil Steril. 2017;108(2): 200–6.

10. Macario A, Royal MA. A literature review of randomized clinical trials of intravenous acetaminophen (paracetamol) for acute postoperative pain. Pain Pract. 2011;11(3):290.

11. Valadan M, Banifatemi S, Yousefshahi F. Preoperative gabapentin to prevent postoperative shoulder pain after laparoscopic ovarian cystectomy: a randomized clinical trial. Anesth Pain Med. 2015;5(6):e31524.

12. Patel R, Dickenson AH. Mechanisms of the gabapentinoids and alpha 2 delta-1 calcium channel subunit in neuropathic pain. Pharmacol Res Perspect. 2016;4(2):e00205.

13. Jokela R, Ahonen J, Tallgren M, Haanpaa M, Korttila K. Premedication with pregabalin 75 or 150mg with ibuprofen to control pain after daycase gynaecological laparoscopic surgery. Br J Anaesth. 2008;100(6):834–40.

14. Kaloo P, Armstrong S, Kaloo C, Jordan V. Interventions to reduce shoulder pain following gynaecological laparoscopic procedures. Cochrane Database Syst Rev. 2019;1:CD011101.

15. Matteson KA. Committee opinion no. 701 summary: choosing the route of hysterectomy for benign disease. Obstet Gynecol. 2017;129(6):1149–50.

16. Lee CL, Wu KY, Huang CY, Yen CF. Comparison of LigaSure tissue fusion system and a conventional bipolar device in hysterectomy via natural orifice transluminal endoscopic surgery (NOTES): a randomized controlled trial. Taiwan J Obstet

Gynecol. 2019;58(1):128–32.

17. Choi GJ, Kang H, Baek CW, Jung YH, Kim DR. Effect of intraperitoneal local anesthetic on pain characteristics after laparoscopic cholecystectomy. World J Gastroenterol. 2015;21(47):13386–95.

18. Mazloomdoost D, Pauls RN, Hennen EN, Yeung JY, Smith BC, Kleeman SD, et al. Liposomal bupivacaine decreases pain following retropubic sling placement: a randomized placebo-controlled trial. Am J Obstet Gynecol. 2017;217(5):598 e1–e11.

19. Barron KI, Lamvu GM, Schmidt RC, Fisk M, Blanton E, Patanwala I. Wound infiltration with extended-release versus short-acting bupivacaine before laparoscopic hysterectomy: a randomized controlled trial. J Minim Invasive Gynecol. 2017;24(2):286–92.

20. Taş B, Donatsky AM, Gögenur I. Techniques to reduce shoulder pain after laparoscopic surgery for benign gynaecological disease: a systematic review. Gynecol Surg. 2013;10(3):169–75.

21. Kyle EB, Maheux-Lacroix S, Boutin A, Laberge PY, Lemyre M. Low vs standard pressures in gynecologic laparoscopy: a systematic review. JSLS.2016;20(1) https://doi.org/10.4293/JSLS.2015.00113.

22. Herrmann A, De Wilde RL. Insufflation with humidified and heated carbon dioxide in short-term laparoscopy: a double-blinded randomized controlled trial. Biomed Res Int. 2015;2015:412618.

23. Cohen SL, Clark NV, Ajao MO, Brown DN, Gargiulo AR, Gu X, et al. Prospective evaluation of manual Morcellation techniques: Minilaparotomy versus vaginal approach. J Minim Invasive Gynecol. 2019;26(4):702–8.

24. Griffith KC, Clark NV, Mushinski AA, Gu X, Ajao MO, Brown DN, et al. Incisional outcomes of umbilical vs suprapubic mini-laparotomy for tissue extraction: a retrospective cohort study. J Minim Invasive Gynecol. 2018;25(6):1024–30.

25. Griffin EPHHR. The use of topical anaesthesia of the peritoneum in poor risk surgery and in augmenting inadequate vertebral conduction anaesthesia. N Z Med J. 1951;50(Feb):275.

26. Boddy AP, Mehta S, Rhodes M. The effect of intraperitoneal local anesthesia in laparoscopic cholecystectomy: a systematic review and meta-analysis. Anesth Analg. 2006;103(3):682–8.

27. Westermann LB, Crisp CC, Oakley SH, Mazloomdoost D, Kleeman SD, Benbouajili JM, et al. To pack or not to pack? A randomized trial of vaginal packing after vaginal reconstructive surgery. Female Pelvic Med Reconstr Surg. 2016;22(2):111–7.

28. Blanton E, Lamvu G, Patanwala I, Barron KI, Witzeman K, Tu FF, et al. Non-opioid pain management in benign minimally invasive hysterectomy: a systematic review. Am J Obstet Gynecol. 2017;216(6):557–67.

29. Chou R, Gordon DB, de Leon-Casasola OA, Rosenberg JM, Bickler S, Brennan T, et al. Management of postoperative pain: a clinical practice guideline from the American pain society, the American Society of Regional Anesthesia and Pain Medicine, and the American Society of Anesthesiologists' Committee on Regional Anesthesia, Executive Committee, and Administrative council. J Pain. 2016;17(2):131–57.

30. Thompson JC, Komesu YM, Qeadan F, Jeppson PC, Cichowski SB, Rogers RG, et al. Trends in patient procurement of postoperative opioids and route of hysterectomy in the United States from 2004 through 2014. Am J Obstet Gynecol. 2018;219(5):484 e1–e11.

31. O'Hara DA, Fragen RJ, Kinzer M, Pemberton D. Ketorolac tromethamine as compared with morphine sulfate for treatment of postoperative pain. Clin Pharmacol Ther. 1987;41(5):556–61.

32. Power I, Noble DW, Douglas E, Spence AA. Comparison of I.m. ketorolac trometamol and morphine sulphate for pain relief after cholecystectomy. Br J Anaesth. 1990;65(4):448–55.

33. Pather S, Loadsman JA, Gopalan PD, Rao A, Philp S, Carter J. The role of transversus abdominis plane blocks in women undergoing total laparoscopic hysterectomy: a retrospective review. Aust N Z J Obstet Gynaecol. 2011;51(6):544–7.

34. Ghisi D, Fanelli A, Vianello F, Gardini M, Mensi G, La Colla L, et al. Transversus abdominis plane block for postoperative analgesia in patients undergoing total laparoscopic hysterectomy: a randomized, controlled, observer-blinded trial. Anesth Analg. 2016;123(2):488–92.

35. Gasanova I, Alexander J, Ogunnaike B, Hamid C, Rogers D, Minhajuddin A, et al. Transversus abdominis plane block versus surgical site infiltration for pain management after open total abdominal hysterectomy. Anesth Analg. 2015;121(5):1383–8.

36. Courtney-Brooks M, Tanner Kurtz KC, Pelkofski EB, Nakayama J, Duska LR. Continuous epidural infusion anesthesia and analgesia in gynecologic oncology patients: less pain, more gain? Gynecol Oncol. 2015;136(1):77–81.

37. Sun Y, Gan TJ, Dubose JW, Habib AS. Acupuncture and related techniques for postoperative pain: a systematic review of randomized controlled trials. Br J Anaesth. 2008;101(2):151–60.

38. Elvir-Lazo OL, White PF. The role of multimodal analgesia in pain management after ambulatory surgery. Curr Opin Anaesthesiol. 2010;23(6):697–703.

第 17 章

小儿外科手术围术期镇痛与疼痛管理

Kimberly K. Coca, Andrew J. Maroda, Regan F. Williams, Timothy A. Head, Anthony M. Sheyn

引言

对医疗提供者和照护人员来说，处理儿科患者围术期疼痛往往是一项挑战。最近的文献表明，儿童围术期疼痛控制不足在许多临床环境中持续存在，并已被证明是一种未得到充分承认的手术并发症，与总体发病率和死亡率增加相关[1-3]。无论采取何种干预措施，手术对儿童来说都是一件令人紧张的事情。缓解儿童的术前焦虑和术后疼痛对于减少儿童对医疗护理的负面反应，以及术后不良行为和长期影响是必要的[4]。美国儿科学会建议，结合药理学和非药理学策略来缓解儿科患者的疼痛和痛苦[5]。随着随机对照试验、病例系列和大型审计数据不断发表，管理建议将随着时间的推移不断演变。目前，围术期护理的范围已经超出了围术期，还包括围术期焦虑、出院后疼痛及术后持续疼痛的潜在预防策略[6]。实施围术期疼痛管理的循证建议和质量改进策略对于维护患者安全和优化手术结果至关重要。

在处理围术期疼痛方面，一些患者因素相比其他因素带来了更大的挑战。幼儿或非语言儿童交流疼痛经历的能力有限[7]。此外，患有发育障碍的儿童在经历疼痛或痛苦时，可能无法反映典型发育期儿童常见的行为[8]。必须采取替代策略来治疗这些患者，尤其是在疼痛评估方面。其他存在严重合并症或遗传异常的患者也可能在治疗类型和干预措施的安全性上受到重大限制。或者，一些先前经历过疼痛控制不足的患者对随后的疼痛刺激产生了更大的敏感性，从而降低了未来使用镇痛药的疗效，增加了慢性疼痛的发生风险[9-11]。如果传统的疼痛疗法无效或可能有害，通常必须进行药理学和非药理学调整。Panella等人建议，当医疗团队理解并尊重儿童的发展水平，让家庭成员和护理人员参与决策，并努力创造积极的医疗体验时，可以提供最佳护理[12]。对患者需求的认识和适应可以显著影响患者及其家属的手术体验。

随着儿科门诊手术数量增加，医院更加重视成本控制，不鼓励对患者进行需要消耗大量时间的干预[2]。在这种情况下，如果没有特定的系统或协议，非药物干预更难以实施。虽然传统上疼痛管理的重点集中在急性术后护理，但最近几项针对儿科患者的研究强调了术前焦虑及其应对方法和先前疼痛经历对疼痛管理结果的影响[8,13,14]。即使在一次完美的手术中，患者仍然可能会有相当大的可能发病，这取决于疼痛管理计划的范围和实施情况。有效的围术期镇痛旨在提供充分的治疗，同时尽量减少阿片类药物的使用，防止疼痛引起长期不良后果[1]。

可待因

阿片类药物仍然是治疗疼痛的一个重要组成部分，处于多个医学专业活跃研究的前沿，强调在围术期护理期间减少阿片类药物的使用量[15]。可待因和其他麻醉药物与许多儿童发生的不良事件有关，包括死亡。由于生理机能不成熟和对药物治疗有广泛代谢反应，儿童对药物治疗的反应不尽相同。例如，编码细胞色素PD4502D6（CYP2D6）基因重复的患者对可待因超快速代谢，这可能导致吗啡中毒引起危及生命的呼吸抑制，据报道，这是多个病例死亡的原因[16]。因此，在2012年，WHO发布了偏离其广泛使用的指南[17]。因此，减少或消除阿片类药物引起的不良事件的趋势越来越明显[1]。虽然减少阿片类药物的过量处方已在美国取得了明显的成效，但不应以牺牲充分的镇痛效果为代价来最小化阿片类药物相关不良事件的风险[18]。

术后疼痛通常通过应用镇痛方案或反复试验来控制，这通常会导致严重的治疗不足或过度治疗[1]。考虑到吗啡浓度反应的广泛个体差异性（受药代动力学、药效学和药物基因组学因素的影响），针对患者个体情况的药物剂量在临床护理中仍然至关重要[18]。然而，联合使用非阿片类镇痛药，如对乙酰氨基酚和NSAID，以及多模式方法可能会限制阿片类药物的需求，从而降低阿片类药物毒性和剂量相关副作用[1]。要想改善儿童患者术后恢复并减少阿片类药物过量使用导致的发病和死亡，必须遵循术后安全处方的循证实践，对患者及其家长进行恰当的教育，告知他们未

使用药物的适当处置途径。尽管外科医师在确保手术前和出院后最佳疼痛管理方面投入的时间和精力有限，但认识到围术期疼痛对患者身体、情绪和心理健康的影响对于降低患者总体发病率和改善患者手术结果至关重要。儿科患者疼痛管理的主要目标包括管理围术期预期、控制焦虑、预防和减少急性疼痛，同时保持身体功能，以促进伤口愈合。

腹痛评估

综合疼痛评估在术后急性期和术前阶段的管理中起着重要作用。根据儿童的发育阶段和能力，这项评估可能是很微妙的，在一些患者中更具挑战性。如前所述，大多数3岁以下或患有发育障碍的儿童可能没有足够的感官感知或沟通技能来完整地表达疼痛和不适，某些药物对儿童具有不同的镇静和镇痛效果。在这种情况下，与传统方法相比，有针对性的临床观察和生理标志物可能更能指导疼痛评估[25]。

为了辅助进行儿童疼痛评估，已经开发了几种策略和有效的工具（表17.1）[26]。虽然疼痛在很大程度上是主观的，但可以使用多种工具来监测和量化患者的疼痛体验。例如，一些广泛使用的策略包括自我报告（如面部量表）、行为线索（如父母的术后疼痛量表和FLACC疼痛评估工具），甚至生理生物标志物[23,27-29]。其他常用技术包括自我报告、投射法和结构化访谈。行为评估已被证明在言语前阶段是最有用的。由于儿童通常难以区分疼痛和情绪，单独使用面部量表无法准确评估疼痛[30]。当与其他自我报告方法（如投射法和问卷调查）结合使用时，其可靠性显著提高。然而，后一种方法通常要求患者具备足够的

表17.1   常见的疼痛评估工具

疼痛评估工具	年龄范围	疼痛类型
面部量表（Wong-Baker, FPS-R）[20, 21]	>4 岁	急性，程序性，术后急性
父母的术后疼痛量表[22]	0~18 岁	术后急性
FLACC疼痛评估工具[23]	0~18 岁	急性，程序性，术后急性
视觉模拟量表[24]	>8 岁	急性，程序性，术后急性，慢性

认知能力，以便与护理人员进行可靠的沟通[26]。尽管采取了上述措施，医师和家长对儿童术后疼痛的认识仍然不足[2,31-33]。

再手术策略

儿童手术的适应证是广泛的，包括范围和敏感性，疼痛管理策略应该以患者的具体需求而非单一模式为指导。研究表明，最好在术前阶段告知患者和家属手术程序，并在手术前后确定其期望值[14]。由于不同的心理、生理和文化因素会影响患者的疼痛体验，多考虑这些因素，可能会提高围术期护理的标准。

未经治疗的焦虑和疼痛对儿童的短期和长期康复，以及未来在医疗环境中的互动有重要影响[2]。无论手术类型如何，手术往往会让儿童及其家庭承受巨大压力[12,13]。面对侵入性手术及对手术结果的不确定性，以及住院压力都会导致术前焦虑，这对患者的预后有重大影响[13]。几项研究发现，术前高度焦虑的儿童更有可能经历更严重的术后疼痛、延迟出院、更有可能出现谵妄、睡眠障碍和其他适应不

良的行为，这些变化可能会持续到术后数周[2,6,14]。父母高度焦虑也可能使孩子长期处于高度焦虑状态，因此缓解家庭成员的恐惧和担忧心理，并让他们参与到儿童的护理中也很重要[12]。因此，尽管术前焦虑通常被最小化或忽略，但有证据强烈支持积极应对术前焦虑的价值。

随着外科领域对效率和生产力的要求不断提高，在传统的围术期护理中产生了一些意想不到的后果。在美国，传统的手术行为准备程序已经显著减少，传统的手术行为准备程序曾经在医院中非常流行，并且很容易获得[2]。根据Fortier等人的观点，手术日咨询措施无法取代手术前几天进行的传统准备程序。然而，儿童生活专家已经站在术前和术后现场护理的最前沿。儿童生活专家的参与方法及各种行为策略和术前药物治疗构成了儿童手术前的主要管理策略。

儿童生活的参与

儿童生活计划于1955年被首次引入，现在已成为大型儿科机构的标准，以解决儿童因住院和其他医疗体验而产生的心理社会问题。儿童生活专家在医疗环境中与儿童合作，努力缓解其焦虑，帮助儿童及其家属应对各种医疗体验[14]。由于疼痛具有生理和心理两方面的成分，这些服务在围术期特别有用。大多数主要医疗中心、儿童医院和一些门诊中心都设有儿童生活科，提供正式的外科准备项目，通常由儿童生活专家领导[12]。与电影或书籍等其他准备方法相比，由儿童生活专家进行的准备工作可以显著减轻儿童对手术的焦虑[14]。他们可以有效地解释和准备儿童及其家属面对的医疗事件，如麻醉和外科手术，以发展适当的处理方式。尽管需要更

多的研究，但有证据表明，儿童生活服务通过缩短住院时间和减少镇静和镇痛药的需要，有助于控制成本[34]。

儿童生活干预将治疗性游戏、表达方式和心理准备作为主要工具，与整个医疗团队和家庭合作，促进儿童在某些时候和某些情况下应对和调整，这些情况可能对儿童有巨大影响[34]。在围术期开展转移注意力的活动，如观看电影、玩玩具等，通常可达到上述目的。一些由儿童生活部门协调的住院服务可能还包括设立游戏室、艺术工作室、医院学校项目、宠物治疗、有组织的游戏和其他特殊活动。除了形成牢固的治疗关系外，儿童生活干预策略通常也有助于促进儿童最佳发展，使得儿童及其家属了解儿童健康状况，计划和演练有效的疼痛管理和应对策略，并帮助儿童克服对过去或即将发生的经历的不良感受[12,34]。

手术前，儿童生活专家经常护送患者到手术室进行诱导。关于门诊手术中的儿童生活干预，Brewer等人发现，统计学证据支持所有儿童（而不仅仅是那些有感知需求的儿童），都可以从儿童生活专家的准备工作中受益，减轻其与医疗和手术相关的焦虑[14]。当无法由认证的儿童生活专家提供术前准备时，围术期护士处于最佳位置，可帮助儿童及其家庭成员应对手术环境及日常生活。在适当的环境下，围术期护士可以无缝地将正式儿童生活计划中的许多要素融入他们的工作中。通过考虑儿童的发育水平及其父母的关注点，护士可以在进行术前评估和任务时改变护理方式，以做好充分的准备[12]。总的来说，在认识到儿科治疗和儿童的广泛需求后，儿童生活专家希望通过干预来促进儿童康复。

行为策略

虽然许多行为和应对技巧可以在儿童生活专家的帮助下实施，但一些其他行为策略在文献中被引用，认为其在术前设置中有用。2018年，Cochrane的一篇综述讨论了认知行为疗法（CBT）在静脉穿刺、静脉注射和疫苗管理相关疼痛管理中的应用[35]。虽然药物干预有时是必要的，但最好采用非药物疼痛控制在围术期使用留置针或常规操作。尽管本综述中的证据质量分级从低到极低，但采取CBT、呼吸干预、催眠和转移注意力等措施对于减少与一些术前程序相关的疼痛有效。在最近的一项研究中，Vagnoli等人描述了引导式意象放松法在减少因既往手术经历和术后疼痛引起的术前焦虑中的作用[4]。虽然应用这项技术前需要进行特定的心理训练，但它已在具有挑战性的患者中取得了积极的效果。鉴于绝大多数儿童手术都是门诊手术，Fortier等人提出了一个定制的、基于网络的行为准备计划的概念框架，该计划便于儿童及其家属重复使用，包括应对技能培训和建模，并根据已知的影响围术期疼痛和焦虑的儿童和父母特征提供指导[2]。该模型可被用于整个围术期。随着医疗体系不断发展，创新在填补患者全面护理方面的空白非常重要。当采用行为疗法进行疼痛控制时，它作为一种综合性、多学科方法，与药物治疗相结合是最有效的[36]。

术前药物治疗

根据手术干预的范围和适应证，术前药物治疗可用于儿科患者护理（表17.2）。诱导前最常用的药物可能包括止吐药、抗胆碱药、镇静剂和简单止痛药。此外，术前出现严重恶心或呕吐的患者可能会受益

表17.2　术前药物治疗

药物（术前）	适应证	剂量
昂丹司琼[38]	恶心或呕吐	<40kg：0.1mg/kg（IV）
		>40kg：4mg（IV）
东莨菪碱[39]	恶心或呕吐	6μg/kg，最大0.3 mg（IV，IM，大分子）
咪达唑仑[40]	镇痛或镇静	术前30~60min，0.1~0.15mg/kg；范围：0.05~0.15mg/kg；对更焦虑的患者使用了高达0.5mg/kg的剂量；最大10mg（IM）
可乐定[41]	镇痛（非麻醉）	4μg/kg（口服）

IV，静脉输注；IM，肌内注射。

于昂丹司琼和（或）东莨菪碱贴片，该贴片通常用于13岁以上的大龄儿童[37]。对乙酰氨基酚和咪达唑仑也因具有镇痛和镇静特性而在术前常规使用。虽然外科医师可以自行决定使用这些药物，但麻醉医师可能会根据他们的方案和经验指定术前药物治疗。大部分围术期镇痛药物治疗在麻醉诱导后开始，并持续到术后即刻。当对患儿用药时，WHO建议采用口服和静脉注射（IV）方式给药，而不是肌内注射，以减轻额外的疼痛负担[17]。最后，虽然这些指南是高度推荐的，但它们不是处方性的，应该根据儿童的具体需要进行调整，以定制治疗。

术中策略

麻醉药物疗法

为了回应关于儿童使用可待因的黑框警告，大量研究正在进行，旨在几乎避免在围术期管理中应用阿片类药物[7]。然而，阿片类药物在围术期镇痛中仍然发挥着重要作用，并且可以在适当剂量下安全使用。吗啡和芬太尼都是术中常用且有效的药物（表17.3）。一项关于接受双侧鼓膜切开术的患者的研究比较了鼻腔注射分太尼（2μg/kg）、静脉注射吗啡（0.1mg/kg）和

肌内注射吗啡（0.1mg/kg）的有效性[42]。研究发现，这些患者术后出现疼痛或谵妄的情况没有差异[42]。

非麻醉药物疗法

研究继续寻找新的、无阿片类药物的方法来管理手术疼痛。本节列出了一些已报道的策略的简化列表。非麻醉性药物可以全身给药，如静脉注射对乙酰氨基酚或酮咯酸，以减少术后阿片类药物的使用量[43]。外周和区域麻醉也被用于减少对口服药物的需求[43,44]。例如，在ACL修复期间使用罗哌卡因股神经和坐骨神经联合阻滞已被证明可显著减少术中阿片类药物的使用量，并改善麻醉后监护室（PACU）的疼痛评分[44]。随着超声技术日益普及，区域麻醉在控制手术期间的疼痛方面变得非常有效[45,46]。术中持续输注利多卡因已被证明可减少阿片类药物的使用量，降低疼痛评分，并允许腹部手术患者更快地恢复肠功能[34]。在膀胱重建手术期间，术中向逼尿肌注射A型肉毒毒素可减少术后对阿片类药物和抗胆碱能药物的需求[47]。与术中应用安慰剂或阿片类药物相比，术中应用右美托咪定（剂量至少为0.5μg/kg）已被证明可减少术后疼痛和术后对麻醉性疼痛药物的需求[41,48]。单剂量地塞米松也

表17.3 术中麻醉药物和非麻醉药物治疗

药物（术中）	适应证	剂量
吗啡[50]	镇痛	0.05~0.01mg/kg，术前5min最多服用4mg（IV）
芬太尼[51]	镇痛或全身麻醉	年龄2~12岁：2~3μg/kg（IV）
		年龄13~18岁：初始2~20μg/kg，维持1~2μg/（kg·h）（IV）
对乙酰氨基酚[41,52]	镇痛（非麻醉性）	年龄<2岁：每6h 7.5~15mg/kg（IV）
		年龄>2岁：每6h 15mg/kg（IV），40~60mg/kg（直肠）
罗哌卡因[53]	神经阻滞	取决于解剖区域和手术时间
右美托咪定[41,48]	镇痛（非麻醉性）	最小剂量0.5μg/kg（IV）
地塞米松[41]	镇痛（非麻醉性）	单次剂量0.4~1.0mg/kg（IV）
氯胺酮[54]	镇痛（非麻醉性）	0.5mg/kg（IV）

IV，静脉输注。

被证明可降低扁桃体切除术患儿的疼痛评分[41]。氯胺酮和可乐定能减轻小手术后的早期疼痛[41]。最近的研究也概述了肋间神经冷冻消融在Nuss手术微创修复漏斗胸中的应用[49]。与传统胸段硬膜外镇痛相比，冷冻消融提供了较好的疼痛控制，同时缩短了住院时间，减少阿片类药物的需求[49]。除了上述保留阿片类药物镇痛的方法外，还有许多其他方法正在被积极研究和开发。这些新的疼痛管理方法允许术中持续减少麻醉剂的使用量，从而产生等效的镇痛作用，降低患者的风险。

术后镇痛

对3岁以下儿童的评估

绝大多数3岁以下的儿童往往无法用言语可靠地表达他们的痛苦。这种限制可能会阻碍术后镇痛的管理，因为护士和家长可能难以准确评估儿童的疼痛阈值[55]。针对无法或不愿意说出疼痛严重程度的儿童，已经提出了几种评估疼痛的工具。值得注意的是，FLACC（面部、下肢、活动、哭泣、安慰）疼痛量表已在很大程度上适用于16

岁以下的儿童，并允许根据行为观察对疼痛进行客观评价[7]。一系列行为导致的疼痛评分为0~10分，列出的每个类别的评分为0分、1分或2分[7]。研究表明，当由同一护理者持续护理时，应用FLACC量表最为有效[7]。FLACC量表的一个严重问题是术后出现谵妄时可能高估评分[7]。这一点应在术后即刻予以考虑。

镇痛伤害指数（ANI）是另一种根据心率变异性客观测量急性术后疼痛的工具，可能有助于确定年龄较小或认知受损儿童的疼痛程度[56]。它没有得到广泛的验证，但其具有客观评估疼痛的优势。

为了弥补言语交流的不足，参与术后护理的团队应该接受关于有效的、符合患者年龄的评估工具的培训[55]。此外，应为出院后负责给药的父母或照护人员提供使用这些评估工具的培训。

对3岁以上儿童的评估

通常，年龄较大的儿童能够有效地表达他们的痛苦。在他们难以用语言表达的情况下，上述机制在年龄较大的儿童中也普遍适用。特别是对于年龄较大的儿童，面部疼痛量表修订版（FPS-R）的分级从"无疼痛"到"最严重疼痛"。该量表在定义4岁及以上儿童疼痛方面具有良好的可靠性[20,21,57]。

行为改变

行为改变可以有效地减少术后疼痛。这些非药理学方法，如骨科手术后适当抬高患肢或冰疗法，很容易被忽略或低估[43]。儿童提出需要改善护士和看护人之间关于出院后疼痛管理的沟通[55]。他们指出，术后父母在场是帮助他们应对疼痛的最佳方式[55]。此外，其他方法，如转移注意力和定位疼痛，是儿童非药物疼痛管理的重要方式[55]。虽然这些练习有助于控制疼痛的心理影响，但单独应用上述措施很少能够有效镇痛，儿童仍然需要药物治疗[55]。

药理策略

手术后，强烈建议患者在能够耐受饮食后尽快改用肠内镇痛[43]。强烈建议使用包括对乙酰氨基酚和NSAID在内的多模式镇痛，并且无论采用何种途径，通常都可以作为儿科患者的唯一镇痛来源[41,43]。值得注意的是，不同的给药途径会影响实现镇痛所需的药物剂量。例如，直肠给药对乙酰基酚的最低剂量为40mg/kg，而静脉注射对乙酰基酚的最低剂量为15~30mg/kg[41]。许多儿童将恶心和呕吐描述为不愉快或疼痛，他们可能会犹豫是否向护士报告他们的疼痛，因为他们认为止痛药会引起恶心[55]。因此，强烈建议在术后护理计划中纳入止吐方案，以减少儿童对止痛药的恐惧，更好地控制儿童疼痛[55]。

一项结肠直肠外科研究发现，实施儿科特异性增强恢复方案（ERP）可显著缩短住院时间、恢复正常饮食的时间，减少麻醉剂用量和术中液体量[58]。ERP是一个全面的计划，描述了术前管理和术后疼痛方案，包括计划使用的止吐药、酮咯酸、加巴喷丁和对乙酰氨基酚，以及吗啡和氢吗啡酮，用于暴发性疼痛[58]。

阿片类药物

虽然其不是一线镇痛措施，但阿片类药物可根据需要以安全剂量适当应用，如吗啡（0.2~0.5mg/kg，每4~6h）、羟考酮（0.05~0.15mg/kg，每4~6h）和氢可酮（0.1~0.2mg/kg，每6~8h）治疗暴发性疼痛[58]。最新的指南建议，如果术后给予阿片类药物，则应在低剂量下使用，并观察

表17.4　术后药物治疗

药物（术后）	适应证	剂量
对乙酰氨基酚[41,52]	镇痛（非麻醉）	年龄<2岁：每6h 7.5~15mg/kg（IV） 年龄>2岁：每6h 15mg/kg（IV），40~60mg/kg（直肠）
昂丹司琼[38]	恶心或呕吐	<40kg：0.1mg/kg >40kg：4mg（IV）
吗啡[58]	镇痛	每4~6h 0.2~0.5mg/kg
氢可酮[58]	镇痛	每6~8h 0.1~0.2mg/kg
羟考酮[58]	镇痛	每4~6h 0.05~0.15mg/kg

IV，静脉输注。

滴定和连续监测脉搏血氧饱和度[46]。需要注意的是，阿片类药物处方过量并不少见，并且经常会导致使用或处置未使用药物的问题。一项调查高中高年级学生的研究发现，80%的人曾娱乐性地使用合法处方中剩余的止痛药[43]，这表明有必要修订术后处方药物的标准剂量，并更好地教育家庭如何妥善处置未使用的药物[43]。

麻醉

如上所述，局部神经阻滞可被用于多种手术，以减轻手术相关的疼痛。神经阻滞的优势在于可提供有效的局部镇痛，而不会出现口服或静脉注射疗法的全身副作用[59,60]。由于非全身给药，神经阻滞术后出血、恶心和呕吐的发生率较低[59]。神经阻滞通常联用丁哌卡因和肾上腺素[60]。尽管非常罕见，但它们并非没有副作用，可能导致血肿或各种麻痹效应，具体取决于注射位置[60]。

结论

儿科围术期疼痛管理最好由多学科团队进行，其包括医师、护士、儿童生活专家、各种治疗师和家庭护理人员。为了有效减少手术前后的心理和生理并发症，术前与患儿及其家属进行适当的沟通对于设定期望值、提供手术教育及制订围术期管理计划非常重要。医疗团队、患儿和家属之间的沟通在围术期至关重要，应根据每例患儿的需求进行有意识的沟通。

管理儿童术后疼痛可能是一项挑战，因为患儿可能无法有效沟通，而且药物通常必须由护理人员提供。此外，如果患儿前往外院接受手术，术后随访可能会很困难，因为患儿可能不会回到手术医师那里。

在这些情况下，必须格外小心，为患儿提供最佳镇痛，同时适当管理药物。术前咨询和期望管理有助于减轻患儿和护理人员的术后焦虑。

除了传统的阿片类药物治疗外，还有大量文献支持使用对乙酰氨基酚、非甾体抗炎药、地塞米松、氯胺酮、可乐定和右美托咪定来减少围术期疼痛和阿片类药物的使用量[41]。对于成年患者，有许多关于疼痛控制新方法的研究，这些研究尚未在儿科患者中得到验证。这是一个需要未来努力研究的领域。

（李海波　译　张圆　校）

参考文献

1. Ferland CE, Vega E, Ingelmo PM. Acute pain management in children: challenges and recent improvements. Curr Opin Anaesthesiol. 2018;31:327–32.
2. Fortier MA, Kain ZN. Treating perioperative anxiety and pain in children: a tailored and innovative approach. Paediatr Anaesth. 2015;25(1): 27–35. https://doi.org/10.1111/pan.12546.
3. Sutters KA, Miaskowski C. Inadequate pain management and associated morbidities in children at home after tonsillectomy. J Pediatr Nurs. 1997;12(3):178–85.
4. Vagnoli L, Bettini A, Amore E, et al. Relaxation-guided imagery reduces perioperative anxiety and pain in children: a randomized study. Eur J Pediatr. 2019;178:913–21. https://doi.org/ 10.1007/s00431-019-03376-x.
5. Coté CJ, Wilson S, American Academy of Pediatrics, et al. Guidelines for monitoring and management of pediatric patients before, during, and after sedation for diagnostic and therapeutic procedures. Pediatrics. 2019;143(6):pii: e20191000. https://doi.org/10.1542/peds.2019-1000.
6. Kain ZN, Mayes LC, Caldwell-Andrews AA, et al. Preoperative anxiety, postoperative pain, and behavioral recovery in young children undergoing surgery. Pediatrics. 2006;118(2):651–8. https://doi.org/10.1542/peds.2005-2920.
7. Redmann AJ, Wang Y, Furstein J, et al. The use of

the FLACC pain scale in pediatric patients undergoing adenotonsillectomy. Int J Pediatr Otorhinolaryngol. 2017;92:115–8. https://doi.org/10.1016/j.ijporl.2016.11.016.

8. Balakas K, Gallaher CS, Tilley C. Optimizing perioperative care for children and adolescents with challenging behaviors. MCN Am J Matern Child Nurs. 2015;40(3):153–9. https://doi.org/10.1097/NMC.0000000000000124.

9. Bruce J, Quinlan J. Chronic post-surgical pain. Rev Pain. 2011;5(3):23–9.

10. Taddio A, Goldbach M, Ipp M, et al. Effect of neonatal circumcision on pain responses during vaccination in boys. Lancet. 1995;345(8945):291–2.

11. Weisman SJ, Bernstein B, Schechter NL. Consequences of inadequate analgesia during painful procedures in children. Arch Pediatr Adolesc Med. 1998;152(2):147–9.

12. Panella JJ. Preoperative care of children: strategies from a child life perspective. AORN J. 2016;104(1):11–22. https://doi.org/10.1016/j.aorn.2016.05.004.

13. DeMaso DR, Snell C. Promoting coping in children facing pediatric surgery. Semin Pediatr Surg. 2013;22:34 138. https://doi.org/10.1053/j.sempedsurg.2013.04.004.

14. Brewer S, Gleditsch SL, Syblik D, et al. Pediatric anxiety: child life intervention in day surgery. J Pediatr Nurs. 2006;21(1):13–22. https://doi.org/10.1016/j.pedn.2005.06.004.

15. Campbell HT, Yuhan BT, Smith B, et al. Perioperative analgesia for patients undergoing otologic surgery: an evidence-based review. Laryngoscope. 2019;9999:1–10.

16. Chambers CT, Reid GJ, McGrath PJ, Finley GA. Development and preliminary validation of a postoperative pain measure for parents. Pain. 1996;68(2–3):307–13.

17. Guidelines WHO. On the pharmacological treatment of persisting pain in children with medical illnesses. Geneva: World Health Organization; 2012.

18. Walker S. Pain after surgery in children: clinical recommendations. Curr Opin Anaesthesiol. 2015;28(5):570–6. https://doi.org/10.1097/ACO.0000000000000227.

19. Harbaugh CM, Lee JS, Hu HM, et al. Persistent opioid use among pediatric patients after surgery. Pediatrics. 2018;141(1):e20172439. https://doi.org/10.1542/peds.2017-2439.

20. Hicks CL, von Baeyer CL, Spafford PA, van Korlaar BI. Goodenough, The faces pain scale-revised: toward a common metric in pediatric pain measurement. Pain. 2001;93:173–83.

21. Garra G, Singer AJ, Taira BR, Chohan J, Cardoz H, Chisena E, Thode HC. Validation of the Wong-Baker FACES pain rating scale in pediatric emergency department patients. Acad Emerg Med. 2010;17:50–4.

22. Muller RG, Thimmappa V, Sheyn A. Post-operative pain control following pediatric otolaryngology surgery. Madridge J Otorhinolaryngol. 2018;3(1):37–40.

23. Merkel SI, Voepel-Lewis T, Shayevitz JR, Malviya S. The FLACC: a behavioral scale for scoring postoperative pain in young children. Pediatr Nurs. 1997;23(3):293–7.

24. Manworren RC, Stinson J. Pediatric pain measurement, assessment, and evaluation. Semin Pediatr Neurol. 2016;23(3):189–200. https://doi.org/10.1016/j.spen.2016.10.001.

25. Büttner W, Finke W. Analysis of behavioural and physiological parameters for the assessment of postoperative analgesic demand in newborns, infants and young children: a comprehensive report on seven consecutive studies. Paediatr Anaesth. 2000;10(3):303–18.

26. Rodríguez MC, Villamor P, Castillo T. Assessment and management of pain in pediatric otolaryngology. Int J Pediatr Otorhinolaryngol. 2016;90:138–49. https://doi.org/10.1016/j.ijporl.2016.09.015.

27. Hannam JA, Anderson BJ, Mahadevan M, Holford NH. Postoperative analgesia using diclofenac and acetaminophen in children. Paediatr Anaesth. 2014;24:953–61.

28. Wong I, St John-Green C, Walker SM. Opioid-sparing effects of perioperative paracetamol and nonsteroidal anti-inflammatory drugs (NSAIDs) in children. Paediatr Anaesth. 2013;23(6):475–95.

29. Kelly LE, Rieder M, van den Anker J, Malkin B, Ross C, Neely MN, Carleton B, Hayden MR, Madadi P, Koren G. More codeine fatalities after tonsillectomy in north American children. Pediatrics. 2012;129(5):1343–7.

30. Quinn BL, Sheldon LK, Cooley ME. Pediatric pain assessment by drawn faces scales: a review. Pain Manag Nurs. 2014;15(4):909–18. https://doi.org/10.1016/j.pmn.2014.03.004. Epub 2014 Jun 25.

31. Helgadottir HL. Pain management in children after surgery. J Pediatr Nurs. 2000;15(5):334–40.

32. Wilson ME, Helgadottir HL. Patterns of pain and analgesic use in 3- to 7-year-old children after tonsillectomy. Pain Manag Nurs. 2006;7(4):159–66.

33. Finley GA, McGrath PJ, Forward SP, Mcneill G, Fitzgerald P. Parents' management of children's pain following 'minor' surgery. Pain.

1996;61(1):83–7.

34. Committee on Hospital Care and Child Life Council. American academy of pediatrics policy statement: child life services. Pediatrics. 2014;133(5):e1471–8. https://doi.org/10.1542/peds.2014-0556.

35. Birnie KA, Noel M, Chambers CT, et al. Psychological interventions for needle-related procedural pain and distress in children and adolescents. Cochrane Database Syst Rev. 2018;10:CD005179.

36. Wren AA, Ross AC, D'Souza G, et al. Multidisciplinary pain management for pediatric patients with acute and chronic pain: a foundational treatment approach when prescribing opioids. Children. 2019;6(33):1–22.

37. Delgado-Charro MB, Guy RH. Effective use of transdermal drug delivery in children. Adv Drug Deliv Rev. 2014;73:63–82. https://doi.org/10.1016/j.addr.2013.11.014.

38. Lexicomp Online. Ondansetron (Lexi-drugs). Hudson: Wolters Kluwer Clinical Drug Information; 2020. Accessed 27 Mar 2020.

39. Lexicomp Online. Scopolamine (Lexi-drugs). Hudson: Wolters Kluwer Clinical Drug Information; 2020. Accessed 27 Mar 2020.

40. Lexicomp Online. Midazolam (Lexi-drugs). Hudson: Wolters Kluwer Clinical Drug Information; 2020. Accessed 27 Mar 2020.

41. Zhu A, Benzon HA, Anderson TA. Evidence for the efficacy of systemic opioid-sparing analgesics in pediatric surgical populations: a systematic review. Anesth Analg. 2017;125(5):1569–87. https://doi.org/10.1213/ANE.0000000000002434.

42. Hippard HK, Govindan K, Friedman EM, et al. Postoperative analgesic and behavioral effects of intranasal fentanyl, intravenous morphine, and intramuscular morphine in pediatric patients undergoing bilateral myringotomy and placement of ventilating tubes. Anesth Analg. 2012;115(2):356–63.

43. Raney EM, van Bosse HJP, Shea KG, Abzug JM, Schwend RM. Current state of the opioid epidemic as it pertains to pediatric orthopaedics from the advocacy Committee of the Pediatric Orthopaedic Society of North America. J Pediatr Orthop. 2018;38(5):E238–44. https://doi.org/10.1097/BPO.0000000000001143.

44. Santana L, Lovejoy JF, Kiebzak G, Day J, Atanda A Jr, Mandel D. Comparison of pain scores and medication usage between three pain control strategies for pediatric anterior cruciate ligament surgery. Cureus. 2019;11(8):e5498. https://doi.org/10.7759/cureus.5498.

45. Polaner DM, Taenzer AH, Walker BJ, et al. Pediatric regional anesthesia network (PRAN): a multi-institutional study of the use and incidence of complications of pediatric regional anesthesia. Anesth Analg. 2012;115(6):1353–64. https://doi.org/10.1213/ANE.0b013e31825d9f4b.

46. Karnik P, Dave N, Shah H, Kulkarni K. Comparison of ultrasound-guided transversus abdominis plane (TAP) block versus local infiltration during paediatric laparoscopic surgeries. Indian J Anaesth. 2019;63(5):356.

47. Fuchs ME, Beecroft N, McLeod DJ, Dajusta DG, Ching CB. Intraoperative onabotulinumtoxin-a reduces postoperative narcotic and anticholinergic requirements after continent bladder reconstruction. Urology. 2018;118:183–8. https://doi.org/10.1016/j.urology.2018.04.006.

48. Schnabel A, Reichl SU, Poepping DM, Kranke P, Pogatzki-Zahn EM, Zahn PK. Efficacy and safety of intraoperative dexmedetomidine for acute postoperative pain in children: a meta-analysis of randomized controlled trials. Pediatr Anesth. 2013;23(2):170–9. https://doi.org/10.1111/pan.12030.

49. Graves CE, Moyer J, Zobel MJ, et al. Intraoperative intercostal nerve cryoablation during the Nuss procedure reduces length of stay and opioid requirement: a randomized clinical trial. J Pediatr Surg. 2019;54(11):2250–6. https://doi.org/10.1016/j.jpedsurg.2019.02.057.

50. Lexicomp Online. Morphine (Lexi-drugs). Hudson: Wolters Kluwer Clinical Drug Information; 2020. Accessed 27 Mar 2020.

51. Lexicomp Online. Fentanyl (Lexi-drugs). Hudson: Wolters Kluwer Clinical Drug Information; 2020. Accessed 27 Mar 2020.

52. Lexicomp Online. Acetaminophen (Lexi-drugs). Hudson: Wolters Kluwer Clinical Drug Information; 2020. Accessed 27 Mar 2020.

53. Lexicomp Online. Ropivacaine (Lexi-drugs). Hudson: Wolters Kluwer Clinical Drug Information; 2020. Accessed 27 Mar 2020.

54. Lexicomp Online. Ketamine (Lexi-drugs). Hudson: Wolters Kluwer Clinical Drug Information; 2020. Accessed 27 Mar 2020.

55. Smeland AH, Rustoen T, Naess T, et al. Children's views on postsurgical pain in recovery units in Norway: a qualitative study. J Clin Nurs. 2019;28(11–12):2157–70. https://doi.org/10.1111/jocn.14788.

56. Gall O, Champigneulle B, Schweitzer B, et al. Postoperative pain assessment in children: a pilot study of the usefulness of the analgesia nociception index. Br J Anaesth. 2015;115(6):890–5. https://doi.org/10.1093/bja/aev361.

57. Kaminsky O, Fortier MA, Jenkins BN, et al. Children and their parents' assessment of postoperative surgical pain: agree or disagree? Int J Pediatr Otorhinolaryngol. 2019;123:84–92. https://doi.org/10.1016/j.ijporl.2019.04.005.

58. Short HL, Heiss KF, Burch K, et al. Implementation of an enhanced recovery protocol in pediatric colorectal surgery. J Pediatr Surg. 2018;53 (4):688–92. https://doi.org/10.1016/j.jpedsurg. 2017.05.004.

59. Peutrell JM, McIlveney S. Peripheral local anaesthetic techniques for paediatric surgery. Anaesth Intensive Care Med. 2003;4(12):407–11. https://doi.org/10.1383/anes.4.12.407.27390.

60. Belvis D, Voronov P, Suresh S. Head and neck blocks in children. Reg Anesth Pain Med. 2007;11 (4):208–14. https://doi.org/10.1053/j.trap.2007. 09.009.

第 18 章

整形外科手术围术期疼痛管理方法

Jacob I. Tower, Boris Paskhover

引言

阿片类药物在美国和其他国家被广泛应用，导致近20年来成瘾、服药过量和本可预防的死亡人数激增[1,2]。阿片类药物流行的原因较多，其中部分源于医师和其他处方医师对于减轻患者疼痛的压力，因为疼痛是衡量治疗质量的一个指标，并与报销挂钩[3]。其他因素，包括药品营销、患者需求和阿片类镇痛药的"安全性"，也促成了处方流行[4]。疼痛控制不善会导致手术结果较差，并增加术后慢性疼痛的风险。因为阿片类药物会使患者成瘾，并可能导致严重的健康问题甚至死亡，外科医师比以往任何时候都需要平衡好疼痛管理、患者满意度和手术预期结果的需求三者之间的关系，同时还要做好阿片类药物的管理。在本章中，我们将考虑围术期疼痛管理的方法，旨在为在各种手术情况下的整形外科患者提供多模式镇痛。

整形外科的独特之处在于，该专业包括全身范围的手术，从简单的手术（如瘢痕修复）到极其复杂的手术（如微血管游离组织移植）。围术期疼痛管理的许多原则超越了这一特定领域，在外科患者的管理中可能得到广泛应用；然而，在本章中，我们将考虑新兴的围术期疼痛管理方法如

何影响整形外科患者的管理。多样化的疼痛管理模式将反映整形手术的多样性，并将为循证实践提供信息。

本章将强调非阿片类药物围术期疼痛管理模式。越来越多的证据表明，非阿片类止痛药和围术期管理可被用于整形外科患者，以减少术后镇痛需求。多模式镇痛是指使用两种或两种以上具有不同作用机制的药物来控制术后疼痛（图18.1）。此类药物通常包括对乙酰氨基酚、NSAID、加巴喷丁类药物和局部麻醉药[5]。联合使用这些药物可减少患者术后阿片类药物的使用量。多模式麻醉和加速外科康复（ERAS）代表了整形外科患者治疗模式的转变，其中许多患者正在接受选择性治疗。

阿片类药物

阿片类镇痛药物包括生物碱和从罂粟籽中提取的半合成衍生物（吗啡、羟考酮、氢吗啡酮等）/合成的苯基哌啶（哌替啶、芬太尼）和合成假哌啶（美沙酮）[6]。这些药物作用于μ受体、δ受体和κ受体，这些受体广泛分布于中枢和外周神经系统，且每种药物都有自己的内源性配体。阿片类药物广泛作用于其他器官系统，导致许多不良的非镇痛作用，如呼吸抑制、咳嗽、便秘、恶心和心动过缓（表18.1）。

术前	术中	术后
NSAID 例如，术前1h，200~400mg塞来昔布	**局部麻醉** 例如，做切口前应用1%利多卡因与1：100 000肾上腺素浸润麻醉或缝合前应用0.25%布比卡因与1：200 000肾上腺素浸润麻醉	**NSAID** 例如，酮咯酸15~30mg，IV，每6h 1次×5天（最多）或随后给予塞来昔布200mg，PO，每12h 1次×3天，然后PRN
对乙酰氨基酚 例如，术前1h，PO，1000mg		**对乙酰氨基酚** 例如，1000mg，PO，每8h 1次×3天，然后PRN
加巴喷丁类药物 例如，术前1h，300~900mg加巴喷丁或术前1h，150mg普瑞巴林	**区域神经阻滞** 依赖于手术部位，可置入导管	**加巴喷丁类** 例如，300~900mg加巴喷丁，每8h 1次×2~5天或75~150mg普瑞巴林，每12h 1次×2~5天
		麻醉性镇痛药 例如，5~10mg羟考酮，每3~6h 1次，仅PRN

图18.1 多模式镇痛方法举例。PO，口服；IV，静脉注射；PRN，按需给药。

尽管阿片类镇痛药具有不良反应，这些药物常是围术期疼痛管理的基础。在美国，多达75%的患者在小手术后出院时被开具阿片类药物，出院后再次开具阿片类药物导致的滥用风险每周增加44%[7,8]。最近对美国整形外科医师协会成员进行的一项调查发现，最常见的处方麻醉药是氢可酮联合对乙酰氨基酚（42.5%），以及羟考酮联合对乙酰氨基酚（38.1%），之后是羟考酮（7.0%）和可待因联合对乙酰氨基酚（5.5%）[9]。只有2.2%的患者的处方药为曲马多。这项调查的结果与美国耳鼻咽喉头颈外科学会进行的一项调查结果非常相似，这些成员中很大一部分是经过专业培训的面部整形外科医师[10]。这些统计数据是相关的，因为各种阿片类止痛药似乎有不同程度的成瘾性。关于两种最常用的阿片类镇痛药（羟考酮和氢可酮），有大量证据表明，与氢可酮相比，口服羟考酮具有更高的药物滥用风险[11]。

尽管曲马多在整形外科医师的阿片类处方中只占一小部分，但它特别值得关注。在整形外科医师术后最常用的阿片类药物中，曲马多是一种独特的阿片类药物，它通过极弱的μ-阿片受体激活作用，以及抑制5-羟色胺和去甲肾上腺素再摄取（SNRI）发挥作用。盐酸曲马多的镇痛强度不如其他阿片类药物或NSAID，但其成瘾性相对较低、便秘较少、呼吸抑制程度最低[12]。虽然这些特性使曲马多作为镇痛药具有吸引力，但该药物与较高的癫痫发作发生率相关，因此，应对有癫痫病史的患者谨慎使用。此外，作为SNRI，对服用5-羟色胺再摄取抑制剂的患者应谨慎使用曲马多，因为其增加了5-羟色胺综合征发生的可能性。

表18.1　常用麻醉药物及其特性

药物	举例	优点	缺点	其他	常用成人剂量
对乙酰氨基酚	—	减少阿片类药物使用 IV 或者 PO 可与其他药物配伍	肝毒性	如果开具混合处方，经常与麻醉药配伍	术前 650~1000mg，PO/IV，术后 650mg，PO，每 4~6h 1 次，最大剂量为 4000mg/d
NSAID	—	减少阿片类药物使用	血小板功能失调 增加胃肠道不良反应	长期用药更可能导致副作用	—
COX-1/COX-2 抑制剂	酮咯酸	IV 或 PO 可与其他药物配伍	肾毒性，IV/PO，最多连用 5 天，非选择性 COX 抑制剂	避免对 CKD 患者使用，老年人低剂量服用	15~30mg，IV，每 6h 1 次；最大剂量 120mg/d，10mg，PO，每 4~6h 1 次（IV 治疗后），最多使用 5 天
COX-1/COX-2 抑制剂	布洛芬	IV 或 PO 可与其他药物配伍 非处方药	非选择性 COX 抑制剂	基于 COX-1 的抑制作用，避免长时间服用	400mg，PO，每 4~6h 1 次术后
选择性 COX-2 抑制剂	塞来昔布	选择性 COX-2 抑制剂可以减轻胃肠道副作用和血小板功能失调	价格昂贵，仅处方可获得	心脏副作用较大（具有争议性）；避免用于有潜在心脏病风险的患者	术前每次 200~400mg，PO，术后 200mg，PO，每 8h
加巴喷丁类	加巴喷丁	减少阿片类药物使用	仅可 PO，可导致困倦、眩晕、外周性水肿	肾脏排泄，应谨慎用于 CKD 患者	加巴喷丁：普瑞巴林的转换率约为 6:1
CCB	加巴喷丁	通用	疗效差，药代动力学难以预测	—	术前每次 300~600mg，PO；术后 300~900mg，PO，每 8h 1 次
CCB	普瑞巴林	通用，更有效，药代动力学可预测	在整形外科手术中临床数据不足	—	术前每次 150mg，PO；术后 75~150mg，PO，每 12h 1 次
局部麻醉药	—	起效快，靶向作用，减少阿片类药物使用量	侵入性给药，潜在的 CNS 和 CV 毒性	只在术中通过局部浸润使用、周围神经阻滞，或通过导管/泵输注的方式给药	根据手术位置不同，剂量不同

（待续）

表18.1(续)

药物	举例	优点	缺点	其他	常用成人剂量
NaCB（酰胺类）	利多卡因	最大安全剂量高	持续时间短	用碳酸氢钠缓冲可能会导致剂量不当	最大剂量为4mg/kg，不含肾上腺素（总共不超过300mg）；最大剂量为7mg/kg，含肾上腺素（总共不超过500mg）
NaCB（酰胺类）	丁哌卡因	作用时间长	起效潜伏期延长	用碳酸氢钠缓冲可能会导致剂量不当	最大剂量为2mg/kg，不含肾上腺素（总共不超过175mg）；最大剂量为3mg/kg，含肾上腺素（总共不超过225mg）
NaCB（酰胺类）	丁哌卡因脂质体	释放缓慢可持续72h	价格昂贵	脂质体传递系统，在局部应用滞留中更常应用	266mg单次剂量
麻醉性镇痛药	—	起效快，强效	成瘾性，躯体依赖性，耐受，撤药反应，便秘，呼吸抑制，恶心，诱发痛觉过敏	药效强度可通过MME来计算，高剂量（>50MME/d，与药物过量和死亡的高风险相关）	谨慎使用并按最低有效剂量开处方；如果给>50MME/d，考虑应用纳洛酮；仅术后使用
μ受体激动剂	吗啡	IV，PO液体，缓释片	—	MME转换系数：1.0	2~5mg，IV，每3~4h1次（对仅暴发性疼痛患者使用）
μ受体激动剂	羟考酮	液体，缓释片，包含对乙酰氨基酸制剂	—	MME转换系数：1.5	5~10mg，PO，每4~6h1次（快速释放）
μ受体激动剂	氢可酮	液体，缓释剂，包含对乙酰氨基酚制剂	—	MME转换系数：1.0	5~10mg，PO，每4~6h1次（立即释放）
μ受体激动剂	可待因	液体，和包含对乙酰氨基酚制剂	CYP2D6超代谢产生增具有更大的潜在毒性；对CYP2D6代谢不良者作用较小	MME转换系数：0.15，<12岁儿童禁用	15~60mg，PO，每4h1次

（待续）

表18.1（续）

药物	举例	优点	缺点	其他	常用成人剂量
弱μ受体激动剂/SNRI激动剂	曲马多	成瘾风险低，便秘发生率低，呼吸抑制作用小	麻醉效力低，癫痫发作阈值低，服用5-羟色胺再摄取抑制剂患者患5-羟色胺综合征风险增加	MME转换系数：0.1，<12岁儿童禁用	50~100mg，PO，每4~6h 1次

MME，吗啡毫克当量；PO，口服；IV，静脉注射；CKD，慢性肾脏疾病；COX，环氧酶；CCB，Ca²⁺通道阻滞剂；NaCB，Na⁺通道阻滞剂；NSAID，非甾体抗炎药；GI，胃肠道；CNS，中枢神经系统；CV，心血管。

最近的一项系统性研究表明，术后处方类阿片类药物常未被使用，67%~92%的患者报告未使用药物[13]。此外，这些未使用的药物通常被储存在未上锁的容器中，并且未经处理，从而产生了大量可用于非医疗目的的阿片类药物。最近一项关于整形外科手术的研究表明，外科医师开具的处方可能是患者术后服用阿片类药物剂量的2倍[14]。

尽管在围术期使用阿片类止痛药具有一定的镇痛作用，但了解开具和服用这些药物的副作用很重要。这些药物不仅可能导致便秘、恶心、咳嗽和呼吸抑制，还可能影响术后恢复，阿片类镇痛药还可能导致耐受性、依赖性、成瘾性和痛觉过敏。阿片类药物诱导的痛觉过敏（OIH）会使患者对疼痛的敏感性增加，可能是由急性或长期暴露于阿片类药物所致。例如，输注瑞芬太尼30min足以引起OIH，术中应用更大剂量的瑞芬太尼与术后吗啡使用量增加和术后疼痛评分增加有关[7]。对于此类OIH患者，进一步服用阿片类药物可能会加重痛觉敏感；然而，缺乏针对这种状态的具体测试，如果不进行镇痛治疗，可能会增加术后持续疼痛的风险[7]。如果围术期怀疑出现OIH，阿片类药物的剂量可以逐渐减少，可以替换药物，并添加多模式非阿片类镇痛药。建议在可能的情况下使用NMDA受体拮抗剂（如氯胺酮）和局部麻醉药[15]。有证据表明，对于长期使用高剂量阿片类药物的慢性疼痛患者，术中输注氯胺酮可减少阿片类药物的消耗量和术后疼痛强度[16]。药物耐受性、依赖性、成瘾性和痛觉过敏的不良作用突出了对整形外科患者应用围术期多模式镇痛方法的必要性，需要使用非阿片类药物来最小化这些风险。

NSAID和对乙酰氨基酚

尽管对乙酰氨基酚和NSAID在临床容易获得且被广泛使用，但是作为术后镇痛的基础用药，其临床作用易被忽视。大量充分的证据表明，术后同时使用这些药物和阿片类药物可产生更好的镇痛效果并减少阿片类药物使用，这与减少术后恶心、呕吐和镇静有关。NSAID、对乙酰氨基酚和阿司匹林通过抑制环氧化酶（COX-1和COX-2）发挥作用，抑止花生四烯酸转化为前列腺素，从而减少疼痛和炎症（图18.2）。正是COX-1和COX-2同工酶在身体组织中的差异性分布，才导致了这些非选择性COX-1/COX-2抑制剂（如NSAID、阿司匹林和对乙酰氨基酚）与选择性COX-2抑制剂（如塞来昔布）的临床作用有所差异。COX-1在大多数组织中具有结构型活性，在胃黏膜、肾脏、心血管和血液系统中具有重要的稳态功能。抑制这些组织中由COX-1介导的前列腺素和血栓素的合成可导致胃黏液合成减少、胃酸分泌增加和血小板功能障碍。另一方面，COX-2为诱导型，在炎症组织中可诱导其表达上调。选择性抑制COX-2可进一步抑制受损组织中前列腺素的合成，并减少局部痛觉过敏和发热效应，而不会影响身体其他部位结构型COX-1的活性。在美国，NSAID和对乙酰氨基酚可作为静脉制剂和非处方口服制剂应用，而选择性COX-2抑制剂（昔布类）仅通过处方提供。

NSAID的镇痛作用具有封顶效应，并与血小板功能障碍、胃肠道刺激和出血，以及肾功能不全有关。基于相关的血小板功能障碍，长期以来人们认为围术期使用NSAID可能会导致手术期间或手术后出血风险增加。少量证据表明，NSAID抑制花生四烯酸转化为血栓素A2，抑制血小板聚

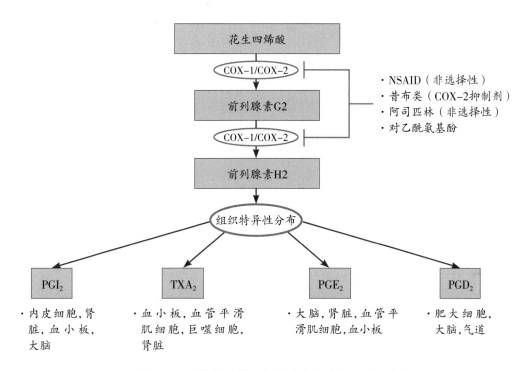

图18.2 COX抑制剂可以阻止全身组织中前列腺素产生。

集，进而导致手术出血和术后血肿。按照惯例，外科医师通常在手术前后1周内停用布洛芬和其他NSAID。然而，整形外科文献中的证据对这一观点提出质疑[12]。对整形手术中应用布洛芬的随机对照试验进行分析的系统回顾研究显示，布洛芬与围术期出血风险增加无关[17]。这些随机对照试验共包括400多例接受各类整形手术的患者。另一项整形手术中关于NSAID（布洛芬、酮咯酸和塞来昔布）的系统回顾和荟萃分析未发现围术期出血或血肿风险增加的证据[18]。关于在腭裂成形术和扁桃体切除术中应用布洛芬的其他研究也表明，与对照组相比，研究组没有额外的出血风险[19,20]。一项包括1752例患者的关于静脉注射布洛芬的安全性分析显示，与安慰剂相比，使用布洛芬与出血风险增加无关[21]。一项包含27项随机临床试验、纳入

2314例不同手术患者的更广泛的荟萃分析发现，服用酮咯酸患者的术后出血风险与对照组无差异[22]。基于这一证据，NSAID并不会增加整形外科患者的围术期出血风险，似乎是安全的，并且具有改善疼痛和减少阿片类药物使用的特性，使其成为特别有吸引力的镇痛辅助药物。

塞来昔布是一种值得特别关注的选择性COX-2抑制剂。NSAID相关的出血时间延长和胃肠道副作用通常被归因于对结构型表达的COX-1的抑制，因此塞来昔布对COX-2的选择性抑制作用为其提供了一些优势[18]。例如，外科医师如果认为患者可能有血肿的高风险，或者有胃肠道疾病、出血或溃疡病史，可能会因为塞来昔布的药理学优势而优先选择。关于整形手术后使用塞来昔布的几项研究发现，与对照组相比，塞来昔布组血肿发生率未增

加^[23,24]。另外，在整形外科术后血肿风险方面，没有证据表明塞来昔布优于NSAID。此外，与其他非选择性NSAID类似，塞来昔布已被证明可减少术后阿片类药物的使用、减轻术后疼痛、促进整形外科手术后恢复，如在隆胸、腹部成形术、除皱术中，与对照组相比，塞来昔布可通过减少恶心和镇静，让患者更快地恢复正常生活^[23,25]。

关于昔布类药物（选择性COX-2抑制剂），有一个值得一提的临床使用经历。1999年，当昔布类药物首次被开发为NSAID家族的补充药物并获得FDA批准时，由于其副作用小，人们对这些药物的使用非常乐观^[26]。然而，2004年，罗非昔布由于心血管毒性退出市场，并且更多数据表明，长期服用塞来昔布（治疗关节炎）的患者心血管事件发生率增加^[27]。考虑到这些风险，FDA强制针对塞来昔布进行心血管安全性试验，从而进行了严密的随机对照试验，该试验表明，塞来昔布在心血管安全性方面不劣于布洛芬或萘普生，显著消除了这些顾虑^[28]。此外，该试验证实，与非选择性NSAID相比，塞来昔布发生严重胃肠道事件的风险较低。有鉴于此，对于仅在围术期短暂服用昔布类药物的整形外科患者，任何心血管风险的潜在担忧似乎都是毫无根据的；然而，与其他NSAID相比，对于有胃肠道出血或溃疡史的患者，其理论上仍有益处。总的来说，基于大量证据，NSAID通常具有减少阿片类药物使用和促进恢复的围术期益处。

加巴喷丁类

传统意义上，加巴喷丁类药物（普瑞巴林和加巴喷丁）在神经病理性疼痛和癫痫发作的治疗中起着重要作用，但越来越多的证据表明，这些药物在围术期具有一定作用。加巴喷丁类药物在结构上类似γ-氨基丁酸，被列为电压敏感性钙通道阻滞剂。加巴喷丁类药物在痛觉传导通路中的作用机制尚不清楚；然而，其镇痛作用可能与抑制背角敏感性、抑制5-羟色胺降解、激活5-羟色胺降解的抑制作用和抗感染作用有关^[29]。

加巴喷丁类药物作为围术期多模式镇痛的一个组成部分被广泛研究。有研究认为，围术期服用加巴喷丁可以促进术后疼痛缓解和停用阿片类药物。在一个混合手术队列中进行的随机临床试验发现，术前给予1200mg加巴喷丁和术后每天3次应用600mg加巴喷丁不能缓解疼痛，但与对照组相比，在促进术后停用阿片类药物方面，其确实有一定效果^[30]。一项类似的针对头颈部黏膜手术患者的随机临床试验发现，术前和术后72h，每天服用两次300mg加巴喷丁并没有减少麻醉剂的使用，但确实改善了疼痛评分^[31]。一项关于接受游离组织移植乳房重建患者的研究发现，与任何其他围术期镇痛模式相比，使用加巴喷丁能最大限度地减少术后阿片类药物的使用和患者自诉疼痛^[32]。在这项研究中，患者在术前1h服用600mg加巴喷丁，且术后1周每8h服用300mg加巴喷丁。该方案可使术后每日吗啡使用当量减少59.8mg，患者自诉疼痛减少21%。

总体而言，作为一种较新的药物，在整形外科领域应用普瑞巴林的证据少于加巴喷丁；然而，关于普瑞巴林的一些研究很有趣。总的来说，尽管使用普瑞巴林在整形外科领域缺乏证据，但它可能比加巴喷丁更具有某些理论优势，包括更确切的药代动力学、更强的药效和更少的副作用。

广泛地说，从许多外科专科的随机对照试验来看，围术期给予普瑞巴林，如术前单次剂量或术后连续2周使用普瑞巴林，可以有效地减少术后阿片类药物需求和阿片类药物不良反应，剂量越大，效果越明显。对于整形手术，一项关于接受眼科整形手术患者的随机双盲安慰剂对照试验发现，术前给予150mg可降低术后疼痛评分和术后48h内对辅助镇痛药物（对乙酰氨基酚）的需求[33]。另一方面，在一项关于普瑞巴林在美容整形手术（主要是抽脂术，以及一些隆胸手术和腹部整形术）中的随机安慰剂对照试验中，干预组和对照组在术后疼痛评分、阿片类药物或NSAID需求方面没有差异[34]。值得注意的是，研究对患者采用多模式镇痛方案（150mg/d），术前口服两次75mg普瑞巴林，门诊手术后每天服用两次75mg普瑞巴林，共计4天。有人认为，对于预计需要大剂量使用阿片类药物的棘手手术，普瑞巴林的益处可能比风险更为显著，而对于小型日间手术，其风险可能超过益处[16]。

总之，加巴喷丁类药物作为ERAS方案的一部分，目前普遍被用于围术期。这类药物的不良反应包括镇静、头晕和周围水肿等，对于老年患者，应谨慎使用或减少剂量。此外，由于加巴喷丁类药物经肾脏排泄，被用于肾功能不全患者时应调整剂量[12]。这些药物通常于门诊日间手术术前单次使用，以最大限度地降低副作用，并于预期出现更剧烈疼痛和阿片类药物需求更大的手术术后2~5天使用。术前加巴喷丁类药物剂量（≥900mg加巴喷丁和≥150mg普瑞巴林）增加在降低术后疼痛方面似乎比低剂量更有效，具有剂量-反应关系[35]。

局部麻醉药

局部麻醉药的历史始于原产于南美热带的古柯叶，尤其是其主要品种红木古柯，其源自秘鲁东部，含有高浓度可卡因生物碱。"古柯碱"最早于1855年由Friedrich Gaedcke分离出来，然后于1860年由Albert Niemann精制出来，并被命名为"可卡因"。在1884年，维也纳的Carl Koller首次在青光眼患者手术中使用这种物质作为局部麻醉药[36]。可卡因几乎一夜之间就引起了轰动，同年，William Halsted等发现，该药物在临床上有多种用途，包括神经阻滞和皮内给药[37]。毫无疑问，局部麻醉的出现在1884年开创了外科领域的新时代，并且这种创新一直持续到今天。

在过去的一个世纪里，许多毒性小和具有多种药代动力学特点的局部麻醉剂已经问世。在20世纪新开发的药物中，普鲁卡因最早于1904年被合成，随后利多卡因在1948年被合成，甲哌卡因和丁哌卡因在1957年被合成[36]。整形手术中局部麻醉药的应用很普遍，但由于镇痛的起效时间和持续时间不同，所使用的药物也有很大差异（表18.2[5,38]）。

所有的局部麻醉药都是通过结合电压门控钠通道，从而阻止动作电位沿神经纤维传播来起作用。伤害感受的关键神经纤维是A-δ和C神经纤维，它们传递剧烈疼痛、压力、温度和触觉感觉[38]。

可卡因被归类为酯类，利多卡因、丁哌卡因、甲哌卡因和罗哌卡因均为酰胺类。一般来说，可卡因的作用时间短、毒性高，除了局部应用（如鼻中隔成形术）外，很少被用作局部麻醉药。众所周知，可卡因具有剧毒性，有导致高血压、心动过速、心律失常、心肌缺血、梗死或肺水肿的风

表18.2　局部麻醉药、持续时间和最大安全剂量

局部麻醉剂	持续时间（h）	最大安全剂量（mg/kg）
利多卡因（单独用药）	1.5~2	4
利多卡因（混合肾上腺素）	2~2.5	7
布比卡因（单独用药）	3~6	1~2
布比卡因（混合肾上腺素）	6~10	2~3
甲哌卡因	2.5~3	7
罗哌卡因	6~10	1~2.5
可卡因	0.75~3	3~4
布比卡因脂质体	24~72	266（单次剂量）

险[38]。在酰胺类药物中，利多卡因是世界上使用最广泛的局部麻醉药，其起效快，作用时间为1.5~2h（与肾上腺素配伍作用时间为2~2.5h）。甲哌卡因和利多卡因相似，作用时间为2.5~3h，丁哌卡因的作用持续时间甚至更长，为3~6h（与肾上腺素配伍作用时间为6~10h）。丁哌卡因的缺点是起效时间延迟约20min。因此，面部整形外科医师通常使用0.5~1.0%利多卡因加入1：100 000肾上腺素，以及0.25~0.50%丁哌卡因加入1：200 000肾上腺素用于更长时间的手术（如除皱术）[38]。

局部麻醉药的使用受到其毒性的限制。虽然利多卡因可以静脉给药，但其他长效麻醉剂，如丁哌卡因和罗哌卡因因为其毒性作用并不能静脉给药。作为钠通道阻滞剂，局部麻醉药最危险的毒性是其心脏毒性和可引起严重低血压、心肌梗死和死亡的风险。局部麻醉剂的脂溶性越强，其毒性的风险就越大。例如，与丁哌卡因相比，脂溶性较低的利多卡因具有更高的最大安全剂量。除心脏毒性外，局部麻醉药还可出现中枢神经系统毒性，伴有躁动、定向障碍、头痛、耳鸣、头晕、口齿不清和抽搐等症状，严重反应可导致强直阵挛发作和循环衰竭。

多年来，许多创新试图增强和延长局部麻醉药物的作用。在首次描述可卡因的麻醉特性后不久，就报道了一些简单的方法，如在接受手术的肢体周围使用止血带来延长镇痛作用，此后出现了更复杂的技术[36]。许多标准的局部麻醉药制剂与肾上腺素联合使用，这显著延长了作用持续时间，并具有收缩血管和促进浸润部位止血的额外好处。

除了肾上腺素，碳酸氢钠是局部麻醉药制剂中一种相对常见的添加剂。加入碳酸氢钠会使局部麻醉剂碱化至接近生理pH值，可使其对局部组织的刺激性和注射时疼痛减轻[38]。缓冲的局部麻醉药溶液具有缩短起效时间的额外作用，也能增加效力和持续时间，因此，一些整形外科医师更青睐于使用缓冲局部麻醉药。但是，不精确的药物混合可能会导致药剂沉淀，由于存在此问题和剂量不当的风险，应谨慎使用碳酸氢钠。丁哌卡因脂质体作为一种控释麻醉剂，是一种相对较新的局部麻醉药，值得特别注意。2011年，FDA批准丁哌卡因脂质体可被注射于手术部位，以产生术后镇痛[39]。脂质体给药系统缓慢释放丁哌卡因，给药后可维持血浆浓度延长达96h[40]。由于在整形外科手术中的作用持续时间长和可明显减少阿片类药物使用，其在多模式镇痛和区域麻醉中越来越流行。

丁哌卡因脂质体在头颈部及面部整形手术中的应用尚未得到广泛研究。一项针对儿童咽成形术的回顾性病例对照研究表明，使用丁哌卡因脂质体的患者住院时间

更短、经口进食恢复快、平均阿片类药物需求量更低[41]。同样，接受腭裂成形术儿童的数据表明，丁哌卡因脂质体似乎是一种安全有效的术后多模式镇痛方法[42]。迄今为止，唯一一项在成人头颈部进行的丁哌卡因脂质体随机试验对扁桃体切除术后患者进行了研究，发现在手术后第一个24h内向伤口床注射丁哌卡因可改善疼痛强度评分，但不会减少止痛药的使用[39]。该试验的作者得出结论，鉴于药物的成本和效益有限，丁哌卡因脂质体使用的适应证最小。

一项Cochrane系统性评估丁哌卡因脂质体神经阻滞的研究发现证据质量非常低，并建议进一步研究丁哌卡因脂质体用于神经阻滞治疗术后疼痛的作用[43]。Cochrane评估中没有一项试验涉及整形手术，需要更多的数据来支持或反驳丁哌卡因脂质体用于周围神经阻滞以管理术后疼痛。一项单独的Cochrane系统评价发现，与安慰剂相比，丁哌卡因脂质体渗透到手术部位可以缓解疼痛，从而减轻术后疼痛，但根据目前的证据，其并不优于盐酸丁哌卡因[44]。在该评估包括的试验中，Smoot等人对接受隆胸手术的患者进行的研究是整形外科领域唯一的一项研究[45]。丁哌卡因脂质体和盐酸丁哌卡因脂质体在72h内的平均累积疼痛评分没有显著差异；然而，丁哌卡因脂质体组在24h和48h内阿片类药物的总消耗量显著降低。Vyas等人的一项系统性回顾发现，丁哌卡因脂质体在术后疼痛管理方面与传统方案作用相当或更有效[46]。总之，丁哌卡因脂质体具有独特的药代动力学特性，使其成为多模式术后镇痛的一种有希望的辅助手段，但需要更多的数据来了解其在整形外科中的最佳用途。

区域阻滞

有许多区域镇痛技术可用于整形手术。这些技术可以大致分为神经轴阻滞（硬膜外和脊髓/鞘内注射）和外周阻滞（如臂丛阻滞、椎旁阻滞和腹横肌平面阻滞）。通常，阿片类药物或局部麻醉剂通过注射、泵注或导管注入特定部位，以诱导产生区域镇痛效果。在整形外科，周围神经阻滞技术更加常用，由麻醉医师在术前或外科医师在术中进行。

整形手术中最常见的周围神经阻滞包括用于上肢手术的臂丛神经阻滞、用于乳房手术的椎旁神经阻滞，以及用于自体乳房重建和腹部手术（如腹部成形术）的腹横肌平面阻滞。4种臂丛神经阻滞技术包括肌间沟阻滞、锁骨上阻滞、锁骨下阻滞和腋窝阻滞，每种技术都有其各自的优缺点，此处不再详细讨论。每种方法的工作原理都是在干、束或神经处麻醉臂丛神经，并产生不同程度的手术麻醉效果[5]。椎旁阻滞通过在T1~T6神经根离开椎间孔时隔离和麻醉它们来起作用。这些阻滞可以减少乳房重建术后患者疼痛评分和阿片类药物的使用，并且通常在术前进行。腹横肌平面阻滞通过在腹内斜肌和腹横肌之间的平面内使用局部麻醉药，进而麻醉前腹壁。这可以在直视手术中或术前超声引导下完成，并可显著减少术后疼痛和阿片类药物的消耗，下文将对此进行详细讨论（常规整形外科手术中的注意事项）。

面部整形外科手术中的注意事项

鼻整形术

阿片类镇痛剂仍然是鼻整形术后疼痛控制的主要手段。平均而言，患者将经历

2~3天相对轻微的疼痛[47]。大多数外科医师给予鼻中隔成形术和鼻成形术手术患者20~30片阿片类药物，只有不到10%的医师给予患者10片或更少的阿片类药物。这一模式很可能导致大量未使用的类阿片药物被滥用于非医疗目的。许多研究调查了在这种情况下，患者服用麻醉药剂量与处方量之间的关系，研究发现，阿片类药物可能经常处方过量。按照惯例，医师通常给予患者20~30片5mg氢可酮和325mg对乙酰氨基酚（或同等剂量的阿片类药物）；然而，大多数没有慢性疼痛史或近期使用阿片类药物的鼻整形术患者可能会服用少于这些剂量一半的药物[10-15]，无论该手术是一期还是翻修，也无论其是否包括鼻中隔成形术、截骨术或鼻甲复位术[47-49]。在实践中，似乎将处方药剂量减少到10剂以下不会增加患者因术后疼痛打电话求助、需要额外处方或术后随访疼痛投诉[50]。

通过应用包括局部麻醉药、NSAID、加巴喷丁和α-激动剂等多模式麻醉方案，可提高患者满意度，减少鼻整形术中的阿片类镇痛药使用及其不良反应[51]。已经进行了几项前瞻性、双盲随机对照试验用来比较加巴喷丁类药物与不同给药方案（安慰剂）的疗效差异。在这些随机对照试验中，7项研究中有6项报道了，与安慰剂相比，围术期疼痛评分视觉模拟量表/数字评分量表（VAS/NRS）评分显著降低[51]。在其中一项研究中，术前1h服用300mg普瑞巴林的患者术后服用阿片类药物的剂量明显减少；同时服用8mg地塞米松患者的阿片类药物使用剂量更少[52]。对接受鼻中隔成形术患者进行的一项类似的双盲随机临床试验发现，与对照组相比，麻醉前1h给予单次低剂量75mg普瑞巴林可显著降低平均VAS评分，并且在PACU抢救中芬太

尼的使用量和术后恶心的发生率也有所减少[53]。

与加巴喷丁类药物类似，由于效果良好，NSAID作为多模式围术期镇痛计划的一部分，在鼻整形术中越来越多地被研究和采用。特别是，在手术前使用NSAID预处理，可使术后阿片类药物消耗量和疼痛评分进一步降低。在一项针对接受鼻中隔成形术患者的前瞻随机双盲研究中，术前30min静脉注射800mg布洛芬的患者术后24h内VAS评分显著降低、术后芬太尼用量减少且术后恶心、呕吐较少[54]。这些发现也已在一项单独的研究中被证实，该研究还表明，单次剂量1000mg对乙酰氨基酚预处理虽效果较差，但具有类似的作用[55]。在腹部手术和骨科手术中，静脉注射布洛芬也得到了类似发现。此外，其他NSAID（如罗非昔布）作为多模式镇痛计划的一部分，在其他前瞻性双盲随机对照试验中也得到类似的结果[51,56]。

局部麻醉药通常被用于鼻整形术，以控制疼痛或与肾上腺素联用，以收缩血管。许多单盲和双盲随机对照试验结果表明，这些药物在鼻整形手术中的益处大于害处[51]。选择使用哪种药物取决于外科医师的喜好。就术后镇痛而言，一项前瞻性单盲研究表明，与利多卡因联合肾上腺素相比，左旋丁哌卡因浸润麻醉可实现更有效、更持久的镇痛[57]。双侧眶下神经阻滞可进一步延长术后有效镇痛时间（图18.3）[58]。滑车下神经和鼻外神经也是合适的靶点。根据作者的经验，我们发现在手术结束时，在鼻中隔皮瓣和鼻皮瓣下分别浸润1mL的丁哌卡因脂质体，可以显著减少术后疼痛，通常无须应用阿片镇痛，只需要对患者应用NSAID和对乙酰氨基酚来辅助控制疼痛。

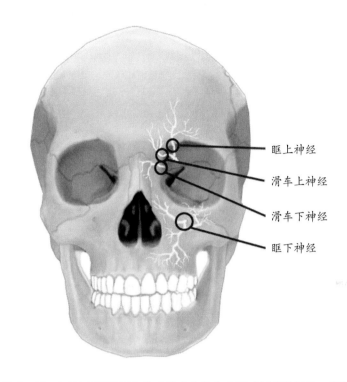

图18.3　双侧滑车下和眶下神经阻滞可在鼻成形术中作为多模式镇痛计划的一部分。

眶上神经

滑车上神经

滑车下神经

眶下神经

除皱术

有效的镇痛是除皱术成功的关键。通过有效地实施局部麻醉，可以减少术中使用麻醉药的剂量。切口前浸润麻醉所需要的局部麻醉药的剂量和类型因手术而异。典型的方案可能是每侧给予1%利多卡因和1∶100 000肾上腺素与碳酸氢钠的混合物20mL[59]。由于理论上利多卡因起效更快，丁哌卡因的持续时间更长，一些外科医师常将含1∶100 000肾上腺素的1%利多卡因和含1∶200 000肾上腺素的0.5%丁哌卡因按1∶1的比例混合使用[60]。

在除皱术中使用NSAID是有争议的。尽管本章之前讨论了术中和术后出血的风险，并且有证据表明NSAID可以安全使用，但关于除皱术的研究表明，由于存在血肿风险，应谨慎使用NSAID[61]。与长期以来的理论相反，越来越多的证据支持围术期使用NSAID。通过在除皱术术前一晚、手术当日早晨及术后5天，每12h给予患者200mg塞来昔布，患者的疼痛程度、阿片类药物使用剂量和恶心程度都有所减少[25]。一些外科医师将塞来昔布作为住院手术除皱方案的一部分，该方案在术前一晚应用400mg塞来昔布，在局部麻醉和口服镇静下进行除皱术[59]。肌内注射酮咯酸也可以在术中作为一种安全有效的方法来减少术后疼痛[62]。然而，总的来说，需要更多的前瞻性研究来确定是否可以在不增加术后血肿风险的情况下将NSAID添加到多模式镇痛方案中。鉴于其不确定性和普遍缺乏证据，静脉注射对乙酰氨基酚可能是一种更好的非阿片类镇痛药选择，可以将其添加到多模式方案中，以进一步缓解术后疼痛[63]。

常规整形外科手术中的注意事项

乳房缩小成形术

乳房缩小成形术较常见，在美国每年有超过100 000例手术。与其他整形外科手术一样，乳房缩小成形术通常需要处方阿片类药物，而这些药物并不常用[14]。

传统上，乳房缩小术成形术是在阿片类药物辅助的全身麻醉下进行的；然而，一种无阿片类药物的方法已经被成功应用，体现出多模式方法的优势[24]。Parsa等使用的这种多模式方法，包括术前给予1200mg加巴喷丁和400mg塞来昔布、手术期间采用25%利多卡因与1∶400 000肾上腺素切口浸润（7.0~7.6mg/kg）、伤口闭合前按照3mg/kg应用0.25%丁哌卡因与1∶200 000肾上腺素浸润麻醉，以及术后根据需要，每6h口服1000mg对乙酰氨基酚。不应用阿片类药物的乳房缩小成形术，可以在静脉镇静或全身麻醉下进行，具有许多好处，如减少术后恶心和呕吐、缩短出院时间和减少术后意外再住院；然而，仅在静脉镇静下进行手术，有使用超过7mg/kg利多卡因最大安全浸透剂量的风险。

隆胸术与同种异体乳房再造术

植入物填塞术是乳房重建最常见的过程，约占所有重建的60%[64]。乳房再造患者的疼痛管理至关重要，控制不当可能导致患者活动延迟和住院时间延长等问题。

传统上，麻醉药是这些患者围术期镇痛的主要手段；然而，越来越多的证据表明，采用多模式镇痛计划可能更有利于加速术后康复（ERAS）。一个示例方案包括术前给予300mg加巴喷丁、400mg塞来昔布、1000mg对乙酰氨基酚和10mg羟考酮控释制剂；术中采用局部神经阻滞，应用0.25%丁哌卡因和1∶200 000肾上腺素；术后每12h应用两剂200mg塞来昔布，每8h应用两剂200mg加巴喷丁，根据需要每3~4h应用一次曲马多-对乙酰氨基酚，以及根据需要每6~8h应用200~400mg布洛芬[65]。与传统的基于麻醉的治疗方法相比，这样的治疗方法可以减轻疼痛和提高患者满意度。除止痛药外，ERAS途径还包括入院前咨询、减少术前禁食和目标导向液体复苏。

丁哌卡因脂质体已用于基于植入物的乳房重建，并取得了良好的结果[66]。乳房的区域阻滞可沿锁骨尾缘、同侧胸骨旁线和平行于腋前线或腋中线后1cm的位置，延伸至腋下的胸大肌下，行胸大肌肌内浸润。其可阻滞锁骨上神经、第1~6肋间神经和第2~7肋间神经的外侧皮支。此外，丁哌卡因脂质体可渗透到深部缝合部位。在一项前瞻性随机单盲试验中，与传统的0.25%丁哌卡因和肾上腺素阻滞相比，该技术可显著减少阿片类药物和苯二氮䓬类药物的使用量、缩短住院时间和减少住院费用。

自体组织乳房重建

自体组织乳房重建（带蒂或游离组织移植）约占所有乳房重建的40%[64]。乳房手术后，疼痛是影响20%~50%患者的主要问题，大约50%接受乳房切除术和乳房重建的女性出现术后疼痛综合征[67]。与许多其他主要外科手术一样，使用系统性阿片类药物一直是自体组织乳房重建的传统基石。然而，周围神经阻滞和多模式镇痛方案已越来越流行。

自体乳房重建通常使用腹部皮瓣，包括横向腹直肌（TRAM）皮瓣和腹壁下动脉穿支（DIEP）皮瓣。如前所述（区域性阻滞），腹横肌平面（TAP）阻滞在支配腹部肌肉组织之前阻断前腹壁感觉神经。一项关于腹横肌平面周围神经阻滞的双盲安慰剂随机对照试验表明，腹横平面周围神经阻滞在基于腹部的（TRAM和DIEP）自体乳房重建中有许多好处[67]。通过插入双侧腹横肌平面导管，以及持续2天每8h给予0.25%丁哌卡因，术后患者早期的吗啡消耗量显著减少。类似的，在多项研究中，已证明双侧超声引导的腹横肌平面阻滞可降低DIEP和TRAM皮瓣患者术后的疼痛评分和阿片类药物累积需求量[68,69]。通过采用这些和类似的基于腹横肌平面阻滞的区域麻醉技术，几乎可以完全消除术后患者对阿片类药物的需求，同时促进患者及早出院[70]。

多模式镇痛被用于自体乳房重建，对于ERAS有重要意义。经ERAS途径治疗的自体乳房再造患者术后使用的阿片类药物明显减少[71]。典型ERAS途径中涉及的多模式镇痛计划包括术前1h服用1000mg对乙酰氨基酚、600mg加巴喷丁和200~400mg塞来昔布，术前1h或术中使用双侧TAP或腹直肌鞘阻滞，术后每8h服用1000mg对乙酰氨基酚和300~900mg加巴喷丁、每6h静脉注射酮咯酸15~30mg或每12h口服塞来昔布200mg，以及根据需要每3h应用5~10mg羟考酮[32,71]。除了减少术后阿片类药物使用量外，这些方案还可以减少住院时间和围术期费用，同时提高患者满意度。这些优势使ERAS与多模式镇痛被越来越多地用于自体组织乳房重建的标准化治疗。

结论

整形外科医师有许多方法来优化围术期疼痛管理。由于整形手术具有多样性，

围术期镇痛永远不会有一刀切的治疗方法。然而，几乎所有情况下，为了减少麻醉药物的不良反应并提高患者满意度，首选多模式和非阿片类药物镇痛方法。对于可能需要入院或多日住院的复杂手术，具有多模式镇痛的ERAS途径在缩短住院时间、减少术后阿片类药物剂量、提高患者满意度和降低患者疼痛评分方面显示出巨大的优势。典型的多模式镇痛策略包括术前使用NSAID、对乙酰氨基酚和加巴喷丁类药物，术中谨慎使用长效麻醉剂，术后常规使用对乙酰氨基酚、NSAID和加巴喷丁类药物，以及必要时使用短效阿片类药物。整形外科医师应该采用安全有效的方法来对抗阿片类药物危机，并追求不使用麻醉性镇痛药进行手术的最终目标。

（李香云 译　李翠 校）

参考文献

1. Okie S. A flood of opioids, a rising tide of deaths. N Engl J Med. 2010;363(21):1981–5.
2. Rudd RA, Aleshire N, Zibbell JE, Gladden RM. Increases in drug and opioid overdose deaths--United States, 2000–2014. MMWR Morb Mortal Wkly Rep. 2016;64(50–51):1378–82.
3. Scher C, Meador L, Van Cleave JH, Reid MC. Moving beyond pain as the fifth vital sign and patient satisfaction scores to improve pain care in the 21st century. Pain Manag Nurs. 2018;19 (2):125–9.
4. Wilkerson RG, Kim HK, Windsor TA, Mareiniss DP. The opioid epidemic in the United States. Emerg Med Clin North Am. 2016;34(2): e1–e23.
5. Murphy AM, Haykal S, Lalonde DH, Zhong T. Contemporary approaches to postoperative pain management. Plast Reconstr Surg. 2019;144(6): 1080e–94e.
6. Jamison RN, Mao J. Opioid analgesics. Mayo Clin Proc. 2015;90(7):957–68.
7. Colvin LA, Bull F, Hales TG. Perioperative opioid analgesia-when is enough too much? A review of opioid-induced tolerance and hyperalgesia. Lancet. 2019;393(10180):1558–68.

8. Brat GA, Agniel D, Beam A, et al. Postsurgical prescriptions for opioid naive patients and association with overdose and misuse: retrospective cohort study. BMJ. 2018;360:j5790.

9. Torabi R, Bourn L, Mundinger GS, et al. American society of plastic surgeons member post-operative opioid prescribing patterns. Plast Reconstr Surg Glob Open. 2019;7(3):e2125.

10. Schwartz MA, Naples JG, Kuo CL, Falcone TE. Opioid prescribing patterns among otolaryngologists. Otolaryngol Head Neck Surg. 2018;158(5): 854–9.

11. Wightman R, Perrone J, Portelli I, Nelson L. Likeability and abuse liability of commonly prescribed opioids. J Med Toxicol. 2012;8(4): 335–40.

12. Wick EC, Grant MC, Wu CL. Postoperative multimodal analgesia pain management with nonopioid analgesics and techniques: a review. JAMA Surg. 2017;152(7):691–7.

13. Bicket MC, Long JJ, Pronovost PJ, Alexander GC, Wu CL. Prescription opioid analgesics commonly unused after surgery: a systematic review. JAMA Surg. 2017;152(11):1066–71.

14. Rose KR, Christie BM, Block LM, Rao VK, Miholotti BF. Opioid prescribing and consumption patterns following outpatient plastic surgery procedures. Plast Reconstr Surg. 2019;143(3):929–38.

15. Weinbroum AA. Postoperative hyperalgesia-a clinically applicable narrative review. Pharmacol Res. 2017;120:188–205.

16. Low YH, Gan TJ. NMDA receptor antagonists, gabapentinoids, alpha-2 agonists, and dexamethasone and other non-opioid adjuvants: do they have a role in plastic surgery? Plast Reconstr Surg. 2014;134(4 Suppl 2): 69S–82S.

17. Kelley BP, Bennett KG, Chung KC, Kozlow JH. Ibuprofen may not increase bleeding risk in plastic surgery: a systematic review and meta-analysis. Plast Reconstr Surg. 2016;137(4): 1309–16.

18. Walker NJ, Jones VM, Kratky L, Chen H, Runyan CM. Hematoma risks of nonsteroidal anti-inflammatory drugs used in plastic surgery procedures: a systematic review and meta-analysis. Ann Plast Surg. 2019;82 (6S Suppl 5):S437–45.

19. Cardon BR, Anderson MP, Glade RS. Safety of ibuprofen for postoperative pain after Palatoplasty: a pilot study. Cleft Palate Craniofac J. 2018;55(8):1130–2. https://doi.org/10.1177/105 5665618760532.

20. Michael A, Buchinsky FJ, Isaacson G. Safety of preoperative ibuprofen in pediatric tonsillectomy. Laryngoscope. 2018;128(10):2415–8.

21. Southworth SR, Woodward EJ, Peng A, Rock AD. An integrated safety analysis of intravenous ibuprofen (Caldolor((R))) in adults. J Pain Res. 2015;8:753–65.

22. Gobble RM, Hoang HL, Kachniarz B, Orgill DP. Ketorolac does not increase perioperative bleeding: a meta-analysis of randomized controlled trials. Plast Reconstr Surg. 2014;133(3):741–55.

23. Sun T, Sacan O, White PF, Coleman J, Rohrich RJ, Kenkel JM. Perioperative versus postoperative celecoxib on patient outcomes after major plastic surgery procedures. Anesth Analg. 2008;106(3): 950–8, table of contents.

24. Parsa FD, Cheng J, Stephan B, et al. Bilateral breast reduction without opioid analgesics: a comparative study. Aesthet Surg J. 2017;37(8):892–9.

25. Aynehchi BB, Cerrati EW, Rosenberg DB. The efficacy of oral celecoxib for acute postoperative pain in face-lift surgery. JAMA Facial Plast Surg. 2014;16(5):306–9.

26. FitzGerald GA, Patrono C. The coxibs, selective inhibitors of cyclooxygenase-2. N Engl J Med. 2001;345(6):433–42.

27. Drazen JM. COX-2 inhibitors--a lesson in unexpected problems. N Engl J Med. 2005;352 (11):1131 2.

28. Nissen SE, Yeomans ND, Solomon DH, et al. Cardiovascular safety of celecoxib, naproxen, or ibuprofen for arthritis. N Engl J Med. 2016;375(26):2519–29.

29. Chincholkar M. Analgesic mechanisms of gabapentinoids and effects in experimental pain models: a narrative review. Br J Anaesth. 2018; 120(6):1315–34.

30. Hah J, Mackey SC, Schmidt P, et al. Effect of perioperative gabapentin on postoperative pain resolution and opioid cessation in a mixed surgical cohort: a randomized clinical trial. JAMA Surg. 2018;153(4):303–11.

31. Townsend M, Liou T, Kallogjeri D, et al. Effect of perioperative gabapentin use on postsurgical pain in patients undergoing head and neck mucosal surgery: a randomized clinical trial. JAMA Otolaryngol Head Neck Surg. 2018;144(11):959–66.

32. Fan KL, Luvisa K, Black CK, et al. Gabapentin decreases narcotic usage: enhanced recovery after surgery pathway in free autologous breast reconstruction. Plast Reconstr Surg Glob Open. 2019;7(8):e2350.

33. Wei LA, Davies BW, Hink EM, Durairaj VD. Perioperative pregabalin for attenuation of postoperative pain after eyelid surgery. Ophthalmic Plast Reconstr Surg. 2015;31(2):132–5.

34. Chaparro LE, Clarke H, Valdes PA, Mira M, Duque L, Mitsakakis N. Adding pregabalin to a

multimodal analgesic regimen does not reduce pain scores following cosmetic surgery: a randomized trial. J Anesth. 2012;26(6):829–35.

35. Hu J, Huang D, Li M, Wu C, Zhang J. Effects of a single dose of preoperative pregabalin and gabapentin for acute postoperative pain: a network metaanalysis of randomized controlled trials. J Pain Res. 2018;11:2633–43.

36. Tobe M, Suto T, Saito S. The history and progress of local anesthesia: multiple approaches to elongate the action. J Anesth. 2018;32(4):632–6.

37. Olch PD. William S. Halsted and local anesthesia: contributions and complications. Anesthesiology. 1975;42(4):479–86.

38. Ahlstrom KK, Frodel JL. Local anesthetics for facial plastic procedures. Otolaryngol Clin N Am. 2002;35(1):29–53, v–vi.

39. Olson MD, Moore EJ, Price DL. A randomized single-blinded trial of posttonsillectomy liposomal bupivacaine among adult patients. Otolaryngol Head Neck Surg. 2018;159(5):835–42.

40. Hu D, Onel E, Singla N, Kramer WG, Hadzic A. Pharmacokinetic profile of liposome bupivacaine injection following a single administration at the surgical site. Clin Drug Investig. 2013;33(2):109–15.

41. Day KM, Nair NM, Griner D, Sargent LA. Extended release liposomal bupivacaine injection (Exparel) for early postoperative pain control following pharyngoplasty. J Craniofac Surg. 2018;29(3):726–30.

42. Day KM, Nair NM, Sargent LA. Extended release liposomal bupivacaine injection (Exparel) for early postoperative pain control following Palatoplasty. J Craniofac Surg. 2018;29(5):e525–8.

43. Hamilton TW, Athanassoglou V, Trivella M, et al. Liposomal bupivacaine peripheral nerve block for the management of postoperative pain. Cochrane Database Syst Rev. 2016;8:CD0 11476.

44. Hamilton TW, Athanassoglou V, Mellon S, et al. Liposomal bupivacaine infiltration at the surgical site for the management of postoperative pain. Cochrane Database Syst Rev. 2017;2:CD011419.

45. Smoot JD, Bergese SD, Onel E, Williams HT, Hedden W. The efficacy and safety of DepoFoam bupivacaine in patients undergoing bilateral, cosmetic, submuscular augmentation mammaplasty: a randomized, double-blind, active-control study. Aesthet Surg J. 2012;32(1): 69–76.

46. Vyas KS, Rajendran S, Morrison SD, et al. Systematic review of liposomal bupivacaine (Exparel) for postoperative analgesia. Plast Reconstr Surg. 2016;138(4):748e–56e.

47. Sclafani AP, Kim M, Kjaer K, Kacker A, Tabaee A. Postoperative pain and analgesic requirements after septoplasty and rhinoplasty. Laryngoscope. 2019;129(9):2020–5.

48. Rock AN, Akakpo K, Cheresnick C, et al. Postoperative prescriptions and corresponding opioid consumption after septoplasty or rhinoplasty. Ear Nose Throat J. 2019; https://doi.org/10.1177/0145561319866824.

49. Patel S, Sturm A, Bobian M, Svider PF, Zuliani G, Kridel R. Opioid use by patients after rhinoplasty. JAMA Facial Plast Surg. 2018;20(1):24–30.

50. Aulet RM, Trieu V, Landrigan GP, Millay DJ. Changes in opioid prescribing habits for patients undergoing rhinoplasty and septoplasty. JAMA Facial Plast Surg. 2019;21(6):487–90.

51. Nguyen BK, Yuhan BT, Folbe E, et al. Perioperative analgesia for patients undergoing septoplasty and rhinoplasty: an evidence-based review. Laryngoscope. 2019;129(6):E200–12.

52. Demirhan A, Tekelioglu UY, Akkaya A, et al. Effect of pregabalin and dexamethasone addition to multimodal analgesia on postoperative analgesia following rhinoplasty surgery. Aesthet Plast Surg. 2013;37(6): 1100–6.

53. Pourfakhr P, Khajavi MR, Jalali A, et al. Low-dose preoperative pregabalin improves postoperative pain management in septorhinoplasty surgery: a double-blind randomized clinical trial. Eur Arch Otorhinolaryngol. 2019;276(8):2243–9.

54. Gozeler MS, Sakat MS, Kilic K, Ozmen O, Can A, Ince I. Does a single-dose preemptive intravenous ibuprofen have an effect on postoperative pain relief after septorhinoplasty? Am J Otolaryngol. 2018;39(6):726–30.

55. Celik EC, Kara D, Koc E, Yayik AM. The comparison of single-dose preemptive intravenous ibuprofen and paracetamol on postoperative pain scores and opioid consumption after open septorhinoplasty: a randomized controlled study. Eur Arch Otorhinolaryngol. 2018;275(9):2259–63.

56. Turan A, Emet S, Karamanlioglu B, Memis D, Turan N, Pamukcu Z. Analgesic effects of rofecoxib in ear-nose-throat surgery. Anesth Analg. 2002;95(5):1308–11, table of contents.

57. Demiraran Y, Ozturk O, Guclu E, Iskender A, Ergin MH, Tokmak A. Vasoconstriction and analgesic efficacy of locally infiltrated levobupivacaine for nasal surgery. Anesth Analg. 2008;106(3):1008–11, table of contents.

58. Cekic B, Geze S, Erturk E, Akdogan A, Eroglu A. A comparison of levobupivacaine and levobupivacaine-tramadol combination in bilateral infraorbital nerve block for postoperative analgesia after nasal surgery. Ann Plast Surg. 2013;70(2):131–4.

59. Frojo G, Dotson A, Christopher K, Kaswan S, Lund H. Facelift performed safely with local anesthesia and oral sedation: analysis of 174 patients. Aesthet Surg J. 2019;39(5):463–9.

60. Gordon NA, Adam SI 3rd. Deep plane face lifting for midface rejuvenation. Clin Plast Surg. 2015;42(1):129–42.

61. Grover R, Jones BM, Waterhouse N. The prevention of haematoma following rhytidectomy: a review of 1078 consecutive facelifts. Br J Plast Surg. 2001;54(6):481–6.

62. Torgerson C, Yoskovitch A, Cole AF, Conrad K. Postoperative pain management with ketorolac in facial plastic surgery patients. J Otolaryngol Head Neck Surg. 2008;37(6):888–93.

63. Ramanadham SR, Costa CR, Narasimhan K, Coleman JE, Rohrich RJ. Refining the anesthesia management of the face-lift patient: lessons learned from 1089 consecutive face lifts. Plast Reconstr Surg. 2015;135(3):723–30.

64. Albornoz CR, Bach PB, Pusic AL, et al. The influence of sociodemographic factors and hospital characteristics on the method of breast reconstruction, including microsurgery: a U.S. population based study. Plast Reconstr Surg. 2012;129(5):1071–9.

65. Dumestre DO, Webb CE, Temple-Oberle C. Improved recovery experience achieved for women undergoing implant-based breast reconstruction using an enhanced recovery after surgery model. Plast Reconstr Surg. 2017;139(3): 550–9.

66. Motakef S, Wong WW, Ingargiola MJ, et al. Liposomal bupivacaine in implant-based breast reconstruction. Plast Reconstr Surg Glob Open. 2017;5(11):e1559.

67. Zhong T, Ojha M, Bagher S, et al. Transversus abdominis plane block reduces morphine consumption in the early postoperative period following microsurgical abdominal tissue breast reconstruction: a double-blind, placebo-controlled, randomized trial. Plast Reconstr Surg. 2014;134(5):870–8.

68. Hivelin M, Wyniecki A, Plaud B, Marty J, Lantieri L. Ultrasound-guided bilateral transversus abdominis plane block for postoperative analgesia after breast reconstruction by DIEP flap. Plast Reconstr Surg. 2011;128(1):44–55.

69. Salibian AA, Frey JD, Thanik VD, Karp NS, Choi M. Transversus abdominis plane blocks in microsurgical breast reconstruction: analysis of pain, narcotic consumption, length of stay, and cost. Plast Reconstr Surg. 2018;142(3): 252e–63e.

70. Jablonka EM, Lamelas AM, Kim JN, et al. Transversus abdominis plane blocks with single-dose liposomal bupivacaine in conjunction with a nonnarcotic pain regimen help reduce length of stay following abdominally based microsurgical breast reconstruction. Plast Reconstr Surg. 2017;140(2):240–51.

71. Kaoutzanis C, Ganesh Kumar N, O'Neill D, et al. Enhanced recovery pathway in microvascular autologous tissue-based breast reconstruction: should it become the standard of care? Plast Reconstr Surg. 2018;141(4):841–51.

索 引